中国医用点穴学

马建民 著

陕西新华出版传媒集团

陕西科学技术出版社
Shaanxi Science and Technology Press
————西 安————

图书在版编目（CIP）数据

中国医用点穴学 / 马建民著 . —西安：陕西科学技术
出版社，2021.9
　ISBN 978-7-5369-8220-8

　Ⅰ . ①中… 　Ⅱ . ①马… 　Ⅲ . ①穴位疗法 　Ⅳ . ①
R245.9

中国版本图书馆 CIP 数据核字（2021）第 161321 号

中国医用点穴学
ZHONGGUO YIYONG DIANXUEXUE

马建民　著

责任编辑	付　琨　　闫彦敬
封面设计	曾　珂

出 版 者	陕西新华出版传媒集团　　陕西科学技术出版社
	西安市曲江新区登高路 1388 号陕西新华出版传媒产业大厦 B 座
	电话（029）81205187　传真（029）81205155　邮编 710061
	http://www.snstp.com
发 行 者	陕西新华出版传媒集团　　陕西科学技术出版社
	电话（029）81205180　81206809
印　　刷	西安牵井印务有限公司
规　　格	787mm×1092mm　16 开本
印　　张	24.75
字　　数	400 千字
版　　次	2021 年 9 月第 1 版
	2021 年 9 月第 1 次印刷
书　　号	ISBN 978-7-5369-8220-8
定　　价	86.00 元

前　言

　　"点穴"这一名称，早见于武术，为武术功法之一，载于武侠小说之中。武术点穴，具有技击性能，可以防身，也可作克敌之用。

　　本书所谈的"点穴"，指的是治病救人，强身健体的一种医疗保健方法，是手法和穴位相结合而形成的治疗方法。这种形成方式，是手法和理论相互促进的发展，是点穴疗法研究的实践过程。"点穴"二字，包含了两方面的内容："点"为手法；"穴"为穴位（经穴）。它们内容各异，又相互联系，二者相互统一，构成了"点穴"疗法。我们将"点穴"定义为：不借助任何工具，在人体表面取定的穴位上，用双手按照一定的规律揉、压、点、打，就能为患者治疗疾病，收到好的疗效。"点穴"疗法不使用其他工具，仅凭一双手在穴位上进行操作，既无痛苦，又无副作用，并且手指上也不需要很高深的功力，易于学习掌握。因此，"点穴"不仅可以作为一种医疗手段，还是家庭保健和个人保健的一种有效方法。

　　家父马秀棠原来是个针灸医师，在长期的医疗实践中，认识到针灸虽然有着很好的治疗效果，但是它的疗效有时由于患者自身的原因，而得不到很好的发挥。例如，某些疾病是针灸治疗的适应证，却因为患者害怕针刺，不愿接受治疗，继而受到疾病痛苦的折磨；还有些患者，虽然不害怕针刺，却因为体质较弱，不宜过多地针刺治疗，使疗效减弱。那么，是否能找到一种既具有针灸的疗效，又不受针刺痛苦的方法，使以上两种类型的患者得到治疗，并获得较好的效果呢？家父马秀棠经过思考与实践，萌发了以指代针的想法。1956年春天开始，家父马秀棠在针灸临证中，不断摸索点穴治病的方法，仿照针刺法的捻转，以指平揉；

仿照针刺法的提插，以指压放，这就成为"点穴"疗法初期阶段的"平揉法"和"压放法"。作为点穴疗法传承人的我，也在家父马秀棠的指导下学习针灸，尤其是点穴手法深得家学真传，很快就能临证治病，并且取得了很好的治疗效果。

在临证治疗的 60 余年之间，点穴疗法在反复的实践和总结中，经历了由简单到丰富、由实践上升到理论、由疗效不那么显著到疗效显著的发展变化过程。初期阶段的平揉法、压放法、皮肤点打法，在临证试治中，3 种手法对有些疾病的治疗效果略有不显著。之后，家父与我便不断地研究探索新手法，并在实践中加以检验，从而筛选出有效的点穴手法并加以发展。到现在，点穴疗法已发展到 10 余种手法，并且最早的平揉法和压放法，也在操作质量的技术性上有了很大的发展，手法更加细腻，补泻更加分明。

点穴理论与手法相结合的临证应用，不仅使治疗效果显著，而且无痛苦、无副作用。在普及推广点穴治病上，不仅易于学习，而且易于掌握和实践，能很好地发挥治病和保健的作用。1978 年 12 月 8 日，日本首相大平正芳访问西安时，陕西省名老中医、点穴疗法创始人马秀棠受国家外事、卫生及省市相关部门委托，为大平首相进行点穴疗法。在大平首相临睡之前，给予点穴，仅操作 20 分钟后，大平首相就进入梦乡，解除了他的精神疲劳并且治疗了失眠，明显发挥了点穴治疗与保健的两种作用。

家父马秀棠对"点穴"的研究与实践，以及"点穴"的问世，已有60 余年之久。自 1959 年以《点穴疗法》为书名，首次出版发行于全国之后，就收到不少读者来信的认可与赞誉。多年来，在原有的基础上又不断地实践和总结，使理论与实践水平逐渐地提高，促使《点穴疗法（重编本）》在 1981~1991 年间连续 10 次印刷发行。在近数年的临证实践中，点穴疗法的具体手法操作有了一些改进，理论认识也比以前丰富和完善，治疗疾病的种类也在不断增加，大量的医案纪实需要进行整理汇总。因此，将《点穴疗法（重编本）》做了全面系统的修改和完善，在1990年出版了《中国医用点穴学》一书。

此次由我编写的《中国医用点穴学》，源于2002年我将治疗多年的小儿脑病的病历病案进行了整理，形成了点穴治疗小儿脑病的经验总结，并于2004年在日本出版发行了《马氏点穴疗法——小儿脑病治疗》，受到日本读者及中医界同仁的推崇。但是，点穴治疗小儿脑病一书未能在国内发表，深觉遗憾，总想完成这一愿望，期盼与国内读者分享，以及希望有这种疾病的孩子能够从中受益，从而造福于社会。所以，在修订《中国医用点穴学》一书的过程中，将这一内容作为单独篇章进行详细的论述。

此次出版的《中国医用点穴学》可以说是《点穴疗法（重编本）》和1990年版《中国医用点穴学》的继续和发展，在其原有的理论基础上，有了进一步的认识和提高；在实践过程中，手法上做了一些改进和完善；增加了新的章节和治疗疾病的种类；阐述了自己对点穴的营、卫、气、血的理论依据及手法的独特见解。这些新的内容将在临证上发挥更好的治疗作用。归纳起来，这本书的特点是：以临证实用、显效为目的，理论认识深入浅出，一般读者都可以看懂；手法操作讲解得具体翔实，爱好者都可学会；只要在临证过程中勤于实践，均可收到不同程度的疗效。值得一提的是，该书对治疗病种的叙述，采取按病因、症状分类的原则，加以辨证施治的分析，实则是论证求因，拟以治疗原则。并按人体生理分布规律，按所拟的治则进行配穴，分先后次序，施行各种手法。用方义解释的方法，概括地介绍配穴及手法的作用。在小结中，着重指出治疗的预期效果，并对愈后如何注意保健做了明确的阐述。最后，附以具体的验案做对照，以便读者容易理解，以及应用到实际治病中去。

近几十年以来，随着国家经济的不断发展，中医药文化在政府各项政策的引导下守正创新，广大人民群众对身体健康更加重视，积极参与全民健身预防保健的活动，使广大人民群众的健康指数得到了很大的提高。点穴作为一种医疗保健方法，深受广大人民群众的喜爱，在非物质文化遗产政策的支持下，得以传承发扬光大，成了西安市碑林区及市级非物质文化遗产项目。另外，全国各地爱好点穴的读者、学员要求学习点穴手法的热情不断升温，也使得他们对《中国医用点穴学》一书的需求不断增加。希望此次《中国医用点穴学》的出版，能为中医药文化的发展和人民群众的健康做出贡献。

　　本书在修订整理的过程中，由于时间紧、内容量大，女儿马可，弟子南友文、李想，学生刘凯、张攀峰和译者张杨给予了很大的协助，我才能够在短时间内得以完成。在出版资金方面得到弟子董信昌、施纯轲、胡玉春、张丽芳、黄文利、翟桂枝、陶建华及友人谢天喜等的支持。本次编写还得到西安市及碑林区非物质文化遗产中心的支持。特此感谢！

马建民

2021 年 4 月 25 日

Foreword

The term "acupressure", which originated from Wushu (martial arts), is first recorded in martial-arts novels. Acupressure in Wushu, with the performance of attack and defence, can also be used to defeat the enemy.

The "acupressure" mentioned in this book refers to a medical and health-care method that cures diseases, saves people and strengthens the body. It is a treatment method formed by combining manipulation and acupuncture points. This method of formation is related to technique and theory. The development of mutual promotion is the practical process of acupuncture therapy research. The word "Dian Xue" (acupressure) contains two aspects: "Dian" (point) is the technique; "Xue" refers to the acupoints (meridian points). They are different in content, but interrelated and unified with each other, constituting the "acupressure therapy". "Acupressure" is defined as followings: massaging, pressing, tapping and hitting selected acupoint of the body with both hands according to certain rules without any tools, which is effective for treating diseases.

"Acupressure" requires no instruments, but only hands to operate on the acupoints, which will not cause any pain or side effects. What's more, it does not require advanced skills on fingers, but easy to learn instead. Therefore, "acupressure" can be used not only as a medical method, but also as an effective method of family health care and personal health care.

My father—Ma Xiutang used to be an acupuncturist. In his long-term medical practice, he realized that though acupuncture has a good therapeutic effect, its curative effect sometimes cannot be brought into full play due to individual reasons. For example, some diseases are indications for acupuncture treatment, but the patient is unwilling to seek the treatment due to their fear of needling. There are also some patients who are not afraid of needling, but they are not suitable for too much acupuncture due to their weak constitution. That is why some curative effects are not satisfying. After thinking and practicing, my father had the idea of replacing needles with fingers. Since the spring of 1956, my father has been exploring the acupressure therapy in acupuncture clinical practice. Give a massage with fingers just as twirling in the acupuncture method, and a press with fingers just as lifting and inserting in the acupuncture method. These afterwards become the "massaging method" and "pressing method" in the initial stage of acupressure therapy. As the inheritor of acupressure therapy, I also studied acupuncture under the guidance of my father. In particular, the technique of acupoint is deeply inherited by my father, and it can soon cure the disease, achieving a very good therapeutic effect.

Over 60 years of clinical treatment, acupressure therapy has experienced a development from simple to rich, practice to theory, little effect to remarkable effect in repeated practice and summary. In the initial stage, massaging, pressing and skin hitting are not effective for some diseases in clinical trial treatment. After that, my father and I continue to study and explore new manipulations, and test them in practice, so as to find effective acupressure manipulations and develop them. Up to now,

中国医用点穴学

6

ten kinds manipulations have been developed, and the massaging method and the pressing method in the early stage have also made great progress in terms of techniques, which are more professional and more distinct in reinforcing and reducing.

The clinical combination of the acupressure theory with the manipulation can achieve remarkable therapeutic effect, with no pain or side effects. Moreover, it is easy to learn, master and practice, able to play a good role in treating diseases and health care. On December 8,1978, when Japanese Prime Minister Masayoshi Ohira visited Xi'an, Ma Xiutang, the famous senior practitioner of Chinese medicine and the founder of acupressure therapy in Shaanxi province, was entrusted by the Departments of Foreign Affairs and Public Health as well as relevant departments of provinces and cities to give acupressure to Prime Minister Masayoshi Ohira. Before Masayoshi Ohira went to bed, he was given acupressure manipulation. After only 20 minutes, Masayoshi Ohira fell asleep. Obviously, the acupressure played two roles of treatment and healthcare, relieving his mental fatigue and treating his insomnia.

It has been more than 60 years since my father Ma Xiutang studied and practiced acupressure manipulation. In 1959, the book *Acupressure Therapy* was first published in China, and we received recognition and praise from many readers. Over the years, my father has improved the therapy both on theory and practice on the basis of the original. Therefore, *Acupressure Therapy (Re-edited Edition)* had been printed and published for 10 times from 1981 to 1991. In recent years of clinical practice, the acupressure therapy has been refined both in specific manipulation and in the theoretical understanding. Besides, the types of indications for using are also expanding, and a large number of medical records need to be sorted out and collected. Accordingly, *Acupressure Therapy (Re-edited Edition)* was comprehensively and systematically revised, and finally the book, *Chinese Medical Acupressure*, was published in 1990.

The book *Chinese Medical Acupressure*, which was compiled by myself, originated from the medical records of infantile encephalopathy that I collected in 2002, summarizing the acupressure experience for infantile encephalopathy. In 2004, *Ma's Acupressure Therapy for Infantile Encephalopathy* was published in Japan, which was highly praised by Japanese readers and colleagues in TCM. However, this book has not been published in China. I always look forward to sharing this book with domestic readers, and I hope that children with this disease can benefit from it. Therefore, this content will be discussed in detail as a separate chapter in the book *Chinese Medical Acupressure*.

The book *Chinese Medical Acupressure*, an improvement on the basis of its original theory, can be said to be the continuation and development of the book *Acupressure Therapy (Re-edited Edition)* and the book *Chinese Medical Acupressure* that was published in 1990. In terms of manipulation, the book has added new chapters and types of diseases. In addition, the new edition expounds unique views on the theoretical basis and techniques of ying (营), wei (卫), qi （ 气 ）, xue (血), which will play a better therapeutic role in clinical practice. To sum up, the characteristics of this book are as follows. It is aimed at clinical practice and effects, so the theory is explained in simple terms that can be understood by ordinary readers; the manipulation part is detailed and complete, and most fans can learn it well; different therapeutic effects can be received as long as the theory is applied to the clinical practice repeatedly. It is worth mentioning that this book described diseases according to causes and symptoms, and then made analyses based on syndrome differentiation. In fact, it is to find the cause of disease and give treatment options. Additionally, according to the physiological distribution law of human body, the acupoint is first matched based on the proposed treatment principle, and then various manipulations are carried out in sequence. With the method of Fang Yi explanation, this book also briefly introduced the functions of acupoint matching and manipulation. In summary, the author emphasized the expected effect of treatment, and then clearly expounded how to pay attention to health care after recovery. Finally, the book is attached with the specific cases to make a comparison, so that readers can easily understand and apply them to actual treatment.

In recent decades, with the development of national economy, Chinese medical culture, under the guidance of various government policies, sticks to tradition and strives for creativity. What's more, Chinese people are focusing more on their health than ever, and most of them are willing to participate in more health-care activities, which would greatly improve their health. As a medical and health-care method, acupressure is deeply loved by the masses. With the support of the intangible cultural heritage policy, it has been carried forward and further developed, becoming an intangible cultural heritage project in both Beilin district and Xi'an city. In addition, the readers and students who love acupressure all over the country are enthusiastic about the manipulation learning, which also increases the demand for the book *Chinese Medical Acupressure*. It is hoped that the publication of *Chinese Medical Acupressure* will contribute to the development of Chinese medical culture and people's health.

In revising this book, my daughter Ma Ke, and my students Nan Youwen, Li Xiang, Liu Kai and Zhang Panfeng as well as the translator Zhang Yang gave me great assistance, so that I was able to finish it in a short time. In terms of publishing funds, I was supported by students Dong Xinchang, Shi Chunke, Hu Yuchun, Zhang Lifang, Huang Wenli, Zhai Guizhi and Tao Jianhua, and my friend Xie Tianxi. Besides, this book is also supported by Intangible Cultural Heritage Center of Xi'an city and Beilin district. I hereby express my thanks!

Ma Jianmin

April 25, 2021

中国医用点穴学

目　　录

上篇　基本理论

中篇　临证治疗

中国医用点穴学

中国医用点穴学

下篇　小儿脑病特辑

Contents

Part I Basic Theory

Part Ⅱ   Clinical Treatment

中国医用点穴学

中国医用点穴学

Part Ⅲ　Features of Infantile Encephalopathy

中国医用点穴学

上篇

基本理论

第一章

点穴的原理

　　"点穴"作为一种医疗手段，它的理论依据是以阴阳为认识，以五行为分析。在阴阳认识和五行理论的基础上，了解人体脏腑的性能，经络的分布，以及营、卫、气、血与经络脏腑的相互关系是学习点穴疗法的必备理论知识。在了解经络与脏腑的同时，还要了解组成人体的素质，维持人体的生命、使生命得以存在和继续的营、卫、气、血。营、卫、气、血的功能，即经脉的循环，它是由先天与后天、天气与地气、阴阳统一性的结合，而促成其的循环功能。其中，阴阳统一性包含着五行，五行生克制化，维护着人体气化的相互平衡。这些理论概念，成为指导点穴治病的基本原理。

第一节 理论依据

一、阴阳认识

阴阳认识，是用对立统一的认识方法，去认识宇宙间一切事物和有生命力的遗传与变化。天为阳，地为阴；日为阳，月为阴；热为阳，寒为阴；光为阳，暗为阴……此乃大自然的阴阳概括。大自然的存在与继续，是天地对立统一的运动，这种运动，包含着动中有静和静中有动。海、陆、空所有的生物和具有生命的一切事物，受这种大自然运动的影响得以存在和继续。生命的存在和继续就是运动，运动的形式，为伸张与收缩，伸张为动，属阳；收缩为静，属阴。伸张与收缩的性质，即一开一合，开合仍属阴阳对立的统一，它包含着上下、左右与前后。人类生命存在和继续是这样的运动方式，动物和植物的存在、继续，也是如此。

从阴阳理论认识人的性别，男性为阳，女性为阴。以阴阳学说观察人的整体，头在上为阳，足在下为阴。按表里说，表在外为阳，里在内为阴，外表指的是肢体，内里着重为脏腑。脏属阴，为阴中之阴；腑属阳，为阴中之阳。外表肢体分布着经络，经络中的十二经脉，又区分为阳经和阴经。阳经的外表，为阳中之阳；阳经的内里，为阳中之阴。阴经的外表，为阴中之阳；阴经的内里，为阴中之阴。从阴阳认识上，不仅能对自然界变化、人体的经络、脏腑的属性进行分析和辨别，而且能认识到疾病的位置和性质以及发展的趋向。并且通过认识到的病情，配以对症的穴位，恰当地运用规律性的轻、重、快、慢等点穴手法，调节人体阴阳运动的平衡。这种阴阳的认识，指导着点穴疗法的实践。

二、五行分辨

五行，即指木、火、土、金、水5种基本物质的运动变化。五行学说，是观察物质的本质和本物质与其他物质相互之间关系的一种规律的分辨方法。从这5个运行的物质看，它们之间的关系既是相生，又是相克。相生：木生火、火生土、土生金、金生水、水生木，它们之间的相生是周而复始的。相克：木克土、土克水、水克火、火克金、金克木，这又是五行相克的周而复始。自然界和人体的五行属性归类的情况如下。

中国医用点穴学

在自然界，以方向配属五行，即：东、南、中、西、北。以颜色配属五行，为：青、赤、黄、白、黑。

以五行属性对人划分来说，有五体头躯与四肢。人的面部，有五官与七窍。躯体内的五行为五脏。上肢肘至手为五节，手有五指。下肢膝至足有五节，足有五趾。手五指与足五趾，以经脉相应于五脏，五脏则开窍于五官。人的每一指或每一趾相通于一个脏或一个腑（脏腑为表里关系，经络又区分阴阳。请参看脏腑与经络部分），每一经脉的手至肘与足至膝，又分布着 5 个腧穴，即：井、荥、输、经、合，以应五脏之气化。观察面部五色，则可辨五脏精气的反映。切脉象，则可测五脏之气化。

木、火、土、金、水的五行系统，相配于五脏。运用五行学说的生克制化，不但可以辨别脏腑的邪正盛衰，还可依此作为点穴治病的临证配穴和决定手法的补泻原则的理论指导。

三、脏腑

脏腑，即人体的五脏六腑。脏属阴，主藏精气；腑属阳，主受纳传化。五脏为：肝、心、脾、肺、肾（连心包共为六脏）。六腑为：胆、小肠、胃、大肠、膀胱、三焦。

五脏，对人体素质的所主：肝主筋，心主血，脾主肌肉，肺主皮毛，肾主骨与髓。

脏腑的表里关系为：肝为里，胆为表；心为里，小肠为表；脾为里，胃为表；肺为里，大肠为表；肾为里，膀胱为表；心包为里，三焦为表。

脏腑配五行：肝与胆属木，心与小肠属火，脾与胃属土，肺与大肠属金，肾与膀胱属水，心包与三焦仍属火。

四、经络

人体的经络分布在全身，直行者谓之经脉，横向支出者，谓之络脉。经络，分为十二正经脉，奇经八脉，十五络脉，以及若干孙络、浮络。

十二经脉，分为手、足三阳三阴经。手三阴经：手太阴肺经，手少阴心经，手厥阴心包经。手三阳经：手阳明大肠经，手太阳小肠经，手少阳三焦经（三焦为上、中、下。上焦在胸，中焦在脾胃，下焦在小腹）。

足三阳经：足阳明胃经，足太阳膀胱经，足少阳胆经。足三阴经：足太阴脾经，足少阴肾经，足厥阴肝经。

十二经脉循行：手三阴经从胸到手（交于手三阳经）；手三阳经从手到头（交于足三阳经）；足三阳经从头到足（交于足三阴经）；足三阴经从足到胸（交于手三阴经）。

奇经八脉：督脉、任脉、冲脉、带脉、阴维脉、阳维脉、阴跷脉、阳跷脉。八脉，对人体的功能起补充十二经脉不足的作用。督脉属阳，督全身之阳；任脉属阴，任全身之阴。

十五络脉：肺络列缺，大肠络偏历，胃络丰隆，脾络公孙，心络通里，小肠络支正，膀胱络飞扬，肾络大钟，心包络内关，三焦络外关，胆络光明，肝络蠡沟，督脉络长强，任脉络会阴，脾之大络大包。

十四经脉：十二经脉加任脉与督脉，合称十四经脉。任脉与督脉，虽为奇经八脉，但有其本经的穴位，所以，与十二经脉合称十四经脉。其他六脉，没有它本经的穴位。

脏腑与经络，有着极为密切的关系。所以，脏腑的病理反应，往往显现于经脉循行的某个肢体部位。而点穴就是根据反应显现的部位，选择穴位和运用手法，解决显现的反应，达到调整脏腑与经络关系的目的。

五、营、卫、气、血

营、卫、气、血，是经脉循行中统一的功能与物质。营、卫是功能，气、血是物质。营、卫、气、血，是由天气与地气结合而成。肺气通于天，故司呼吸。脾气通于地，故化饮食。脾、胃为中焦，而脾胃吸收食物的精华，由中焦蒸发上升，与天气相合化为气血，由肺循行全身。营卫，亦在气血之间。

《灵枢·营卫生会》说："人受气于谷，谷入于胃，以传于肺，五脏六腑，皆以受气，其清者为营，浊者为卫，营在脉中，卫在脉外。"这是说明营卫是由地气之水谷精气，经过脾胃的运化而入于肺，与天气相合（即地气与天气相合，肺司呼吸与天气相通）。营在脉中，叫营血；卫在脉外，叫卫气。卫气，即卫外，属于阳；营血，即营内，属于阴。卫外，即经脉之伸张；营内，即经脉之收缩。卫气伸张为阳，营血收缩为阴。所以，营、卫、气、血在经脉中的循行是营卫功能和气血物质的相互统一，都产生于天气与地气的结合。《灵枢·决气》说："中焦受气取汁，变化而赤，是谓血。"这是指出血产生于中焦的脾胃，它是通过气化而后变为血。《灵枢·邪客》说："营气者，泌其津液，注之于脉，化以为血，以荣四末，内注五脏六腑。"这一段是说营的作用，收缩功能使经脉中循行的血，起到内渗的作用，即灌溉于外部肢体，内注于五脏六腑，全身无不受其营养。

《素问·痹论》说："卫者，水谷之悍气也，其气慓疾滑利，不能入于脉也，故循皮肤之中，分肉之间，熏于肓膜，散于胸腹。"这段经文说明了卫气是分布在脉外，由于卫的伸张功能，使经脉循行中的气，起到外排的作用，即把全身包括外在肢体与内在脏腑的代谢废料，排泄于体外。

营的收缩与卫的伸张，和呼吸与脉的搏动，具有一致性作用。呼吸相应的全身呼吸，脉的搏动相应的全身脉在搏动，卫的伸张，营的收缩，相应的全身收缩和伸张，这就形成呼吸、脉搏、营卫全身统一的伸张和收缩。

营、卫的伸张与收缩，与桡动脉寸、关、尺三部的脉动相一致。因而，从切诊中就可测知五脏六腑的气化反应。由此也就证明："营在脉中"和"卫在脉外"的收缩与伸张，对经脉气血循行所起的作用。即营内，营养正气；卫外，防卫外部邪气的侵袭。

营、卫的收缩与伸张运动，也就是人体的生命运动。为了对营卫收缩、伸张运动做进一步的理解，在这里有必要把针刺补泻方法的一些理论认识和实际操作加以阐述。

针刺，对待邪气与正气，用补泻的手法。而泻邪补正的区别原则是：邪气实，进行泻法；正气虚，进行补法。补泻的具体措施如下：按针灸文献的要求"从卫取气"，谓之泻，即针刺的手法，使卫的伸张功能由穴位里把邪气排出于体外。泻法，在具体操作上，慢插针1次，由浅到深（静手法），这样符合针灸文献上所说"刺卫无伤营"的要求。而后3次，由深到浅，快提针，从而达到"从卫取气"的泻法。文献对于补法的要求"从营置气"，还要求"刺营无伤卫"。具体操作是慢提针1次，由深到浅，这就与"刺营无伤卫"的要求是一致的。快插针3次，由浅到深，这样就达到"从营置气"的补法。从卫取气快提针，即加强卫的伸张功能，通过伸张而达到排驱邪气。从营置气快插针，即加强营的收缩功能，通过收缩而达到扶助正气。

根据以上观点，本书的平揉法、压放法，以及各种手法，主要是调整营、卫、气、血的功能和加强气血循环的正常运行，从而达到医治疾病的目的。

营、卫、气、血的循行，正是人体生命的继续。生命的继续过程，包含着新陈代谢的内容。在新陈代谢过程中，营、卫、气、血，既把营养成分供给了脏腑与肢体，又把其废弃成分排出于体外，这就是营、卫、气、血在经脉循行中的主要功能（卫在脉外，营在脉中）的特点。

人的生命运动，是营卫运动功能的存在与继续。那么，对生命就应该谈谈一些认识。

（一）人体的生命

一切有生命力的，都具有各自维持生命的性能，而性能的本质，就是运动，运动的形式是伸张与收缩。按祖国医学认识它，伸张为开，为动，属阳；收缩为合，为静，属阴。这不仅仅是指人的生命是伸张收缩的运动，而且在自然界凡是具有生命力的，无不在伸张收缩运动中维持其生命的继续。天体、地体如此，而动物、植物也是如此。走兽的奔跑，是全身的伸张收缩开合运动；飞禽的展翅飞行，也是全身的伸张收缩开合运动；而树木花卉，同样受着风吹、日晒、雨淋的影响，使其伸张收缩开合运动。这些认识就证明生命就是伸张收缩开合运动。但是，一切有生命的伸张与收缩，都是依赖着天气与地气这两种因素。天为阳，地为阴。生命的伸张收缩，不离阴阳。《素问·阴阳应象大论》说："阴阳者，天地之道也，万物之纲纪。"这就说明万物包括生命，生命的伸张收缩开合运动，就属于阴阳对立统一的范围之中。

（二）人体的素质

人的整体结构，其素质为气、血、筋、脉、骨、髓、脏、腑8种素质体系。这8个体系的每个组成部分是相互联系和相互依赖的一个有机整体，具有不可分割的阴阳关系。气和血，筋和脉，骨和髓，脏和腑，都是相互为用的关系。气为血之帅，气行则血行，气止则血止。筋为脉之使，筋动则脉急，筋静则脉缓。骨为髓之舍，骨坚则髓实，骨软则髓虚。腑为脏之表，腑壮则脏盛，腑弱则脏衰。这些整体素质，互属表里阴阳，经脉连贯相互之间，气血运行相互之中，而起主导作用的为脏腑之气化。气化，即五行生克制化，以相互制约维持其相互平衡。

气血、筋脉、骨髓、五脏，所主原则是：肺主气，心主血，肝主筋，脾主肌肉，肾主骨与髓。人的整体，不论哪一部分发生病变，都与脏腑的生克制化有关。按经络分布的关系，8 种素质内通五脏六腑，外连四肢百骸。以十二经脉统属脏腑，经穴为经脉的组成。那么，脏腑与经穴之间，也有着密切的关系。因而，在人的体表进行点穴，就能起到调整脏腑之间生克制化的相互平衡关系。这种平衡后的作用，还会反映在气、血、筋、脉、骨、髓等方面。

第二节 临证作用

点穴在临证治疗中，能够取得极为满意的效果，主要靠穴位、经络、脏腑、营、卫、气、血等理论为治病配穴的依据。在此理论依据的基础上，灵活运用有规律的手法，从而达到止痛、活血、退热、安神、理气、解郁、止吐泻、调肠胃，以及补气补血等的点穴效果。

点穴手法的平揉法和压放法，具体操作以伸张与收缩为手法的重点。这个手法的重点，是针对经脉中的营、卫、气、血的物质。营卫功能的收缩、伸张与气血循环运行相适应，故点穴手法的伸张收缩，就是在调整或加强营卫的伸张收缩功能，使伸张收缩功能保持着生理上的平衡，从而促进气血在经脉中的正常循环运行，对脏腑与肢体的气化和反应达到相互交换的效果。交换的内容包含着平衡阴阳和调整脏腑及生克制化关系。这就使点穴在临证治疗中，能够起到应有的作用。

第二章

点穴的手法

点穴的手法，是多年临证治疗实践与理论的总结，是一种医疗、保健手法。凡经过点穴治疗之后，被点穴者会觉得全身舒畅，有如新浴之后。因此，点穴不仅有对症治疗的极好效果，还能正本扶源、提高身体抵抗疾病的能力，对无病者也能起到预防和保健作用。

点穴的基本手法有5种：①平揉法；②压放法；③皮肤点打法；④五行联用法；⑤经络循按法。

前4种手法，虽然都是在人体穴位上进行操作，操作过程却各不相同。但是，它们都具有一个共性，即伸张与收缩的手法。除上述5种手法之外，还有一些局部性手法，列为其他辅助手法（见第六节相关内容）。

第一节　平揉法

平揉法，是点穴中的第一种手法。顾名思义，平揉法即"平而揉之"之法，即不许偏斜，保持适当的水平，以穴位的中心为圆心均匀用力。所谓揉，即是按着摩，是"按劲"和"摩劲"两者互相结合的动作。按劲指重手按住肌肉不动，摩劲指轻手摩着皮肤不停。不动，为静，属阴；不停，为动，属阳。而揉正是"按"与"摩"结合的发挥，因此具有调节阴阳的作用。

平揉法的具体操作是：医者用两手中指端，在患者的穴位上进行平揉。平揉时，以中指端压在穴位中心；然后，以穴位中心为圆心做圆圈揉转，平揉一个圆圈为1次。在平揉的过程中，如感到指力不能支持时，还可用拇指、食指与无名指抵住中指第一节附近，加强中指的指力，以便继续进行操作（图2-1）。

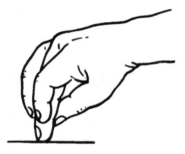

图2-1　点穴操作手势图

一、平揉法的方向

平揉法的揉转方向，分为向左平揉和向右平揉。确定左侧和右侧，是按照患者所处位置而言的，即是以患者为标准。十二经脉，在人体的分布是左右对称的。故揉行的方向也要按照对称分别为向左平揉与向右平揉。向右平揉，是顺时针转；向左平揉，是逆时针转。

在临证应用时，怎样决定向右平揉还是向左平揉，这决定于每个穴位的补法或泻法。如果不明补法与泻法时，每个穴位可向右平揉（顺时针揉转）和向左平揉（逆时针揉转）各揉半数。例如，每个穴位平揉100次，即左右各平揉50次。

平揉时，中指不要偏于一侧，这样可以保持以穴位中心为圆心。另外，注意不要用中指指面揉。用指面揉，既不能使揉劲集中，又容易使指力疲劳，不利于发挥平揉法的作用。

平揉一圈的过程，为动的过程。一圈与一圈之间的停顿过程，为静的过程。平揉圆圈的性质是伸张，停顿的性质则为收缩。怎样在具体操作上，体现伸张与收缩呢？平揉一个圆圈的起止，是由静到动、由动到静，动静结合的周而复始。在人体穴位上揉动的形式，即具有伸张的性质。这种性质，通过穴位的传导，则对人体的卫气起着推动伸张的作用。而卫气本能就具备抵抗病邪的伸张功能，这种功能与收缩功能既对立又统一，使人体本身实现以阴阳对立的统一，保持着相对的平衡。在穴位上揉完 1 圈之后与第 2 圈之间停顿的形式具有收缩的性质。通过穴位的传导，则对人体的营血起着收缩的作用。营血本能，也具备收缩的功能。平揉法的操作过程，就是通过穴位的传导，由表入里，由卫气达营血，从经络传脏腑，从而调节人体伸张与收缩的相对平衡，以维持人体的正常生理功能。

二、平揉圆圈的范围

平揉的圆圈，是以穴位为中心进行揉转的，所揉的圆圈要将穴位中心包含在圈内。穴位中心的上、下、左、右，是怎样区分的呢？经脉循行的来向为上，即气血从穴位上方进入穴位；经脉循行的去向为下，即气血从穴位的下方离开穴位；经脉循行方向（前进方向）的左侧为左，属阳；经脉循行方向的右侧为右，属阴。

简言之，平揉圆圈的范围是围绕穴位中心进行的，包括了穴位的上、下、左、右，反映了穴位的循行方向与阴阳属性。

三、平揉圆圈的大小度

平揉圆圈的大小，首先要根据穴位所在部位加以区别。穴位处肌肉薄、面积小的，揉圈相应要小；穴位处肌肉厚、面积大的，揉圈可相应放大。如眉棱骨处的穴位面积小、肌肉薄，则揉圈自然受到限制，揉圈应当小；而臀股处的穴位、腹背部的穴位面积大、皮肉厚，揉圈就可以适当大些。但也不能任意将揉圈的范围放大，太大了就可能偏离穴位，起不到运动穴位的作用，从而失去了点穴手法的效果。

大小圈的标准，以中圈为依据。一般的穴位约豆粒大小，这豆粒大小，可以认为就是中圈的标准。在进行具体操作时，指端周围的面积不超过一分。小于此为小圈，大于此为大圈。这是一般标准。在具体施治时，揉圈的大小，还可根据具体部位和病情酌情增减（图 2-2）。

除了揉圈的大、中、小之外，根据中指端揉劲着重点，平揉还可分为扩散性、收敛性和综合性3种。

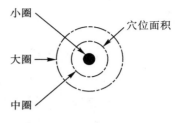

图2-2 平揉圆圈大小度图

扩散性平揉：中指端着力于圆圈周，即以穴位的中心为虚揉，以穴位的边缘（中心周围）为实揉。在实际尺度上表现为揉圈大。这种揉法，似从中心向外揉，使穴位有中虚感。如离卦（☲）一样，离中虚，离为火，火性热则散。

收敛性平揉：中指端着力于圆心（穴位中心），即以中心为实揉，中心周围为虚揉。在实际尺度上表现为揉圈小。这种揉法，使穴位有中实感，而且有周围向中心揉的感觉。它就和坎卦（☵）一样，坎中满，坎为水，水性寒则敛。

扩散、收敛的综合性平揉：中指端揉劲着重点，居于前二者之间。即在平揉过程中，不偏不倚，保持着揉劲的一致，显示出中性。在实际尺度上表现为中圈。穴位中心与中心周围，具有不虚不实的平衡性感觉，此手法可以广泛地运用。另一种的扩散、收敛的综合性平揉的特点是揉的过程，外实中虚；停的过程，则中实。

四、平揉圆圈的快慢度

平揉中每个圆圈揉转的快慢，是以人体正常脉搏跳动次数为标准。正常脉搏，每分钟搏动70~80次。中医切脉的正常脉象表现为一呼一吸四五至，相当于每分钟70多次。根据这个原理，平揉快慢的标准是：每分钟平揉70次左右为不快不慢，即中速手法；每分钟平揉80次以上为快手法，每分钟平揉60次以下为慢手法。

切脉以"三至为迟，六至为数"。快手法，属数脉，生热；慢手法，属迟脉，生寒。故脉搏快者，宜用慢手法；而脉搏慢者，宜用快手法。表热者，可用快手法；而内热者，宜用慢手法。快手法，可用于急性病；慢手法，可用于慢性病。

快手法，为阳，为热；慢手法，为阴，为寒；不快不慢手法，则为寒热并举、阴阳平衡。不快不慢手法，在应用上比较广泛；而快手法，针对寒证、虚证；慢手法，针对热证和实证。但在临床实践中，还要结合病情灵活使用各类手法。

五、平揉圆圈的轻重度

手法的轻度与重度,反映着穴位的浅与深。按人体的脏象划分来讲,心、肺在上,以应浮脉;肝、肾在下,以应沉脉;脾、胃在中,以应中脉。按肢体结构部位来讲,浅部为皮肤与血脉,宜用轻手法;深部为筋骨,宜用重手法;皮肤血脉与筋骨之间为肌肉,宜用中手法(不轻不重)(图2-3)。

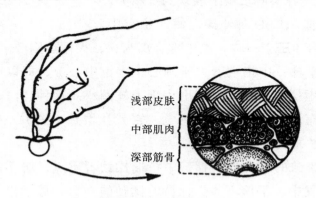

浅部皮肤
中部肌肉
深部筋骨

图 2-3　手法轻重度图

以上3种不同的轻重标准,还须根据不同的病情灵活掌握。病在表浅,用轻手法;病在深部,用重手法。心、肺在上,主气血,用轻手法;筋骨疼,属肝、肾,用重手法。老年虚热,用轻手法;小儿实热,宜用中手法。不轻不重的中手法应用最广。凡遇到无法确定应该用重手法还是用轻手法时,皆可采用中手法。人体内部病,均可用中手法解决。在肌肉部分应用不快不慢的中手法,因为脾主肌肉,属土,"万物土中生",故中手法应用最广。

六、连续性平揉与间歇性平揉及揉圈次数

平揉时,圆圈与圆圈之间没有停顿、连续性揉转的平揉,称为连续性平揉,属性为动。圆圈与圆圈之间有停顿,即前一圈揉完之后,稍做停顿,再揉下一个圈的平揉,称为间歇性平揉,属性为静。改变每一个周期中揉转与停歇时间的长短,即可调节动和静的有余或不足。但一般情况下,揉转的时间要大于停歇的时间。这两种属性的手法中,动者可用快手法;静者可用慢手法。

关于揉圈的次数,一般以每穴平揉50次、70次,或100次为标准。在这个原则下,可根据病情的需要灵活增减揉圈次数。

七、平揉法的补泻

平揉法，本来就具有调节阴阳的作用。但根据十四经的循行，即阴经阳经的不同，以及左阳右阴的升降关系，以向右平揉、向左平揉，做迎随补泻。迎是指迎着经脉来的方向揉转，为之泻；相反，随是指随着经脉去的方向揉转，为之补。顺着左向左平揉，为之补；顺着右向右平揉，也为之补。与此相反的揉转，为之泻。总之，左右平揉的补泻法，需结合着迎随揉转的原则。

平揉在穴位中的活动范围（即揉一个圆圈的过程），共有5个活动点，既包含着气血在经穴的上、下、来、去和左、右、阴、阳，又包含着五脏六腑的气化反应。这种反应，根据五行相生相克的理论和针灸文献中十二经脉对井、荥、输、经、合5个腧穴的分布与穴位属性（阴经：木、火、土、金、水；阳经：金、水、木、火、土）的说明，就足以证明经穴范围是有脏腑气化反应的。而五行、脏腑的性质也可分阴阳，平揉补泻法能平衡阴阳，也就能调整脏腑的气化反应。补泻分阴阳，阴阳在经脉的穴位上表现为左右。平揉手法就可依据穴位的左右进行补泻。气血在穴位上的循行有来有去，所以，按照"迎而夺之"和"随而济之"的补泻原则，揉圈的起止点可以迎其经气来，泻其有余；也可随其经气去，补其不足。在穴位上，按照经脉的循行方向做揉转起止点，不仅可以达到迎随补泻的目的，而且也符合向左平揉和向右平揉、平衡阴阳的要求。因此，平揉法的补泻法包含了两个方面，即圆圈的揉向和圆圈的起止点。

揉向，是根据经脉的左右侧决定的。对于男性来说，凡左侧经脉的穴位，均以逆时针揉转为补，顺时针揉转为泻；凡右侧经脉的穴位，均以顺时针揉转为补，逆时针揉转为泻。督脉，督一身之阳，为左，补泻揉向与左侧经脉相同；任脉，任一身之阴，为右，补泻揉向与右侧经脉相同。以上是对男性而言，对于女性则揉向正好与男性相反（图2-4）。

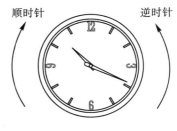

顺时针　　　逆时针

图2-4　时针图

注：以时针的顺逆揉转，对左右平揉补泻的理解，既利于记忆，也容易掌握。凡是左侧经脉的穴位，它指着阳经的穴和阴经的穴都是如此。在临证点穴治疗中，仅以时针顺逆进行补泻，是可以收效的。在这个基

础上，按照经脉循行的来去方向做平揉起止，自然就区别出阴经和阳经的揉向不同。

圆圈的起止点，根据经脉的走向决定。用补法时，起止点应在经气去的方向，即经气离开该穴位之处，取"随其经气去，济其正气虚"之意。用泻法时，起止点应在经气来的方向，即经气进入该穴位之处，取"迎其经气来，夺其邪气实"之意。

将上述的揉向与起止点结合起来，即是平揉法的补泻法。在进行具体操作时，可按如下顺序，确定起止点和揉转方向。

（1）取定穴位，定好补泻、轻重、快慢、圈的大小等标准后，将两手中指端，分别压在患者的左右两侧穴位的中心。如果是面对患者，则医者的右手中指压在患者左侧的穴位上，左手中指压在患者右侧的穴位上。如果是在患者的背面操作，则医者右手对患者的右侧穴，左手对患者的左侧穴。

（2）判断穴位所属经脉的循行方向。

（3）根据经脉循行方向，即可确定起止点的位置。如果是用补法，则将中指端从穴位中心顺着经脉循行的方向微微移动，移动后中指端就是该穴位补法起止点的位置。如果是用泻法，则将中指端从穴位中心逆着经脉循行的方向微微移动，移动手中指端就是该穴位泻法起止点的位置。

（4）揉圈的起止点确定之后，即可根据补泻，确定揉转的方向。男性右侧的穴位，以顺时针转为补；女性右侧的穴位，以顺时针转为泻（图2-5）。男性左侧的穴位，逆时针转为补；女性左侧的穴位，逆时针转为泻（图2-6）。男性右侧的穴位，逆时针转为泻；女性右侧的穴位，逆时针转为补（图2-7）。男性左侧的穴位，顺时针转为泻；女性左侧的穴位，顺时针转为补（图2-8）。

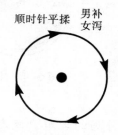

图 2-5　右侧顺时针平揉图

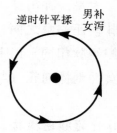

图 2-6　左侧逆时针平揉图

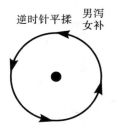 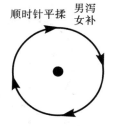

图 2-7 右侧逆时针平揉图　　　　图 2-8 左侧顺时针平揉图

如果开始时分不清顺逆，则可将手表置于所点穴位上，表针旋转方向，即为顺时针方向。相反的方向，则为逆时针方向。

八、向左和向右平揉与时针顺逆揉转对照

向左平揉和向右平揉进行补泻法，是根据十四经脉循行方向，分别向左或向右平揉。顺时针揉转，或逆时针揉转，就是代替左右平揉法，以时针顺逆进行补泻，不仅容易掌握，而且，在调理阴阳平衡的理论上，与左右平揉法的道理也是一致的。因此，将以上两种揉转法，按手足经脉循行做对照。

（1）手三阴经，从胸走手。

揉右侧穴位时，补法：顺时针揉转，起止点在穴位之下。即从右往上、往左、再往下揉转。泻法：逆时针揉转，起止点在穴位之上。即从右往下、往左、再往上揉转。

揉左侧穴位时，补法：逆时针揉转，起止点在穴位之下。即从左往上、往右、再往下揉转。泻法：顺时针揉转，起止点在穴位之上，即从左往下、往右、再往上揉转（图 2-9）。

（2）手三阳经，从手走头。

揉右侧穴位时，补法：顺时针揉转，起止点在穴位之上。即从上往下、往右、再往上揉转。泻法：逆时针揉转，起止点在穴位之下。即从下往上、往右、再往下揉转。

揉左侧穴位时，补法：逆时针揉转，起止点在穴位之上。即从上往下、往左。再往上揉转。泻法：顺时针揉转，起止点在穴位之下。即从下往上、往左、再往下揉转（图 2-10）。

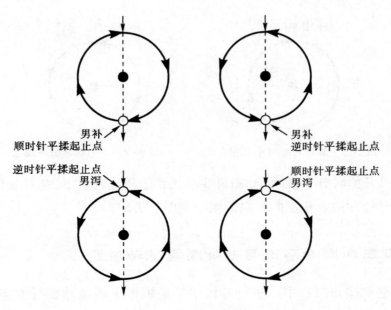

图 2-9　手三阴经补泻图

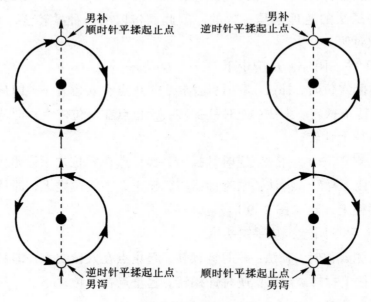

图 2-10　手三阳经补泻图

（3）足三阳经，从头走足。

揉右侧穴位时，补法与泻法的方法相同于手三阴经的右侧。

揉左侧穴位时，其补法与泻法则相同于左侧手三阴经的穴位（图2-11）。

18

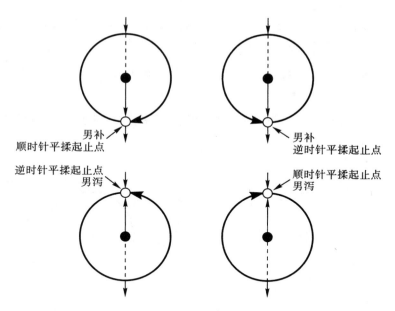

图 2-11　足三阳经补泻图

（4）足三阴经，从足走胸。

揉右侧的穴位，其补法与泻法相同于右侧手三阳经的穴位。

揉左侧的穴位，其补法与泻法相同于左侧手三阳经的穴位（图 2-12 ）。

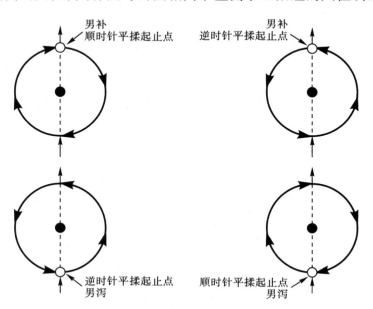

图 2-12　足三阴经补泻图

　　注：按十二经的穴位上下，是指头与胸的方向为上，手与足的方向为下。不论阳经或阴经，或足经与手经，都是按照上边所举的方向，区

别穴位的上下。所谓上下，是指出经脉来去的方向。因而，标以白小圈，但都是属于穴位的范围。

（5）督脉经，从尾骨上走头部，手法相同于手三阳经左侧穴位（图2-13）。

（6）任脉经，从小腹中线向上走。其手法相同于足三阴经的右侧穴位（图2-14）。

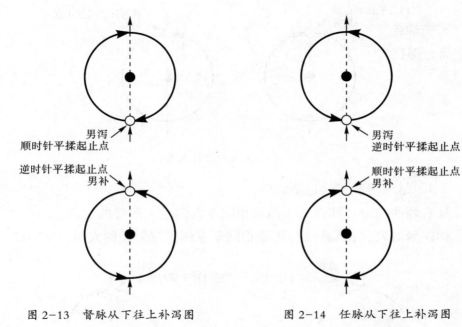

图 2-13　督脉从下往上补泻图　　　图 2-14　任脉从下往上补泻图

通过以上时针逆顺揉转，与向左平揉和向右平揉区别补泻，其道理是一致的。

本书以顺时针与逆时针进行补泻，关键在于穴位上下为起止点。向左平揉与向右平揉进行补泻，关键在于揉转时，区别往上往下（如往左揉，往上为补；往下为泻）。

例如：对内关穴进行补法时，先将右手中指端，压在患者左手内关穴位中心上；左手中指端，压在患者右手内关穴位中心上。内关穴，属于手厥阴心包经。其经脉循行由胸走手，用补法时的起止点，应在经脉去的方向（穴位之下）。所以，将中指端朝手的方向（顺经脉去的方向）微微移动，压在起止点上。然后，按揉转的补泻规则，对左侧穴位用逆时针揉转，右侧穴用顺时针揉转。如果是用泻法，道理也是相同的。这时应将中指端在穴位中心的位置，朝胸逆经方向微微移动，压在起止点上。然后，按照补泻的规则，对左侧穴位，用顺时针揉转；对右侧穴位，用逆时针揉转。

不论是泻法还是补法，在揉的次数过程中，每一圈的起止点，都是不变的。

对于两侧的合谷穴，用补法时，由于合谷穴属于手阳明大肠经，其经脉循行的方向是由手走头，所以，平揉圆圈的起止点应在穴位中心偏于头的方向。左侧穴位，按逆时针揉转；右侧穴位，按顺时针揉转。在合谷穴平揉泻法时，左侧穴，顺时针；右侧穴，逆时针。但左右揉圈的起止点，都在穴位中心偏于手的方向。

足三里穴，属于足阳明胃经。循行方向，是由头走足。对其用补法时，起止点应在穴位中心微往下（偏于足）的地方。左侧穴位，按逆时针；右侧穴位，按顺时针。用泻法时，起止点应在穴位中心微往上（迎着经气来的方向）的地方。左侧穴位，按顺时针；右侧穴位，按逆时针。

三阴交穴，属于足太阴脾经。循行方向，是从足走胸。用补法时，起止点应在穴位中心偏于胸的方向。左侧穴位，逆时针平揉；右侧穴位，顺时针平揉。用泻法时，起止点在穴位中心偏于足的方向。左侧穴位，顺时针平揉；右侧穴位，逆时针平揉。

中脘穴，属任脉。任脉任诸阴，属阴。揉转补泻时，按照足三阴经的右侧穴位平揉法。用补法时，起止点应在穴位中心微往上（顺着经脉去的方向），按顺时针揉转。用泻法时，起止点应在穴位中心微往下（逆着经脉来的方向），按逆时针揉转。

大椎穴，属督脉经。总督诸阳，属阳。揉转补泻，按照手三阳经左侧穴位。用补法时，起止点应在穴位中心微往上（顺着经脉去的方向），按逆时针揉转。用泻法时，起止点应在穴位中心微往下（逆着经脉来的方向），按顺时针揉转。

对于患者的背部穴法，仍以左右侧确定揉转方向，仍根据经脉循行方向，确定其起止点。

如面对患者的委中穴（让患者俯卧），医者用右手点患者右侧的穴位，用左手点患者左侧的穴位。委中穴，属足太阳膀胱经。循行方向，是从头走足。用补法时，起止点应在穴位中心之下，偏于足的方向。左侧穴位，逆时针揉转；右侧穴位，顺时针揉转。用泻法时，起止点应在穴位中心之上，偏于头的方向。左侧穴位，顺时针揉转；右侧穴位，逆时针揉转。

九、平揉法的作用

平揉的含义是指揉动时的揉劲，在穴位上要保持着平衡性。揉劲就是把轻摩与重按结合在一起，这样的手法，称为揉。由此不难理解揉的性质和平揉法所起的作用。轻摩接触的是人体的浅层部分，为阳，属热。按，则有下压之势，下压的部位，受压负重。按法，本来就含有重的意思（但也可轻可重），不重就不能表现为按。所以，按能接触到人体的深层部分，为阴，属寒。摩法，具有兴奋性；按法，具有抑制性。两者性能的结合，构成点穴手法中的平揉法。其中自然包含着兴奋与抑制的统一性，阴阳相合的平衡性。既符合手法的名称，同时，也表明了平揉法的作用。

平揉法在穴位上所起的作用，是由于经穴和经络密切的联系。因而，在穴位平揉以后，使经脉得到调整。这样就改变了气血在经脉的循行现状，由此使人体生理机能产生一种新的变化，随之影响到与本经有关的表里脏腑等方面。总的来说，平揉法在调节阴阳的基础上，从而达到能补虚、能泻实，可升、可降，消积除满，具有推陈致新等作用，为点穴中的主要手法。

十、平揉法的应用

平揉法在应用上，不能脱离穴位。同时，还应将平揉圆圈的大小、轻重、快慢、停歇等方面有机地结合起来，体现在每揉一个圆圈的过程中，体现在"张"与"缩"上。这种有机的结合，取决于辨证和肯定了的病情。手法应均匀，有规律，前后一致。

前面所说平揉，虽是轻摩与重按的结合，但实际操作中，还可根据病情，或轻揉，或重揉，或不轻不重地揉。轻揉，可配慢手法，也可配快手法。既可配合揉圈大，也可配合揉圈小。在使用重手法时也是如此。在一般情况下，只用中等手法，即可奏效。如，平揉不快不慢，力量不轻不重，揉圈不大不小。像这样的手法，在临床上可以广泛应用。

在不熟悉补泻手法之前，平揉时，应以正揉 50 次，继之，再倒揉 50 次进行治疗。正揉，即顺时针揉转；倒揉，即逆时针揉转。这是指一侧的穴位而言。另一侧的穴位，则与此相反。一般都以双手点两侧的穴位，因而，点穴揉转是对称地揉，即左手顺左转，右手顺右转。然后，朝相反的方向揉转，就像两个齿轮啮合在一起旋转时的情形一样。这样各揉

50 次，即等于补泻兼施，也可以取得效果。

第二节　压放法

压放法，仍是在穴位上进行治疗的一种手法。压，是向穴位的深处压；放，是把压劲放松，往穴位的浅处放，一压一放 1 个循环为 1 次。压是向下，放是向上。压，属静，为阴；放，属动，为阳。阳则张，阴则缩。一压，为收缩；一放，为伸张。压放过程，实即收缩与伸张过程。两种对立的动作，包含在一个统一的手法之中。

压放法，是用于平揉法之后。具体操作时，医者仍用两手中指，在平揉法之后的穴位上进行此手法。每穴压放的次数与平揉法同样，分为50 次、70 次或 100 次。次数的增减，因人、因病，可灵活掌握。

一、压放操作的要求

压和放的过程，包含着轻、重、快、慢，它分属阴与阳、动与静、开与合、伸张与收缩。为了充分发挥这一手法，对阴阳、动静起到调节的作用，必须使每一次压放在轻重、快慢上都保持一致。

压，是用指端直压，也就是垂直压，但不是用指甲压。用指甲压，就成为"切"了。切与压，是有区别的。也不宜用指头肚压，用指头肚压就成为"按"了。在下压与上放的过程中，始终要把指端对准穴位中心，不要偏斜于一侧。否则，会影响手法效果。

上放时，指端不能离开皮肤。否则，就变成"点压"了。一般压与放，应该相继进行。如用于抑制时，则压下后，要稍做停顿的。

二、压放的深浅与轻重度

压放的深浅与轻重，是互有联系的。一般说来，重压则深，轻压则浅。当然，这还受到穴位所在部位的限制。此外，要按照穴位所属经脉及病情等具体情况来决定。臀股处肌肉厚，可重压、深压；头面部肌肤薄，宜浅压、轻压；肝、肾所属穴位，可相应地重压、深压；心、肺所属穴位，宜轻压、浅压；新病邪气实，可重压；久病正气虚，宜轻压。

三、压放的快慢与距离度

压放的快慢及压放之间的距离，是压放法操作中，应予注意的一个主要内容。在临证实践中，压放法多是继平揉法之后使用，故其压放的节拍（快慢），主要是根据平揉法的快慢决定的。而其标准，也是以每分钟压放 70 次左右为中度，即不快不慢；60 次以下，为慢度；80 次以上，为快度。

关于压放之间的距离，指的是压的最低（深）点，至放的最高（浅）点之间的距离。也就是压放的幅度。例如，压放在穴位的浅层部分，它们的距离就近些。而压至深层，放至浅层，它们的距离就远些。距离，既与轻重有关系，又与快慢有关系，在实际上，是相互联系的。但是，如果病在深层，而压放却需在深部，这样压放的距离就短些。又如，病在皮肤与血脉，压得就比较浅些，而放得就相对地更浅，那么压放的距离就更短了。

压放的距离（幅度）与病情有关，幅度大，属动，有兴奋性，可用于寒性证；幅度小，属静，有抑制性，可用于躁性证。

四、压放法的补泻

平揉法的补泻，体现在平揉圆圈的起止点和平揉圆圈的方向上。这两者结合构成了完整的平揉补泻法。同样，压放法的补泻，也具有两个方面的内容。即通过"迎""随"，实现补泻，并通过控制压放中"压"的方向（指经脉的来去），而体现迎和随。压放法的标准手法，要求压放时上下垂直，压与放的时间相等，速度一致。这本身既有补，又有泻的含义（就如针刺的一插一提的平补平泻）。

迎随补泻的"迎"或"随"，是根据经脉中气血循行的方向决定的。"迎"是指朝着经脉中气血来的方向使压劲，"迎其经气来，夺其邪气实"为之泻。"随"是指顺着经脉中气血去的方向使压劲，"随其经气去，济其正气虚"为之补。

十二经脉，是分布在左右两侧。督脉循行于背部中线。任脉循行于腹部中线。按它们的循行方向，将迎、随、补、泻，分叙于后。

（1）手三阴经的气血，循行是从胸走手。

补法：压下的指力微往下（朝手）。

泻法：压的指力微往上（朝胸）。

（2）手三阳经的气血循行，是从手走头。

补法：压的指力微朝着上（朝头）。

泻法：压的指力微朝着下（朝手）。

（3）足三阳经气血循行，是从头走足。

补法：压的指力微朝着下（朝足，即经脉去的方向）。

泻法：压的指力微朝着上（朝头，即经脉来的方向）。

（4）足三阴经的气血循行，是从足走胸。

补法：压的指力微朝着上（朝胸，即经脉去的方向）。

泻法：压的指力微朝着下（朝足，即经脉来的方向）。

（5）督脉经循行，是从尾闾往上。

补法：压的指力微朝着上。

泻法：压的指力微朝着下。

（6）任脉经的循行，是从小腹往上。

补法：压的指力微朝着上。

泻法：压的指力微朝着下。

如果，在补泻操作上不熟练时，仅用直线上下压放，即可奏效。

压放补泻，除压劲作微上微下之外，还应结合在压放中以快慢，而分别补泻。慢放、快压为补，相当于针刺的"从营置气"（慢退针，快进针）。从点穴手法上来说，由慢放后快压，而纳正气，故为补。慢压、快放为泻，相当于针刺的"从卫取气"。从点穴手法上来说，由慢压后快放，以泄邪气，故为泻。

五、压放法的作用

压放法的压劲，属于静。把压劲上放，在上放的过程中，属于动。压放的结合，也就是动静的结合。所谓压放结合，不是压住不放，也不是放松不压，而是压放的反复，也就是动静的周而复始的循环。

压下去的压劲，是压迫穴位的组织，使其收缩、抑制，这就趋向于收敛性。把压劲放松，使穴位组织扩张、兴奋，这就趋向于发散性。压放的收敛与发散统一起来，实际就形成平衡兴奋与抑制的作用。按"营行脉中，卫行脉外"的理论，下压结合着营的收缩（达于营分），上放结合着卫的伸张（达于卫分），压放结合的继续，就能达到调节营、卫、气、血的功能。因而，压放法有止痛、止逆、止吐、止泻、止汗、发汗、止血、活血等促进生理功能恢复的祛邪扶正的作用。

六、压放法的应用

压放法，在临证应用上和平揉法有一样的作用，在操作上，也须结合患者体质的强弱、胖瘦，选择适当的轻、重手法。根据病情的轻重及得病时期的远近，掌握压与放的快、慢、轻、重度。压的深或浅与压的轻或重有关；而压的轻或重，又与经穴的部位有关。因此，压放法在具体应用上，须根据各方面的具体情况，综合权衡，灵活掌握，并与平揉法相结合，才能发挥最大的效果。

第三节　皮肤点打法

皮肤点打法，仍是以中指进行操作。操作时，先将中指端对准穴位，保持着相应的一段距离，然后稳定指端，向穴位中心点打。打下立即提起，提起再继续打下，一打一提为1次（图2-15）。

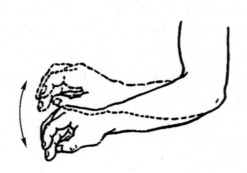

图 2-15　皮肤点打法图

在对穴位进行点打的时候，要注意把打的劲提住。这样，点打劲的指力，就在穴位的皮肤表层，使点打含有一种弹性，而点打的重量也能保持一致。点打的次数，以每穴100次为标准。还可根据病情予以增减。

一、点打的轻重、快慢标准

皮肤点打法（简称点打法），具体应用时，有轻与重的区别。轻者，为轻手法；重者，为重手法。两者之间，不轻不重的为中手法。轻手法点打时，手指端提起，距离穴位约二寸，打到穴位上时无声响。中手法点打时，手指端提起，距离穴位约四寸，打到穴位上微有声响。重手法点打时，手指端提起，距离穴位约六寸，打到穴位上时声响明显。

3 种不同程度的点打法，在点打百次后，进行穴位的观察比较：轻手法之后，穴位处呈现略红色，面积较小；中手法之后，穴位处呈现微红色，面积稍大些；重手法之后，穴位处呈现较红色，面积大。但是，由于年龄与体质及皮肤有一定的差别，因而，在具体使用此手法时，还要灵活掌握。

点打的快慢：点打的速度，每分钟在 80 次以上，这是用于轻手法。如用快手法，则每分钟 100 次，或 150 次也可以。点打，主要用于强壮和恢复机能，因此，多用快手法。

二、皮肤点打法的作用

皮肤点打法的着重点，不论是轻手法，还是重手法，都是在穴位皮肤的表层。它们的目的，都是使穴位表层的毛细血管局部充血扩张，只是轻重手法的扩张程度不同。点打之后，在穴位上产生微红、微热的现象，即是毛细血管的扩张。随后，微红、微热的现象消失，即是毛细血管扩张后相对收缩。这种扩张和收缩过程，显然给穴位表层组织增加了一种活力，而活力的影响所及，即营卫收缩、伸张功能的加强，这就使经脉中的气血，在营卫、伸张、收缩循行中，对脏腑和肢体之间引起相互反应。这样，就起到扶助正气的作用，也就是对生理机能起到强壮性作用。

点打后的微红、微热，和用艾灸后的微红、微热相似。点打后的热，是肌体本身产生的热。而艾灸的热，则为外部供给的热。艾灸，热易燥，禁忌证较多；点打，热少燥，禁忌证较少。

点打法，能促进气血循环，加强人体吸收水分的机能，具有止泻、祛风、止痒作用。

三、皮肤点打法的应用

由于皮肤点打法的作用在于皮肤表层，由此首先应用于皮肤病。它能扶助正气起到强壮性的作用，所以也用于虚弱证。如对阳虚（怕冷）、腹泻、慢性腹泻、小儿麻痹症，均有很好的疗效。在一般情况下，它是在平揉与压放之后配合使用的。对于皮肤病，如荨麻疹，只用皮肤点打法就很有效。

第四节　五行联用法

五行联用法的研究和创造，是根据五行，即指十二经脉中的每一条经脉中的5个腧穴。这5个腧穴，在阳经的排列为：金、水、木、火、土；在阴经的排列为：木、火、土、金、水。五行联用法，就是根据五脏所主的筋、骨、气、血、肌肉等，5种肢体组织的深、浅、中的不同层次，结合层次的实际分布，把手法分为5种不同轻重、快慢、相适应的五法。由五行配五穴又以五穴分五法，就叫做五行联用法。五种手法名称分别是：①皮肤点打；②血脉摩推；③骨压放；④筋振颤；⑤肌肉左右揉。

五行联用法的研究和创造，是根据十二经脉中的井、荥、输、经、合这5个腧穴的分布，结合祖国医学的理论，从认识到实践而形成这一手法的。这一手法，是以五行配五穴，又以五穴分五法。五穴和五法联合应用，所以，就叫做五行联用法。

一、五行联用法的理论依据

井、荥、输、经、合，是十二经脉的每一条经脉中的5个腧穴及其不同部位的区别。其部位的含义，按《灵枢·九针十二原》的论述是：

"所出为井"是说经脉流注好像和泉水一样，开始流出。"所溜为荥"是说经脉刚刚流出，就像细水流动一样。"所注为输"是形容经脉转输到更大渠道似的。"所行为经"是形容经脉由此通过。"所入为合"是说经脉到此，则流注汇合。

五输穴，在手经上的分布，是从手到肘；在足经上的分布，是从足到膝。人体手五指、足五趾，以应五行与五脏。故五输穴，起于手指与足趾。手到肘，为上肢活动最多和最灵敏的部位；而足趾到膝，也为下肢活动最多和最灵敏的部位。之所以灵敏，既为先天与后天功能结合的继续，也受脏腑气化的输注。不仅如此，且手指到肘，为5个活动关节，也象征五行。所以，手指到肘和足趾到膝，每一条经脉，都分布着5个腧穴。

5 个腧穴的每一穴，都在关节活动处，尤其手三阳经更为明显。由以上这些认识和研究，就可以证明五输穴的位置是恰当的。而井、荥、输、经、合各穴部位，见十四经。

五输穴与五行的配合：十二经脉，在全身分为六阳经和六阴经。凡是阳经的井穴，五输穴的第一个穴位，即为金；凡是阴经的井穴，五输穴的第一个穴位，即为木。五输穴，以阳井金、阴井木为起点。从手指到肘，从足趾到膝，依次按相生排列。

（1）阳井金的排列，以手阳明大肠经为例，第一为井金商阳穴，金生水。本穴为开始，形容其"所出为井"（属金）。第二为荥水，"所溜为荥"，二间穴，水生木。第三为输木，"所注为输"，三间穴，木生火。第四为经火，"所行为经"，阳溪穴，火生土。第五为合土，"所入为合"，曲池穴，土生金。而土生金，则成为相生反复循环，即金生水……依次类推。

井穴，起于手指与足趾，以其末梢回流差，则形容其如井。逐步以井、荥、输、经、合等名，以区别各个部位气血流注的不同性质。食指端到本节后分布 3 个穴位，第一、二节活动差，第三节则活动好，与井、荥、输 3 穴的形容甚为符合。阳溪穴，在手腕部位，上下活动很自如，犹如所行为经。曲池穴，在肘部而合多开少，所以，叫"所入为合"，即指经气从此入里。曲池穴到迎香穴还有 9 个穴位，都是主治局部病症。这也证实五输穴到曲池（由手指端井穴开始，到曲池合穴为止）则入里，这也符合"所入为合"的理论。

（2）阴井木的排列，以手太阴肺经为例，第一为少商穴（井木），木生火。第二为鱼际穴（荥火），火生土。第三为太渊穴（输土），土生金。第四为经渠穴（经金），金生水。第五为尺泽穴（合水），水生木。由尺泽（水），相生少商（木），就成为相生的循环。

阳井金和阴井木的理论分析如下：根据十二经脉气血循行开始于肺（此为手经），是由里往外和从阴到阳的循行。到头部，即诸阳之首的手足阳经交接之处。足阳经，是从头部往下，由阳到阴和从外往里的循行。十二经脉的气血循行规律，就是这样。手足阴阳经脉互相连接，阴升阳降，循环到最后一经的足厥阴肝经，为一个昼夜，也就是一个周天。在这一昼夜的周天运行中，是由里往外和从阴到阳，然后，再由阳到阴和从外往里。这样，就形成始于肺和终于肝的周而复始的不断循行，发挥其肺金与肝木对气血循行的功能作用。气血的循行，也就是气血的生成。这就符合《素问·天元纪大论》指出的："金木者，生成之终始也"。肺属金，肺主气，气为阳。气为血之帅，血为气之母，这是气血不可分割的关系。气为血帅，故而气行则血行，气止则血止。气血循行开始时，即从内往外和由里达表的伸张性循行，属阳。因而，凡是阳经井穴，即配以肺金。肝属木，肝主筋，筋有弹性，且具有收缩性。肝有藏血之功能，所以，气血循行进入最后的肝经，收缩性地从外往里循行，属阴。因而，凡是阴经井穴，即配以肝木。从全身气血循行来说，起于肺金，终于肝木。按阳经来说，起于井金；按阴经来说，起于井木。每一经脉相互联系，即阴阳各经相互交接，气血不断循环于其间，即阳经井金和阴经井木的概念。

五行，木、火、土、金、水，是相生相克又相互制约的关系。五脏与五行所属：即肝属木，心属火，脾属土，肺属金，肾属水。五脏，是主宰全身气血、筋骨、肌肉的重要器官。五脏分别所主：肝主筋，心主血，脾主肌肉，肺主气，肾主骨。按五脏所主的部位，筋骨在人体深部，气血在浅，肌肉在中。它和心、肺居人体上部（上焦），肝、肾居下部（下焦），脾、胃居中部（中焦），完全一致。

以上论述是五行联用法的理论根据。下面分别介绍五行联用法的名称，手法次序和具体操作，五行联用法的作用和应用等。

二、五行联用法的操作次序

在进行五行联用法时，是根据气血在十二经脉中循行的规律，按一定的次序进行。心肺主气血，行于手经；肝、肾主筋骨，行于足经。手经从上往下行，足经从下往上升。这是手足阴阳经脉循行的总规律。而五行联用法的操作次序，就是按照经脉循行的总规律进行的。所以，凡是在手的阴阳经脉进行手法操作时，第一，皮肤点打；第二，血脉摩推；第三，骨压放；第四，筋振颤；第五，肌肉左右揉。凡是在足的阴阳经脉进行手法操作时，第一，骨压放；第二，筋振颤；第三，皮肤点打；第四，血脉摩推；第五，肌肉左右揉。

以上所举的五行联用法次序，为手、足阴阳经脉的用法，它是配合五输穴使用的。如果在任脉和督脉经使用，由于任、督二脉没有五输穴的配合，则选穴只能进行五种手法操作。而操作次序，应按照经脉循行由下往上行。所以，任、督二脉操作次序和足经的操作次序相同。

中国医用点穴学

三、五行联用法的具体操作和理论

（一）皮肤点打

　　点打作用于穴位的皮肤表面。皮肤，肺主之，肺属金，主气。气与皮肤，具有统一性。皮肤点打，就是接触到气，以应肺。

　　手法的具体操作是：医者两手中指端，同时进行操作；一手中指，在选定主穴进行点打。如肩关节疼痛，选局部穴位肩髃穴。此穴，属手阳明大肠经，并将这一经脉中的五输穴作为配合。这五输穴是：商阳、阳溪、二间、三间、曲池穴，连肩髃主穴，共6个穴位（图2-16）。在肩髃穴点打的同时，另一手中指，切压住主穴所属经脉中的商阳穴（金穴）不动，作为配合。也就是一手压穴，一手点打，点打的次数为100次。在点打的过程中，要把手劲提住，使劲落在皮肤表层，有似肺脉之浮涩而短（图2-17）。

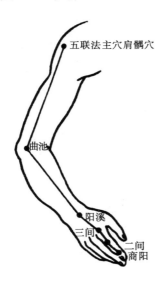
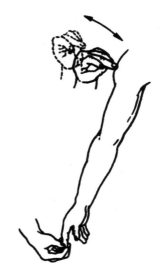

图2-16　手阳明大肠经五输穴、肩髃穴图　　　图2-17　五行联用法点打图

（二）血脉摩推

　　摩推的操作，是与穴位的血脉接触，作用于皮肤之下。心主血，心为火。

　　手法的具体操作是：以一手的手掌，或拇指本节前的侧面，在前一手法点打过的穴位上，沿着气血循行的方向，做往返的摩推。一个往返

31

为1次。同时，另一手中指端切压住手阳明大肠经的阳溪穴（火穴）不动，与摩推手法相配合。这时，是一只手切压的阳溪穴不动，另一只手在肩髃穴进行摩推，摩推的次数为100次。摩推的范围，即穴位经脉线的上下部分，超出穴位经脉来去的两个方面，这样，有似心脉的浮大而散（图2-18）。

（三）骨压放

压放的要求是深压，压的指劲接触到骨的部分。肾主骨，肾属水。

手法的具体操作是：一手中指仍在做过摩推的部位上（点打过的部位）向下深压，缓缓地到达骨的部分；继之再放，也是缓缓地放，一压一放为1次。手法是缓而软和重而沉。所以，一般只压放5次、7次即可。压放的力量在深部，如沉；动作且缓，如濡；有似肾脉沉石而濡。在压放的同时，另一手中指端压住手阳明大肠经的二间穴（水穴），与前一手的手法作为配合，以增强骨压放的作用（图2-19）。

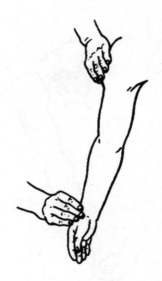
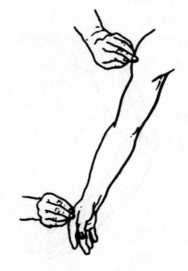

图2-18　五行联用法摩推图　　　　图2-19　五行联用法骨压放图

（四）筋振颤

振颤法的操作，是接触到筋的部分。肝主筋，肝属木。

手法的具体操作是：仍用做过骨压放的中指端，在原穴位上做振颤手法。先做摇振7~9次。中指压住穴位摇摆似地快速摇动一两次，稍停；然后再摇，稍停。即为摇振。也就是把摇与振结合起来。在摇振之后，继而做振颤，即中指在原穴位上连续性振颤，即颤抖的振动和颤动，振颤动的次数为70次，或90次。摇振和振颤，都要含有如弓弦的弹性，有似肝脉之弦长。在振颤的同时，另一手中指切压住手阳明大肠经的三间穴（木穴），为配合手法切压住不动，以增强振颤法的作用（图2-20）。

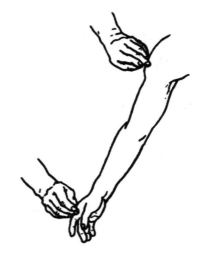

图2-20　五行联用法筋振颤图

（五）肌肉左右揉

左右平揉是与肌肉部分接触。脾主肌肉，脾属土。

手法的具体操作是：一手中指仍在做过振颤的穴位上，正揉、倒揉（正、倒含义，即左揉和右揉）各100次。肌肉部分，在筋骨与皮肤血脉之间，为五个部分的中间部分，也就是肌体深浅层次的中间层次。因而，手法不轻不重，而且，揉劲和缓均匀，有似脾脉和而缓。在进行左右平揉的同时，另一手中指切压住手阳明大肠经的曲池穴（土穴），为配合手法切压住不动，以增强左右平揉的作用。此揉法，先需揉重些和揉圈速度快些，100次为准。但快是比缓稍快，而不算快；重是比中稍重，而不算重。即肌肉与筋接近的部分，此为阳济阴。然后，再向相反方向揉（如正揉后，再倒揉）100次，这回的平揉，为轻些和慢些。但慢是比缓稍慢，而不算慢；轻是比中轻，而不算轻。即肌肉与血脉接近的部分，此为阴济阳。以上左右平揉的具体操作，既是对立的分别与筋及血脉的接近，又统一于脾主肌肉的范围（图2-21）。

手经举例：脾为中焦，与上焦心、肺的相互关系是：心火生脾土，脾土生肺金。与下焦肝、肾的相互关系是：肝木克脾土，脾土克肾水。以脾土与心肺为相生，与肝肾为相克，形成相生相克和相互制约作用。所以，五行联用法最后用左右平揉法，即：把皮肤点打、血脉摩推、骨压放和筋振颤统一起来，以体现脾与心、肺及肝、肾等相生相克的相互制约关系，而相互制约，实际为人体生理正常状态的继续。以上举例为手经的

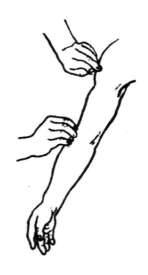

图2-21　五行联用法
肌肉左右揉图

操作次序，也是手法的先后次序。

足经举例：腹疼，选足阳明胃经的天枢穴为主穴（在此穴进行手法，另选从足到膝的5个腧穴为配穴。这五穴中的每一穴，在配合时都是切压住不动，以配主穴的一种手法，全部做完为止），一手中指在天枢穴进行骨压放；另一手中指切压住这一经（足阳明胃经）的内庭穴（水穴），为配合手法。骨压放之后，在天枢穴用振颤。同时，将原来切压内庭穴的中指移至这一经的陷谷穴（木穴）进行切压，以配合主穴的振颤。振颤之后，在天枢穴进行点打，在点打的同时，把压陷谷穴的中指移到本经的厉兑穴（金穴），进行切压配合，以增强点打的作用。在天枢穴点打之后，改以摩推。在摩推的同时，把切压厉兑穴的中指移至解溪穴（火穴）上切压，以配合天枢穴的摩推。在摩推之后的天枢穴进行左右揉，在左右揉的同时，把切压解溪穴的中指移至足三里（土穴）（属于一个经脉）进行切压，以配合天枢穴的手法左右揉。以上所说的是足经使用手法的先后次序。

注意：五行联用法，是以1个主穴，配5个腧穴（五输穴）。主穴选定之后，就不再变更。五种手法，按照规定次序，都在这一穴位上进行。但进行不同的手法时，应配上相应的配穴。操作时，为了方便起见，一般一只手在主穴上进行5种手法，另一只手按相应的次序，依次切压住5个配穴。因为是主穴、配穴联合使用，故称为五行联用法。如果仅在1个或双侧的2个穴位（天枢双穴）上进行五种手法，而不配以五输穴时，则称之为五种手法。

上面所说的主穴，是五输穴之外的另一个穴位，或是病灶的局部穴位。如果是选取五输穴之中的一个穴为主穴，这样就在五行联用法中，被主穴占去一穴，在进行切压时，就应以本经原穴来代替作为配穴进行切压。例如，选取曲池穴为主穴，进行五行联用法时，由于手阳明大肠经本来是曲池穴（土穴）配以切压，但曲池又是主穴为左右揉所占。在此情况下，只有切压合谷穴（原穴），以代替曲池穴（土穴）作为配穴。

为了便于初学者的掌握，现将十二经脉的五行联用法所用配穴（五输穴）的先后次序，和主穴上所用的相应手法的先后次序，用数字符号予以标注。五输穴配合使用的先后次序数字，即以此(1)(2)(3)(4)(5)分别标注在每个穴位名称的前边；五种手法的区别：每一种手法，以①②③④⑤标注在每个穴位名称的后边。下面就把上述标注法，按十二经脉次序进行叙述。

手太阴肺经的五输穴名称：（1）经渠穴①；（2）鱼际穴②；（3）尺泽穴③；（4）少商穴④；（5）太渊穴⑤。

手阳明大肠经的五输穴名称：（1）商阳穴①；（2）阳溪穴②；（3）二间穴③；（4）三间穴④；（5）曲池穴⑤。

足阳明胃经的五输穴名称：（1）内庭穴③；（2）陷谷穴④；（3）厉兑穴①；（4）解溪穴②；（5）足三里穴⑤。

足太阴脾经的五输穴名称：（1）阴陵泉穴③；（2）隐白穴④；（3）商丘穴①；（4）大都穴②；（5）太白穴⑤。

手少阴心经的五输穴名称：（1）灵道穴①；（2）少府穴②；（3）少海穴③；（4）少冲穴④；（5）神门穴⑤。

手太阳小肠经的五输穴名称：（1）少泽穴①；（2）阳谷穴②；（3）前谷穴③；（4）后溪穴④；（5）小海穴⑤。

足太阳膀胱经的五输穴名称：（1）通谷穴③；（2）束骨穴④；（3）至阴穴①；（4）昆仑穴②；（5）委中穴⑤。

足少阴肾经的五输穴名称：（1）阴谷穴③；（2）涌泉穴④；（3）复溜穴①；（4）然谷穴②；（5）太溪穴⑤。

手厥阴心包经的五输穴名称：（1）间使穴①；（2）劳宫穴②；（3）曲泽穴③；（4）中冲穴④；（5）大陵穴⑤。

手少阳三焦经的五输穴名称：（1）关冲穴①；（2）支沟穴②；（3）液门穴③；（4）中渚穴④；（5）天井穴⑤。

足少阳胆经的五输穴名称：（1）侠溪穴③；（2）足临泣穴④；（3）窍阴穴①；（4）阳辅穴②；（5）阳陵泉穴⑤。

足厥阴肝经的五输穴名称：（1）曲泉穴③；（2）大敦穴④；（3）中封穴①；（4）行间穴②；（5）太冲穴⑤。

四、五行联用法的作用和应用

五行联用法，是通过五种手法与五行穴（即五输穴阳经：金、水、木、火、土；阴经：木、火、土、金、水）相结合而发挥作用的。五行穴，在十二经脉中都是以五行相生排列着。这种相生的五穴，也自然包含着相克。相生着的五穴排列是循环相生，而又反复循环。其相克，也是如此。如阳经排列与相生，为：金、水、木、火、土。金水为相生，金木则为相克。也就是第一行与第二行为相生，第一行与第三行则为相克，这在五行相生循环中的每一行，都是这个规律。按五行的金、水、木三行：金生水，水生木，则金能克木；五行的水、木、火三行：水生木，木生火，则水能克火；五行的木、火、土三行：木生火，火生土，则木能克土；五行的火、土、金三行：火生土，土生金，则火能克金；五行的土、金、水三行：土生金，金生水，则土能克水。而相生与相克的统一，则保持着人体各器官相互关系的平衡。五行联用法的五穴，配合着5种不同的手法，一个穴位与一种手法相一致而结合，5个穴位与五种手法相联系而应用，其功效就是起到相生相克的相互制约作用。这样，就能恢复人体各系统之间的平衡，激发人体对疾病的抵抗能力，恢复人体健康。

五行联用法，在应用上极为广泛。如胃肠炎、腰腿疼、肩周炎，以及一切风湿、神经痛等症，都可以选用此法。但必须根据病情的轻重程度，配合以必要的穴位，施以平揉、压放等手法，则更为适宜。

第五节　经络循按法

经络循按法，主要操作是：沿着经脉循行进行的手法。但由于经脉阴阳、表里的相互交会，主要是通过络脉的。所以，就叫做经络循按法。

经络循按法，是在经脉循行部分及范围内的沿线肢体和穴位上进行的一种手法。此手法的进行，按照预先选定的部位，沿着经脉的往返，施行所要做的手法。

一、经络循按法的操作内容

经络循按法（简称循按法）的内容，有循揉、循压、循点打、循捏拿、循点弹、循推等，总称为经络循按法。本法施用于上肢和下肢的经脉循行范围。根据病情的需要，还可决定其手法的选择。

1. 循揉

循揉的操作是：在经脉线上进行往返地揉，所以，叫循揉。例如，在上肢的手阳明大肠经，从手虎口到肩关节处，为循行范围线，就在这条循行线往返揉。因为在经脉上揉，因而揉圈范围就大如拇指第一节。但也可根据肢体的不同，予以灵活掌握。揉劲达到揉动肌肉为主，随揉随移，随移随揉，往返 3~5 次即可。

在随移循揉过程中，既接连，又间隔。接连，是移动时，揉指不离开经脉线；间隔，是揉劲移动后，与前一揉有相应的距离。这样，移动循揉，除在经脉上揉之外，还应尽可能把循揉落在穴位上。循揉时，可用拇指或中指，以操作顺手为宜。

2. 循压

此法，用中指端，在所要循压的经脉线范围内进行。在循压时，与循揉一样，也是沿着经脉的肌肉和穴位往返循压。随移随压，既要接连，又要把压劲保持着相应的距离，以便着重接触到经脉线与经穴上。一般往返进行 3~5 次。而压劲的手法，要较为重些。但以患者不感到痛苦，而且循压之后，感到舒服为标准。

3. 循点打

点打，仍然按照所选的循行范围进行。操作过程，要按照皮肤点打法的重手法的要求及具体打法往返做 3~5 次即可。

4. 循捏拿

捏拿，是用拇指和中指进行操作。"捏"是沿着经脉捏肌肉；"拿"是拿循行范围选定的几个穴位进行拿穴。用拇指拿压在穴位上，中指贴近穴位附近的肌肉，以助拇指的拿劲。即随拿穴，随移动，捏与拿结合操作往返 3~5 次。捏拿手法的轻重量，总以患者不感到痛苦为好。

5. 循点弹

点弹，与点打不同。点打，是离开皮肤往经脉线上打；点弹，是用中指端接触到经脉线，或经穴上之后，振荡式地往深部压。这样，不但不同于点打，也不同于按和压。所以，就叫做点弹。本法也是移动性往返操作，一般也做 3~5 次。

6. 循推

循推，是在预选的经脉线范围内往返循推。但一般循推，都是根据经脉循推的方向，以补泻法进行循推。根据手法对病情的适用，把循推法又分为经络循推补泻①和经络循推补泻②。

经络循推补泻①：用拇指侧面，沿着经脉线推住皮肤推。如手阳明大肠经的合谷穴到曲池穴部分。在此经用泻法时，则从曲池穴推至合谷穴为 1 次，共推 36 次。以 6 为阴数，即推 6 个阴数。六六相乘，共推 36 数；推时，连续推 6 次后，稍停再推。每推 6 次，都是稍停再推，以资区别泻法，为阴数。在此经用补法时，则从合谷穴推至曲池穴为 1 次，共推 81 次。以 9 为阳数，即推 9 个阳数。九九相乘，共推 81 数；推时，连续推 9 次后，稍停再推。每推 9 次，都是稍停再推，以资区别补法，为阳数。

经络循推补泻②：本法的原则是：先泻后补。即泻推与捏提相结合，补推与压按相结合。

泻推捏提的操作是：一手在主穴位局部，用拇、食、中指捏住肌肉上提。在捏提的同时，另一手以手掌逆着经脉来的方向，沿着经脉循行所要循推的范围推。例如，腰疼为足太阳膀胱经，一手捏住腰疼局部的穴位捏提；另一手掌由腿肚推到臀部处为 1 次，共推 18 次，为循推泻法。把捏提与循推动作协调起来，形成统一性。做完循推泻法之后，接着做循推、压按的补法；一手压在原泻推的经脉范围和捏提的部位上，把捏提变为用手掌压按；在压按的同时，仍用原循推的手掌，从臀部之下向着腿肚处推。也就是从上往下，顺着经脉去的方向推，从臀部推至腿肚为 1 次，共推 27 次。泻推 18 次，是以 3 个 6 阴数组成；补推 27 次，是以 3 个 9 阳数组成。如果泻推 6 个 6 阴数，为 36 数时，那么，补推则 6 个 9 阳数，为 54 数。为此，以上循推补泻的推数比例，可根据临证需要适当应用。

二、经络循按法的作用

循按法的各法，都是循着经脉循行范围进行手法的。由于手法的操作是往返地进行，所以能促进经脉中的气血循环。同时，虽然有各种不同的循按手法，除在应用方面各有其特点外，其对促进经脉中的气血循环都是一致的。各法中，除循推补泻①和循推补泻②之外，其他如循揉、循压、循点打、循捏拿、循点弹五法，都是按照 2 与 3 的比例为之循按。也就是：先逆着经脉来的方向循按 2 次；然后，再顺着经脉去的方向循按 3 次。3 个 2 次，逆着经脉来的方向循按，为 6 阴数；3 个 3 次，顺着经脉去的方向循按，为 9 阳数。这样，就符合先泻其阴（阴指邪气）和后补其阳（阳指正气）的原则。

循按中的循揉、循压，都有收缩与伸张的作用，能止痛，能活血。点打的主要作用，在经脉循行的表层，可增进肌肉表层的功能。捏拿，则可散风除湿，兼止疼痛。点弹一法，则具有增强肢体的活力，促进功能恢复的作用。总之，循按法作用的发挥，还需结合临证上的具体情况，在灵活配合的基础上，才能发挥其应有的作用。

中国医用点穴学

38

三、经络循按法的应用

循按法，在临证上主要用于四肢的风湿、关节疼、肢体疼，也可用于运动障碍及麻木疼痛等病。但一般要配合其他手法进行。如，治风湿疼痛，先取合谷、太冲两穴，用平揉法和压放法之后，再在所疼部位的经脉循行范围，给以循揉和循压等循按法。又如一般伤食胃痛，先取内关、合谷、足三里穴，施以平揉法、压放法之后，再用捏拿循按上肢心包经脉循行线；继之，捏拿下肢胃经与脾经的循行线。另外，在背部膈俞到肾俞（即脊椎两侧）范围，进行循推补泻法。点打，可用于四肢局部的麻木，或配合在平揉与压放手法中使用。点弹循按，除用于四肢部位外，并可用于背部的腧穴，还可以代替点打法。如点打背部穴位时，脱衣不方便，即可以点弹代之。另外，应用于面部，代替点打法。总的来说，要配合平揉法、压放法使用，效果就比较好些。此外，循推补泻法，一般应用上既可配合平揉法、压放等手法，也可与五行联用法配合。但这些都宜用于风湿腰腿疼痛，以及胃肠疼痛病。

第六节　其他局部性、辅助性手法

局部性手法，即针对着某个局部症状使用的手法。这实际是解除局部痛苦的各种辅助性手法，能起到辅助治疗的作用。

一、头颈部

（一）头部推运法

头部推运法，仅是应用于头部局部性的手法。在具体操作时，让患者取正坐位置。术者，以两手按在患者的两鬓间，再以两手拇指，由患者的眉心（即两眉的中间），交替着从眉心下，往眉心上边直推（推时以拇指侧面），左右各 12 次（即左右拇指，各推 12 数），以应十二经脉左右两侧之数。然后，进行分推。第一分推，以两拇指从眉心上，横向左右分推。由两眉的上方，推至两鬓间的太阳穴处，再经两耳的上际，达后头部枕骨下两侧的风池穴为止。分推时，用两拇指的侧面，指尖朝上，用劲要恰当。否则，怕推伤皮肤，由眉心以上分推到风池穴，为第一分推的 1 次，照法推 2 次。第二分推，仍从眉心以上，左右横向分推到两太阳穴处，再由此朝着两侧的额角压着发际直上，推至额角发际内的头维穴。第二分推，由眉心以上到头维穴为1次，共推2次。第三分推，是从前额发际中线为起点，以两拇指第一节的侧面或两拇指尖，压着头部中线的皮肤，随压随移，由中线往上，一直移压到百会穴处，这样压推，共做2次。

以上三推（每一推为2次），为头部推运法。一般推4~5次。但交替推眉心，只用于头部推运的开始，中间继续分推，就不加此法。

本法，以分推范围说，推运时，经手足少阳和足阳明经，以及督脉经诸穴，直接推运这些部位，可使气血流通，达到以通止痛的效果。因而，头部推运法，对头疼、头昏均有良效。对外感新病头疼，推运手法宜相应地重些，对内伤慢性者，则宜推法轻。

（二）头部压穴法

头部压穴法，是利用两手或一手的拇指、食指和中指等指端，同时压着头部疼痛的2个或3个穴位，进行局部性手法操作。在压着穴位时，压着的手指端，须做揉压（揉与压结合的动作），或在穴位做振颤动作。操作的时间长短，约两三分钟即可。

（1）前头痛压穴法：以两拇指压着攒竹穴，两食指压着头维穴，两中指压着太阳穴或丝竹空穴（随着手顺而定）。

（2）偏头痛压穴法：以拇指压着太阳穴或丝竹空穴，食指压着头维穴，中指压着率谷穴。

（3）后头痛压穴法：两拇指齐压风府穴，两食指压着两风池穴，两中指压着两完骨穴。

（三）压颈动脉弹人迎法

压颈动脉弹人迎法的操作是：让患者坐在一个方凳上。医者站在患者身后，用左手按抚在患者的左肩的肩井穴处，以助患者坐势中正。用右手4个手指压在患者右颈项的颈动脉处，从下向上移着振颤，有如提抖口袋似的。这样，往返操作3次。继而，用中指在人迎穴处，颤弹3次。这个方法，连续做3回（1回各3次，共9次）。再压左侧颈动脉弹人迎穴。方法同右，左右相反，次数相同。

压颈动脉弹人迎穴法，是专治高血压的辅助性手法。

（四）抑制咽喉疼痛法

让患者取仰卧或正坐位。医者用两手中指同时压2个穴位；一手中指端，压住百会穴，另一手中指端，压住廉泉穴，一压一放各 10 次。然后，两中指另外压住两翳风穴，同样，压放各 10 次。再照法压放两颊车穴各 10 次。这样的操作为一回。按上法的压放先后次序做 5 回，就可达到止痛的目的。本法，不仅用于临证治疗，也可用于自我点穴的保健方面。

本法，还可使用下列穴位进行操作：①压放廉泉与百会穴。②两中指压翳风穴，两食指压天容穴。③压放颊车、下关、大迎穴（两手中指压两下关穴，两食指压两颊车穴，两拇指端压两大迎穴）。

以上所举每一压穴，都是同时进行压放 10 次。第 1 次的压穴，两手各压一穴；第 2 次的压穴，两手各压两穴；第 3 次的压穴，两手各压三穴。做的次数、要求与前边所举的例子相同。本法，如能每天坚持进行的话，还可预防牙疼。

二、腰背部

（一）止咳法

止咳法，是针对咳嗽以几种手法组合进行的一种手法。这种手法含捏、揉、推、切、摇 5 种手法。

①捏法：两手拇、食、中指，捏第七颈椎 100 次。捏住肌肉，轻提而放为 1 次；继之，在第二胸椎下两旁和第三胸椎下两旁，各二横指处，即风门与肺俞两穴的部位，仍用拇、食、中指，捏住两侧的两穴部位的肌肉，轻提而放 100 次。捏提，则有宣通肺气之效。②揉法：用两手中指端，先平揉风门穴，正揉、倒揉各 100 次；继之，平揉肺俞穴，正揉、倒揉各 100 次。③推法：继用两拇指侧面，从肺俞穴下，往上推过风门穴，为 1 次；继续推 36 次后，改为从风门穴以上，往下推过肺俞穴之下，为 1 次；继续推 54 次。往上推逆经为泻，泻其有余；往下推顺经为补，补其不足。④切摇法：即切摇手太阴肺经的经渠（金穴）、少商（木穴），左右两侧，各切摇 100 次。此法，为治疗咳嗽的局部性专用手法。

（二）背部循压法

背部循压法的范围，在背部第一胸椎到第七胸椎之间的两侧。在这两侧和脊椎中间，共有 5 条循压线。也就是脊椎中间为一条循压线，脊椎两侧又各有 2 条循压线。

（1）循压的次序：先右后左，从上往下，上轻下重（由轻到重，是逐渐地增加）。此外，先循压右侧第一线 2 次，再循压右侧第二线 2 次；继而，循压左侧第一线 2 次，再循压左侧第二线 2 次，最后，循压脊椎中线 2 次。

（2）循压线的位置：第一线（左右两侧相同），即第一胸椎两侧，各旁开一寸五分处（相当于二横指），往下与第七胸椎相平，为第一线的上下距离标准（各循压线相同）。第二循压线，为足太阳经的第二侧循行线（离脊椎中线两旁各四横指），即离脊椎中线两侧，各旁开三寸。这一线，与肩胛骨内沿接近，可作为量取第二循压线的三寸标准。在此基础上，从三寸处到脊椎中线之间的中点，为一寸五分。

（3）循压法的具体操作是：让患者正坐。医者用左手拇指按压在患者的第七颈椎上，以此作为手法操作的定线标志。然后，用右手拇指，从第一线，由上往下和由轻到重地逐渐循压 2 次。第二线的循压，与第一线操作一样。左侧的两线循压，又与右侧的两线循压相同。继之再循压脊椎中线两遍。以上循压的操作过程，总称为背部循压法。

（4）背部循压的作用与应用：本法的操作是：先右后左。此乃取其左升右降的含义，以右降为主，降则有降逆的作用。从上往下，是引气下行，具有诱导作用。上轻下重，则有抑制性。它针对着上逆性症状，如：恶心、气逆、呕吐、呃逆等。在应用上，要配合着平揉、压放法。因而，本法能起到辅助性的作用。

（三）背部循推法

本法适用于食欲减退的患者，尤其对于小儿更为显著。

具体操作是：让患者取俯卧位。循推部位，距离脊椎中线各一寸半，由肩胛下缘往下到第三腰椎之下两旁，为上下循推的范围。从下往上循推次数为 36 次；继之，捏住十一、十二椎两旁各一寸五分处（即脾俞与胃俞穴）。一捏提，一放松，为 1 次，共做 36 次。此乃泻其邪气。从上往下推 54 次；继之，用两拇指顺着经脉线，压在脾俞与胃俞穴的上边。一压一放，为 1 次，共做 54 次。此乃补其正气。

（四）抚背法

抚背法的操作是：做此手法时，先让患者坐在方凳上。医者站在患者背后，用两手中指重压双侧肩井穴，继压臑俞穴。压穴的同时，并做以振动；继而，以两拇指从两肩胛边沿向下抚推到两膈关穴处；然后，由膈俞、膈关穴处，两手掌向下抚推到肾俞、志室穴处，压住振颤三五次，为抚背法 1 次。此法，用于高血压，为辅助性手法，可做 3~4 次。

本法，如不在志室穴处振颤，另在颈综穴处（五、六颈椎两侧），用中指振颤，为治疗颈椎病辅助性手法。

（五）压脊法

压脊法具体操作是：两拇指相并，用指端从大椎穴向下，一节一节从上往下压，压到阳关穴处（即第四腰椎下）为 1 次。此法，可压 2~4 次。适用于高血压患者。

另一压脊法：用两拇指在患者病侧的腰椎边沿压，如腰椎间盘突出症。突出部分，多在腰三、四椎部位。压时，即在腰三、四椎突出的一侧，上下往返压 10 多次。

（六）腰椎间盘突出牵引法

腰椎间盘突出牵引法，是通过手法，使突出部分逐渐收缩而复位。此法，分为 2 个步骤，也就是用 2 种方法进行。

（1）按住突出部的上下两侧分绷，以松弛突出局部组织的紧张感。具体手法是：医者，一手掌按在第五腰椎以下病侧部位，另一手掌按在第二腰椎以上病侧部位；两手掌用力按住，同时，向上下分绷为 1 次，此法可做 50~100 次。

（2）摔举牵引。先让患者蹲下，并使患者两手向上抱头，保持固定姿势（这样以免在摔举中，使颈椎受到影响。同时，也有助于腰间牵引）。医者，从患者后边，用两臂从患者腋下伸向前方，两手由前向上相搭于患者的颈椎部；这时，医者全身力量与姿势保持固定，继而起身挺立，患者亦随着在医者挺立上举的时刻，要保持着原蹲地的姿势不变（这样，就形成两手抱头上拉劲，蹲地下拉劲）。在上举时，使患者仍以蹲势而两足离地；医者，即由上举变为摔下。举摔过程，也就是牵引过程。此法，可以连续性做 1~2 次。

三、腹部

（一）腹部振颤法

腹部振颤法，是在腹部进行的一种手法。腹部划分为上腹部、中腹部和下腹部。上腹部，即肚脐以上与剑突以下的中间部分；中腹部，即以肚脐为中间的部分；下腹部，即肚脐以下与耻骨以上的中间部分。腹部振颤，就是在这3个部分进行手法的。

具体操作是：让患者取仰卧位。医者用右手掌，先在上腹部做振颤。手掌横按住上腹中间（即中脘穴处），继之，以振荡的颤动，使振颤连续约三四十秒；中腹部与下腹部的振颤手法相一致。腹部振颤的作用，具有活血、散寒、止痛等作用。此法，对胃疼、消化不良、腹胀、慢性胃肠病，以及妇女痛经等症，确能起到辅助性作用，为腹部的局部性手法。

（二）润肠法

润肠法是组合几个手法用于治疗大便秘结。

具体操作是：让患者仰卧，两腿伸直。医者先用手指端揣摸患者的小肚子的左侧部，这个部位为降结肠与乙字肠部，判断是否积有粪便。一般在小腹左下角，可以摸到硬条状粪便，然后，两手指将触摸到的条状物搓滚5~10次；仍以两手指，从右少腹下推住腹肌（这个部位与肚脐相平的上下范围为升结肠部），由下往上推挤到与脐相平处；继之，横向左侧推挤。这样，推挤3~5次之后，用两手指再把左少腹的条状物由下往上抖推3次；接着两手再横着搓滚条状物10多次，再以右手由下往上抖推条状物处的腹肌；同时，左手从上往下推挤。这样，就形成抖推与推挤，既相反，又结合的手法。促使贮积的粪便容易排出。此法仍属局部性辅助手法。

四、四肢

（一）四肢摇运法

四肢摇运法，是把患者的上肢或下肢进行摇动和运转的一种手法。它是针对着四肢活动受限和活动困难等症状。如肩凝症（即肩周炎）的肩臂活动受限，半身不遂症（中风后遗症）的上下肢活动困难等。对此助以摇运法，可起辅助性效果。

1. 上肢摇运

①前举摇运法：即医者用一手拇指和中指（或食指），分别压住肩关节的前后压痛点；另一手执着患者的手腕部。或用指甲切住少商穴也可，在一手用劲压住肩关节前后的同时，另一手执腕上举，再放

下为 1 次。一举一放，可做 5~6 次。前举摇运法，是适用于上肢向前上举，或上举困难。②后伸摇运法：即医者仍以一手压住肩关节的同时，另一手用指甲切住少泽穴，然后把手引向后伸，一伸一松为 1 次。后伸也做 5~6 次。适用于手向后伸受限的患者。③侧举法的操作：即用手指甲切住关冲穴，把手引向外侧上举，应用于上肢侧举困难或是受限，侧举也是 5~6 次。

在前举、后伸及侧举时，都要压住肩关节部的压痛点进行。这样，就借着压痛，使摇运活动度增高，从而可减轻症状和取得良好的效果。

2. 肘、腕关节摇运

一手拿住肘关节，另一手拿住腕关节，使小臂做屈伸活动；腕部做旋转摇运。屈伸次数，为 10 次左右；旋转摇运为三五十次均可。按照患者的病情而增减。

3. 小腿摇运

一手掌按于膝盖部，拇、食、中指压于膝关节的两侧；另一手拿住患者同侧的足掌，引着小腿伸直，再予屈回的往返伸屈活动，并做外转伸屈和内转伸屈活动。每次伸屈，各做 10 次左右。

4. 足腕摇运

以一手托住患者的足跟部，另一手拿住趾掌部，使足腕做正面的上下活动，并做外转和内转的环绕活动。其活动次数，各做 10 次左右。根据情况，可适当地增减。

四肢摇运法，应用于肢体运动机能障碍症，如肩周炎、半身不遂症、小儿麻痹后遗症等。此法为辅助手法，起局部性作用。

（二）穴位点弹法

既不同于振颤法，又不同于压放法。振颤法是以中指置于穴位上，持续性地振动或抖动；压放法则是以中指置于穴位上，一下压一上放。而穴位点弹法是介于振颤法与压放法之间，以中指端置于穴位上，不离开穴位，以中指的力度向穴位深处下压，而下压过程中的力度，是由肩到肘、至腕，用力和意行于中指，向穴位的深处弹动。一下压点弹为 1 次，点弹的过程，下压振动产生反弹指端稍微离开穴位，连续可操作 5~10 次，即为穴位点弹法。穴位点弹法是间歇性的，而振颤法是持续性的。一般临床应用，是针对小儿脑瘫下肢运动功能障碍，举步困难，以及半身不遂的抬腿无力等，具有促进功能恢复的作用。

具体操作：取髀关、鹤顶、解溪、申脉、照海穴，用双手中指先点弹髀关穴 5~10 次，其他各穴从上到下，依次分别各点弹 5~10 次。

（三）足掌展筋法

足掌展筋法是集切穴法、足腕摇运、揉拨筋腱、振颤、伸展为组合的治疗方法，是治疗小儿脑瘫下肢跟腱强直僵硬的一种辅助手法，并且也适合半身不遂的下肢跟腱强直僵硬的辅助治疗。

具体操作：先用一手托扶住患者的足跟，食、中指在患者足跟腱上向左右揉拨筋腱；另一手拇指切住患者足掌心的涌泉穴，中指切按住太冲穴，向外、向内运转足掌。左右揉拨跟腱与足掌运转一圈同时操作为 1 次，连续做 10 次。然后，持足掌的手向足腕方向做正面的上下活动，托足跟的另一手继续揉拨筋腱，两手同时操作为 1 次，连续操作 5~10 次。继之，持足掌的手，向足腕方向正面压足掌连续振颤二三十秒，随即伸展足跟筋腱为 1 次，连续操作 3~5 次。同时配合揉拨跟腱操作手法不变。

（四）切摇法

切摇法，是切住手指或足趾部位的金穴和木穴，然后，在切住穴位的同时，并摇动着被切的手指或足趾，做环状摇动。切摇转动次数，一般为 100 次。正因为切与摇是统一动作，所以叫做切摇法。切摇法有舒筋活血作用，是可以用于远距离诱导和解郁止痛的辅助性手法。

（五）井穴推切法

本法专用于手太阴肺经、手阳明大肠经、手少阳三焦经的 3 个井穴。

具体操作是：先推后切，从手指本节到井穴是推的范围。推时，用拇指侧面推。并将其分为逆推为泻，顺推为补。泻则推六数，补则推九数。推毕，则切井穴。切数与推数相同，以取推切、补泻相一致。对退热或治疗咽喉疼痛有效果。对阳经推切施用泻法，对阴经推切施用补法。推切泻或推切补，各穴做 1 次推切，为 1 回。做 1 回，如见效不显时，可轮换做 3 回，就会有效。如对咽喉疼痛做此法时，随做随问，便可得知是否见效。

五、多部位

（一）舒筋法——按、弹、滚、动

舒筋法，用于臑俞、委中、阳陵泉穴等处，筋比较明显的部位。如腰背痛，或腰扭伤等，就可采用此法。

具体操作是：先用手把筋摸准，轻轻按住筋，然后，向深部突然用力按，藉仗着筋本身的弹性，使按劲往筋的两侧滚动。这样，就形成一种按、弹、滚、动手法。此手法，是重手法，一般仅做 1~2 次；用于远端诱导，其效果更好。

（二）散瘀法

散瘀法，就是运用手法使局部瘀结得以消散的一种方法。它是针对慢性局部性瘀结的。如慢性背部疼痛，或肩、膝等关节疼痛部位，摸压时有如条形或核形的瘀结等。

具体操作是：用拇指、食指捏住瘀结的部位，用力捏 1~2 次。或是以拇指按住瘀结的部位，用力按 1~2 次。这样，用重力捏按，意在打破病灶部位的僵硬状态，从而使瘀结变形。继而，再以瘀结部位为中心做十字形推挤，各 10 次左右，促使气血携带瘀结，向四周消散。这种消散过程，必然是从里达表。然后，再用手指或手掌（以操作方便而定）进行轻摩 100 次，促使气血携带瘀结，进一步从浅部消散。

（三）切穴法

不论是经穴，还是奇穴、阿是穴，都可用切穴法。

具体操作是：用拇指或食指、中指等指甲，在穴位上切。切穴和压穴不同，一定要注意切穴的部位。如果用力重，容易切破皮肤。除头、面、手、足等处的穴位外，一般最好隔着衣服切。切穴手法的轻重和时间的长短，应根据患者的自觉情况而定。此法，有止痛之效，适用于急救。急救时切十二井穴与人中穴，会有良好的作用。

47

配穴是一个穴与另一个穴的配合，针对着某种病症。点穴的临证治疗，主要是根据病情，把几个配穴组合在一起，成为治疗某种疾病的方法，这种方法称为处方。

点穴的处方分为：①局部性处方；②全身性处方；③局部、全身结合性处方。

在以上3种类型的处方原则基础上，在具体应用中，会遇到各种不同情况。按处方中的配穴部位，灵活变化各穴，也就是常说的随证加减。

第一节　点穴处方原则

一、局部性处方

局部性处方，是针对着某种局部疾病的，根据局部病的实际情况，可从病灶局部取穴，也可从与病证相联系的远道取穴。这两者，都属于局部性处方。

局部疾病，如：头疼，肩关节痛，肘关节疼，手腕疼，胸疼，背疼，腰痛，腿膝痛等。如肩关节疼痛的局部，属手阳明大肠经，则取局部的肩髃穴，使用五行联用法。这就配以相通经脉的五个腧穴，成为局部穴与相联系的远道穴相互结合的处方。

对于感冒头疼，如仅用头部推运法，即为局部取穴。如果仅用合谷与列缺穴，则为远道取穴，前者与后者结合起来，为局部与远道相结合的处方。

对于腰痛病，取肾俞与腰眼穴，为局部配穴处方。取委中配承山，则为远道配穴处方。这两种处方结合起来，仍属局部性配穴处方。其他局部疾病，均可根据实际病情的需要，采用上述的类似方法。

二、全身性处方

全身性处方，是针对着内部疾病的。内部疾病，即人体内部各器官功能障碍或是减退，这些病证，由于有相互的联系性，所以或多或少会影响到全身的肢体。而相互联系的方面，即经脉的相互表里，脏腑的相生相克。根据这种联系性的影响所及，因而对全身性处方的设计为：头部穴、四肢穴、胸腹部穴、腰背部穴等。

对于慢性胃病来讲，除有胃的主证之外，还有因胃气不降，而兼头昏、头疼的；或是由饮食减少而四肢困倦的。这些症状的出现，就表明脏腑器官与外部肢体的相互联系性，像上述胃病引起的头昏、头疼，进行头部推运法之后，除可解除头部痛苦之外，胃气也会随之下降；用四肢部的穴，治疗四肢困倦，困倦减轻，胃对饮食的消化，也相对地好转。

对胃病的全身性处方，不但要考虑胃与脾的表里关系，也要考虑胃肠之间的联系。因为，手阳明经的循行是交于足阳明经的。根据上述的相互联系，就必须配以全身性的穴位。

例如，血虚证，实即血量不足的贫血病，这种病自然会影响着全身。影响全身，则应按全身性处方点穴。

又如，鼻出血，此病开始不会是由血虚所致，多数由于上火，或鼻腔干燥、结痂，用指甲搔之引起出血。像这样的病证，可循经取止血的隐白穴，凉血的太溪穴，即可达到止血的目的。当然，还应配取手阳明经的有关穴位（参阅治疗部分的五官科疾病相关内容）。倘若鼻出血，虽系上火，但有高血压病史，则必须按全身性处方点穴。所以，全身配穴处方主要应根据不同情况，灵活掌握。

全身配穴处方的原则是：以调理胃肠功能为基础，实则为调和脾胃。调脾胃穴，即：内关、合谷、三阴交、足三里、天枢、中脘、气海等穴。此外，还须补肾，以增强先天之功能：取太溪、肾俞穴；再取肺俞、心俞穴，以起强心安神与活血作用。以上即为全身性处方原则。按各原则，再结合内部疾病症状的特点，给以穴位的加减，凡病治无不效的。

三、局部与全身结合性处方

局部与全身结合性处方，是针对着既有内部疾病，而且也兼有局部病证。

例如，既患有血虚证，而又有肩关节痛，这就要用局部性处方治疗肩关节痛，继之用全身性处方治疗血虚证。这样的处理，就是局部与全身结合性处方。

对于局部疾病治疗不愈的，也可使用本处方。如肩周炎、坐骨神经痛、腰痛等。但是，对久治不愈局部病的处方应用，根据病情，要在点穴中分别先后次序（参阅第四章第二节相关内容）。这样，才能达到预期的治疗效果。

第二节　具体应用

一、头部穴位的应用

头部穴位的应用，总的说来，是根据病情选择的。按成年人的内部

中国医用点穴学

疾病讲，其病因除脾胃病与生活饮食有关外，大多数与情绪有关。因为人与人在社交活动中，难免有事与愿违的复杂矛盾的产生，从而，就相对地影响人的精神生活。因而，取头部的穴位，常以安神取穴：瞳子髎穴，或太阳、风池、百会穴。

对于脾胃不和，或胃气不降的头痛或头昏时，则取攒竹、头维、百会穴。

上述头部两种配穴方法，前者应用须结合疏肝解郁，因风池、瞳子髎穴为胆经穴，以其为肝、胆相表里；太阳穴，虽为经外奇穴，但作用与瞳子髎穴相同。后者因脾胃不和所致之头部病，故取胃经之头维穴，膀胱经之攒竹穴。因胃经循行起于鼻梁的凹陷部，旁纳足太阳经睛明穴，以其两脉交会，故取攒竹以代睛明。但两种配穴，都有百会穴，以其为手、足三阳之交会穴。

例如，感冒头疼，或是高血压头疼，可在各病治疗处方的基础上，另外加用头部推运法。头疼兼有目疼流泪（目与头相联系），则取头维穴，配头临泣穴。慢性头昏，而觉头脑空虚时，则取风池穴，配脑空穴。急性头昏疼，脖项硬，则取风池穴，配天柱穴。

二、胸腹部穴位的应用

胸腹部穴位的应用，一般都以胸腹正中线任脉的穴位为主。在这个正中线的任脉范围，分为3个部分：胸部属上焦，包括心、肺；腹部属中焦，包括脾、胃；小腹属下焦，包括肝、肾。

凡是患有慢性病者，不是食欲不好，便是大便不正常，久则身体虚弱，气血也随之受到损害。按此征象，已经联系到胸腹部的上焦、中焦、下焦3个部分。因而，胸部取膻中穴；上腹部取巨阙、中脘穴；下腹部取气海、关元等穴。上列各穴的作用：补气，安神，调胃肠的功能，补肾与纳气。当然，这仅是胸腹部的穴，还须配合其他有关各穴。如果需调理肠胃，即配天枢穴；疏肝解郁，配期门穴。

对于妇女月经病，取小腹部的气海、关元穴、天枢穴，可治月经病。月经量多，取章门穴。月经量少，取期门穴。白带多时，用带脉穴等。

三、背部穴位的应用

背部的腧穴，都与内部的脏腑相联系，因此，多用于内部疾病。久病，则多损伤人体的功能，故在用穴上，取肺俞、心俞、膈俞穴，补气活血；取脾俞穴健脾，取肾俞穴补肾。在这个基础上，如属咳嗽者，加风门穴。有热，则减去心俞穴。以心属火，火刑金，如不去心俞穴，成了火上加油之势。虚寒者，则可用心俞穴。

对胃寒脾虚者，则在上列5个穴位的基础上，减去肺俞穴；另加肝俞穴。心属火，脾属土，心火可温脾胃之虚寒；温则热，心俞与膈俞则活血。肝属木，木克土，故而肝木有约束脾土的作用。脾胃虚寒，则多见大便稀薄或溏便，而肝主木，主酸，对脾不仅具有约束作用，且因主酸而具收敛。肾俞穴，有调二便之功能。如胃症状较为显著者，则加入胃俞穴。

在背部前5个穴位的基础上，加神道穴、命门穴，则用于小儿痫证，也可用于小儿脑瘫。

四、四肢穴位的应用

四肢的穴位，即上肢的手臂部，下肢的腿足等部位。这些部位，实际为十二经脉的循行范围。十二经应用的主要穴有：①五输穴；②原络交会穴；③八脉交会穴；④特效穴等。

（一）五输穴择要举例

五输穴，即十二经脉中的每一经，都有5个腧穴。这5个腧穴指的是：井、荥、输、经、合。五输穴的作用：相生相克、相互制约。

具体应用配穴举例：咳嗽为肺病，有虚咳，有实咳；有咳嗽有痰，有咳嗽无痰。肺属金，金有镇静作用，取肺经的经渠（金穴），则可止咳，无痰咳嗽亦治之。虚咳，虚则补其母，生金者为土，取肺经之太渊（土穴）；痰为湿化，土能胜湿，有咳嗽亦治之。实咳，实则泻其子，金生水，取肺经之尺泽（水穴）。实咳，多为火化，火盛则刑金，泻尺泽穴，则可引水制火而保肺金。以上为肺金五输穴的应用举例。

又如，手阳明大肠经，与手太阴肺经为表里。肺为里，大肠经为表。肺主皮毛，属金，大肠经亦属金。皮肤湿痒症，为表湿，取大肠经之曲池（土穴），土能胜湿。因而，曲池穴为治疗皮肤病之特效穴。

又如，大肠经的三间（木穴），木穴者，反映肝经之气化，故此穴对大肠经有收敛作用。如鼻出血的鼻腔血管易于破裂，宜补之，则促进血管功能的收敛。

足阳明胃经，与足太阴脾经相表里。脾属土，胃亦属土。胃主纳食，不欲食者，应健胃。健胃，取胃经之足三里（土穴）。此穴，为健胃的主穴，也是治疗胃病的特效穴。如对胃下垂病，则取胃经的陷谷（木穴），补之，则增加胃的收敛作用。胃中热，取胃经的内庭（水穴），这是以水制火。胃中寒，取胃经的解溪（火穴），此为以火御寒。

脾主运化，脾属土而制水，湿为水化，脾虚不能胜湿，则泻脾经的阴陵泉（水穴）。

手少阴心经的神门穴，能治疗心神不定。因为，心属火，火生土，神门为土穴，补神门，则取其相生则安，以定心神。

补肾水用复溜穴，复溜为肾经的金穴，补金则生水。

肝火旺，泻肝经的行间（火穴），泻之，则可泻火。

（二）原络交会穴

原络交会穴，即阴阳、经络、表里配穴法。如手太阴肺经的太渊（原穴），配手阳明大肠经的偏历（络穴）。这是以原穴为主，络穴为辅的配穴方法，也就是以肺经为主证的配穴，达到疏通经络为目的。如果以手阳明大肠经为主证的原络配穴，则取大肠经的合谷（原穴），配肺经的列缺（络穴），以通经络，消除症状。其他各经均可采用原络配穴方法（各经的原络配穴，见十四经每一经脉的配穴）。

（三）八脉配穴

八脉配穴，即指奇经八脉交会的 8 个穴的配合：公孙穴，通冲脉；内关穴，通阴维脉；取两手臂的内关穴和两足的公孙穴，医治心与胸胃疾病。后溪穴，通督脉；申脉穴，通阳跷脉；取两后溪穴和两申脉穴，治疗颈项、肩臂及腰胁疼。足临泣穴，通带脉；外关穴，通阳维脉；取两足的足临泣穴和两小臂的外关穴，治疗耳后、颈肩、耳鸣等病。列缺穴，通任脉；照海穴，通阴跷脉；取两列缺穴和两照海穴，治疗咽喉病，且可治疗小便病与大便结滞。

五、命名穴位的应用

命名穴，即以穴位的穴名含义，对证的配合应用。含义的命名穴应用是：泪多，取头临泣与承泣穴。口中流涎，用承浆穴。咽干咽疼，用廉泉穴。乳房有病，用乳根穴。胃满，用承满穴。食后欲吐及翻胃，用不容穴。真气不足，补气海穴。泄利，失精，为气之不足，元气之关不固，可补关元穴。水肿病，用水分穴。胃脘疼痛，用中脘穴。饮食不思，用梁门穴。小便不通，用水道穴。伤风感冒，用风池穴。中风不语，用风府穴。哑不能言，用哑门穴。背部受风咳嗽，用风门穴。腰痛不得伸展，用腰俞、筋缩穴。膝眼及膝盖疼，用膝眼穴。大腿外侧疼痛，为受风邪所致，用风市穴。风湿疼痛，亦用风市穴。腰痛不得坐，坐下立不起，用承扶穴。以上所举的命名穴，在临证治疗中，根据证型与症状，以符合穴位的命名而选择穴位。

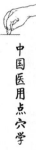

中国医用点穴学

点穴手法的临证应用，是基于不同疾病的阴阳、表里、虚实、寒热关系，以及脏腑、经络的生理与病理特点进行操作的。点穴临证应用的基本原则分为：①临证点穴应区别标本缓急；②临证点穴的先后次序；③临证点穴的灵活性。

点穴手法临证应用的基本原则

第一节　临证点穴应区别标本缓急

点穴在临证治疗中，对各种病证都应根据病因、症状，区别标本缓急。"急则治其标，缓则治其本"，这是临证点穴的处理方法之一。

例如，外感风寒所出现的症状有：头疼、发热、咳嗽等，这些症状为标，风寒感冒则为本。对此，则以治疗感冒为主，而感冒退，则各种症状也随之而痊愈。如果感冒所出现的各种症状中，以头痛突出，而且，很难忍受，这就应在治疗外感的基础上，主要着重治疗头痛之苦。头痛显著为急，急则治其标。又如，感冒以咳嗽较重时，则仍以治疗感冒为基础，着重要治疗咳嗽，咳嗽急，急则治其标。感冒如以发热较重，则重点要退热。总之，分别轻重缓急而处理之。

对胃病消化不良，兼有胃痛的患者，由于病久体弱，因而，经常不断地感冒。按此，胃病为本，感冒为标。在一般情况下为之缓，缓则治其本，则治胃病为主。如果在治疗过程中，出现感冒的症状显著，感冒急，急则治其标，则治感冒为主。待感冒减退，而后再治胃病之本；胃病治愈，正气恢复，感冒也随之减少。如果胃病之胃痛显著，同时，感冒的发热也高，对此，既要治疗胃病之胃痛，又要治疗感冒之高热两种病均属重要。所以，就要同时治疗。

第二节　临证点穴的先后次序

点穴手法的临证应用，是在处方配穴的基础上，进行各种手法的。手法的进行是根据病情分先后次序。有次序地点穴，能显著发挥手法的应有作用。除手法与穴位配合的作用之外，还能相对地发挥诱导性与抑制性。如胃中欲吐时，有一种上逆感，重手法先点足三里穴，诱导胃气下降，而上逆感也就随之减轻。然后，在背部使用循压法，此为抑制。这时，不仅上逆已经消除，而呕吐亦随之制止。这是按先后次序点穴，以发挥手法的应有作用。

对局部的点穴次序，一般都应先点远距离的穴以诱导，次点局部疼痛的穴位以抑制。局部病，如肩疼、膝疼、腰疼等，都应先点远距离穴，后点局部穴。由远距离诱导，能缓解局部症状，继而局部抑制，则使抑制作用增强，这样可以促进机能的恢复。

内部疾病治疗，是采用全身性处方。而全身处方点穴的次序，则根据经脉的循行。经脉循行，又区别手经与足经。手经循行，从阴到阳，从上往下行，也就是手经交于足经。因而，一般点穴次序，先点手经穴，次点足经穴；先点阴经穴，后点阳经穴。

根据井、荥、输、经、合五穴的次序，手的三阴经与三阳经，都是从手到肘排列，足的三阳经与三阴经，都是从足到膝排列。因此，点穴的先后次序，手经的穴，先点手部穴位，次点肘臂等部穴位。足经的穴，先点足部穴位，次点膝腿等部穴位。

按人体的头部，为诸阳交会的重要部位，一般先点四肢穴之后，以疏通经络之通路，使阳气下行，继之点头部的穴位。

按任脉行胸腹中线，督脉行脊背中线。任脉为阴，督脉为阳。根据先阴后阳，则先点胸腹部的穴，次点脊背等部的穴。以上为全身处方点穴次序的一般根据。但是，遇到特殊病证，在点穴次序上还需加以灵活变化。

例如，高血压与低血压的全身处方配穴：

（1）高血压的点穴先后次序：先点上肢穴，次点下肢穴，再点头部穴、胸腹部穴，最后点背部穴。或是先点头部穴，次点上背部穴及上肢部穴，胸腹部穴，腰部穴，下肢部的穴。总之，是从上往下点，以诱导方法引血下行。

（2）低血压的点穴先后次序：先点上肢穴，次点下肢穴，再点胸腹部穴、头部穴，最后点背部穴。这里应注意的是：点毕胸腹，点头部，具有诱导气血上升之义。当然，高血压与低血压的处方配穴及补泻手法，实际上具有决定性作用。但是，在点穴先后次序上的确能起到一定疗效的辅助作用。

譬如，子宫功能性出血的病理趋势，是血气下行。点穴的次序，则从足的穴位由下往上点。先兆流产保胎点穴，也是从下往上点。两者配穴虽然不同，而先后次序则完全相同。对鼻出血点穴，因其气血上行，则从上肢的穴位起，从上往下点穴引气血下行。上述两种病证，都是出血病，但由于病因不同，点穴的先后次序也就不同了。临证诸如此类的病证均很常见，既要按经脉的上下次序点穴，也要根据病情的复杂性而灵活变化地进行点穴治疗。这样，才能更好地发挥手法与穴位相互结合的治疗效果。

对于既有内部疾病，又有局部疾病的点穴，一般是先点局部疾病的穴位，后点内部疾病的全身性配合穴位。如果高血压者兼有一侧肩周炎，点穴次序是：先点上肢肩周炎；然后，按次序继续点下肢、头部、胸腹、背部等穴位，按这样的次序点穴，两种病都可收到治疗效果。如果低血压者兼有一侧肩周炎，点穴的次序则应先点低血压的全身配穴，然后再点肩周炎的局部配穴。这样，两种病都能收到治疗效果。如果两关节痛的患者兼有高血压，点穴则应从上往下点；兼有低血压，则应先点膝关节痛的局部配穴，然后再点低血压的全身配穴。对于患有出血的病人，而且兼有肩关节痛，或是膝关节痛，在没有完全止血的时候，不能全身配穴与局部配穴同时进行，尤其是妇女子宫功能性出血，即便出血全止，也需在病情完全稳定之后，才可以考虑两种病同时按次序进行点穴。

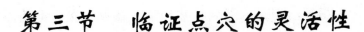

第三节　临证点穴的灵活性

点穴学的各种手法，在临证应用的操作上，除按各手法的标准外，还应在实践中结合患者的体质、老幼等各种情况的不同，把手法标准予以适当的灵活。

点穴学手法操作标准的主要方面，即手法活动幅度的轻重和快慢。轻重，是接触穴位的深浅。深浅，是具有相对性。在肢体不同部位，而穴位的深浅，也相对地不同。例如，同样两个患者的相同部位，由于一胖一瘦的不同，而两者的部位深浅，也就有所不同。因而，在手法轻重上，要予以灵活。快慢，则是手法在穴位上操作的时间过程。这个过程，要结合着手法的幅度。而手法的幅度，必然受穴位范围的影响。如：头部穴与臀部穴的部位差别就悬殊，因而，手法幅度也就有了差别。这样，就要灵活其快慢标准，以适应其病情部位的不同，而解除其痛苦。

手法快慢标准的设计，主要是按照成年人的正常脉象定快慢的。而老年人及儿童与成年人的脉象就有所区别。老年人的正常脉象比较慢，儿童的正常脉象则比较快。因此，对老年人的点穴，应该按快慢标准灵活地相应地慢；对于儿童的点穴，应该按快慢标准灵活地相应地快。但两者的灵活变化，都要结合病情的实际需要。

外部关节病：点穴的轻重深浅，决定于局部组织，即浅部为皮肤血脉，中层为肌肉，深层为筋骨。这3个部分，也就是决定手法的轻重标准部分。

内部疾病：点穴的轻重深浅，决定于经脉循行中的营、卫、气、血，即相当于切脉中的浮、中、沉。运用切脉的浮、中、沉，作为内部疾病轻重深浅的衡量标准，这对临证手法标准的应用有着重要意义。对慢性气化功能减退疾病，亦极为有效。其实际因素也就是营、卫、气、血贯穿于点穴的手法之中。

本章所叙的临证手法应用，应参合本书点穴手法各节的内容，综合起来去实践，才能更深刻地体会到营、卫、气、血的扩张、收缩功能在点穴手法临证应用中的重要性。

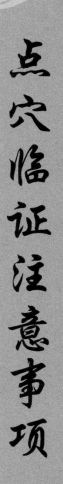

第五章

点穴临证注意事项

　　点穴在临证上要注意的事项：首先，是医者的态度问题。其次，是点穴的准备工作及治疗方案的设想。在确定治疗方案的基础上，还必须准确地做好配穴和取穴的工作，操作技术要规范，方能取得理想的效果。

第一节　医者的态度

点穴，所选的穴位遍及全身，对于男女老幼的体质好坏，急性病或慢性病，轻病或重病，都能适应。但在临证上必须谨慎对待，不能草率行事。对于老者，要有尊敬之意。对于小儿，要有爱护之心。这是关系到操作的姿势和皮肤接触问题。老者，关节发硬，伸屈活动感到困难。小儿皮肤，则又娇嫩。均不宜使用过重手法。此外，对于男女点穴，尤其要区别。比如，点胸腹部穴位时，男性解衣露体，则无所谓。而对于女子，则难免产生羞愧之心，甚之，还会引起不必要的误会。这是术者，特别要谨慎的。在遇到疑难病症时，更应该坚持实事求是的精神，知之谓知之，不知谓不知，千万不能耽误病情，一定要保持医生应有的道德品质。

第二节　点穴的准备工作

点穴，虽然是凭双手治病，但是也要做好准备工作。平素要练习指力，尤其中指更为重要。如不预先锻炼，临证时很难坚持工作。同时，操作不熟练时，不仅平揉补泻方法，很难运用得当，就连手法的轻重、快慢要求，也难于保持匀度的始终。因而，应该有一个练习的过程。

练习方法是：用中指在一个软垫上（约一寸厚），或将毛巾、手帕叠起来，进行和临证一样的手法操作练习。如果试测手法的轻重，还可在自己的足三里穴位上，进行平揉和压放手法，以作实践时的标准。此外，指甲要常剪，因为指甲长了，在平揉或压放时，容易切破患者的皮肤。如指甲剪得太短了，在操作重手法时，也容易把自己的指甲缝撕伤。点穴前，先要把双手洗净。如果是热天，又容易遇到出汗，还需准备一些滑石粉，以便在一些部位撒些滑石粉，以利于某种手法的操作。

第三节　点穴时的注意事项

为了发挥点穴的医疗作用，临证治疗应注意以下几点：

（1）患者精神极度紧张，或极度疲劳的时候，应使之休息30分钟之后，再给予点穴治疗。这样，就得以缓解紧张，恢复精神，消除疲劳，使点穴的效果较有把握地提高。

（2）在患者饭前或饭后，不能用重手法。否则，易使患者趋于疲劳。饭后点穴，须相隔30分钟。

（3）在患者过饥过饱的情况下，不予点穴。否则，不但无益，甚至有害。

（4）患者在惊恐、愤怒时，禁忌点穴。

（5）凡是远路而来的患者（包括坐车、骑车、徒步），须休息15分钟，再给予点穴。遇到急救，可以灵活运用。

（6）给婴儿点穴，左手固定穴位（四肢部位），右手进行点穴。

（7）不论成人或小儿，只要本人肢体不随意乱动，医者即可使用双手，给患者两侧的穴位，同时进行点穴。

（8）凡是刚点完穴的患者，都应休息5~10分钟，然后再离开，以免影响疗效。

第四节　点穴的取穴标准

点穴学的取穴，沿用针灸的取穴方法。

（1）头部：前发际至后发际长一尺二寸。眉心至前发际为三寸，大椎穴至后发际为三寸，为头部的直寸标准。耳后两完骨间为九寸，为横量头部的标准。两头维穴距离九寸，作头盖部之横寸标准。

（2）胸部：天突穴至膻中穴，折作六寸八分；为量胸部的直寸标准。两乳间距离，折作八寸，为横量胸部的标准。

（3）上腹部：胸骨尖下端至肚脐中心，折作八寸，为上腹部直寸量取的标准。

（4）下腹部：肚脐中心至耻骨上边缘，折作五寸，为下腹部直寸量取的标准。

（5）背部：以脊椎节下的每一节距离，为背部直量穴位的标准。横量用二横指由脊中线外开，折作一寸五分计算。

（6）四肢：以本人中指屈曲，取其中节两端横纹尖，折作一寸计算，为四肢直寸的标准。

以上所列取穴的量法标准，临证时，应根据患者的体质胖瘦，身材大小，灵活使用，既不要离开量法的原则，也不要死守教条。这样，才能使得取穴比较正确。

十二经脉，加督脉和任脉，合称十四经脉。十四经脉中的十二经脉，是阴阳经脉相连接的，循行全身肢体的内外。任脉，任诸阴经。督脉，督诸阳经。全身的经脉相互连贯地组成了一个整体。

十四经的每一经脉的叙述，分为：循行的径路、经脉的病候、常用腧穴和配穴。①循行径路：即气血循行的起止，经脉循行经过的肢体部位，以及阴阳经脉的相互连接。②病候：包括经脉中所出现的与脏腑相联系的病理性症状，而症状的出现，是气血循行的功能反应。③常用腧穴：即点穴中常用的穴位。④配穴：即本经的一个穴位，与本经的另一穴或另外经脉中的一个穴位配合使用。2个穴位以上的配合，是点穴疗法在临证实践中的基本方法之一。

第六章

十四经循行、病候、常用腧穴及配穴举例

第一节　手太阴肺经

一、肺经的循行径路

手太阴肺经的循行：由中焦（脾胃）起，下行联络大肠，然后，还循胃口，上行过横膈，入属肺脏，横出腋下，沿上臂内侧，经过肘窝，入寸口，上鱼际，出手大拇指尖端的少商穴；它的支脉，从腕后列缺穴直走食指拇侧的商阳穴，与手阳明大肠经脉相连接（图6-1）。

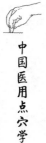

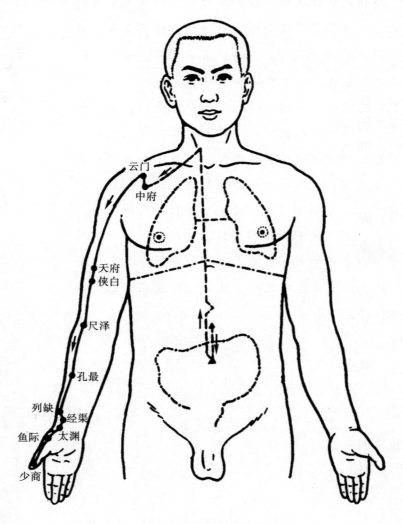

图 6-1　手太阴肺经图

二、肺经的病候

肺经脉所受的感动病：病肺胀满，膨膨气喘而咳。本经脉发生的病变，咳喘，气逆向上，口渴，心烦，胸部满闷，臑臂前缘痛。

本经气盛有余，则肩背痛，风寒感冒，小便数而短，为实证。

本经气虚，则肩背痛、怕冷，少气不足以息，小便颜色异常，为虚证。

三、肺经的常用腧穴

肺经腧穴，左右各 11 个穴位。起于中府穴，止于少商穴。常用的腧穴，左右各 9 个穴位。

中　府

部位：在云门穴下一寸六分，乳上三肋间，距离胸中行六寸（指同身寸，以下同）。

取穴：仰卧，自乳头外二寸，向上三肋间，即第一肋骨之下，动脉应手处是穴位。

主治：咳嗽喘息（支气管炎），肺胀满，胸背痛。

备考：肺之募穴，手、足太阴经脉之会。

云　门

部位：在锁骨外端下方，胸大肌上缘与锁骨之间。

取穴：正坐或仰卧，于锁骨下窝外端，相去胸中行六寸是穴，与璇玑穴相平。

主治：咳逆，喉痹（扁桃腺炎），肩痛不举（肩周炎）。

尺　泽

部位：肘窝横纹中央偏桡侧。

取穴：伸臂，手掌向上，使肘少屈，从肘窝横纹中央，按取大筋的外侧是穴位。

主治：咳逆，小儿惊风（搐搦），顿咳（百日咳），风痹（肘臂挛痛）。

备考：肺脉所入为合，为水穴。五行联用法之一，切压此穴，做骨压放手法。

孔　最

部位：在掌侧前臂腕后桡侧上七寸。

取穴：手臂前伸，手掌向上，从太渊直对尺泽，上行七寸是穴位。

主治：手指不能屈伸（手指关节炎），肘臂痛屈伸难（肘关节炎），咽痛（咽喉痛）。

备考：肺经之郄穴，为气血聚会空隙穴位，通于肺脏，故称郄穴。

列　缺

部位：在腕后桡侧上一寸五分。

取穴：患者两手拇食指张开，两虎口交叉形，一手食指压在另一手的桡骨茎状突起之上部，食指尖端到达之处是穴。

主治：偏正头痛（神经性头痛），咳逆（感冒咳嗽），咽肿（咽炎），偏风（半身不遂），口眼歪斜（面神经麻痹），遗尿（尿床）。

备考：手太阴络脉，交于手阳明大肠经。为八脉交会穴之一，配照海穴，治咽喉肿痛，兼利大小便。

经　渠

部位：在桡骨茎突起之内侧。

取穴：从桡侧腕部横纹上行一寸，当医者以三指切脉时，中指所着之处取之。

主治：咳逆上气（支气管炎），喉痹（扁桃腺炎），手腕痛。

备考：肺脉所行为经，为金穴。五行联用法之一，切此穴，做点打。

太　渊

部位：掌后桡侧横纹头。

取穴：从腕内桡侧横纹头，按取凹陷中有动脉处是穴位。

主治：寒喘不得息（肺气肿），胸闷气短（心脏病），肩痛引胸，气虚，小便频数。

备考：肺脉所注为输，为土穴。五行联用法之一，切此穴，左右揉。肺脉所过为原穴。

鱼 际

部位：在大拇指本节后散脉里。

取穴：第一掌骨中间之掌侧，赤白肉际处取之。

主治：喉痛，咽肿（咽喉炎）。

备考：肺脉所溜为荥，为火穴。五行联用法之一，切此穴，做摩推法。

少 商

部位：在拇指桡侧，去爪甲一分许。

取穴：从拇指桡侧爪甲角一分处取之。

主治：乳蛾（扁桃腺炎），喉痛，咽肿。

备考：肺脉所出为井，为木穴，五行联用法之一穴，切此穴，做筋振颤法。

四、配穴举例

（1）少商配尺泽：用泻法，有清肺热，止喉痛的作用。

（2）尺泽配太渊：泻尺泽，清肺热；补太渊，补肺虚。相互结合，有驱邪扶正之效。

（3）尺泽配合谷：此为表里配穴，既清肺热，又治外感，均宜用泻法。

（4）太渊配列缺：用于体弱，头痛。

（5）太渊配经渠：治气短，止咳嗽，兼有祛痰作用。

（6）太渊配偏历：为原络表里配穴法，能疏通阴阳表里经络，并治疗咳嗽、气短。

（7）太渊配复溜：补肾阴，兼补肾气。

（8）太渊配膻中：能补全身之气。

（9）太渊配肾俞：补肾虚，补肾阳，兼治肾虚腰痛。

（10）经渠配鱼际：治喉痛，咳嗽。

（11）经渠配肺俞：止咳嗽。

（12）列缺配照海：为八脉配穴法，治疗咽喉疼痛，兼有利小水，润大便之作用。

（13）少商配经渠：切摇法，有舒筋活血及疏通经络之作用。

第二节　手阳明大肠经

一、大肠经的循行泾路

手阳明大肠经的循行：起于食指尖端，由商阳穴，沿着食指、拇指侧，经虎口，上入腕上两筋之间，沿小臂前上方，经肘横纹端，继续沿着上臂外侧前缘，过肩峰前缘，与诸阳会于项后大椎之上；再转向肩前，下入缺盆，联络肺脏；然后，向下过膈，入属大肠本府；它的支脉，从缺盆上走颈部，经颊部入下齿龈，还出自口两侧，交于人中，左右交叉行于鼻孔两侧的迎香穴（图6-2）。

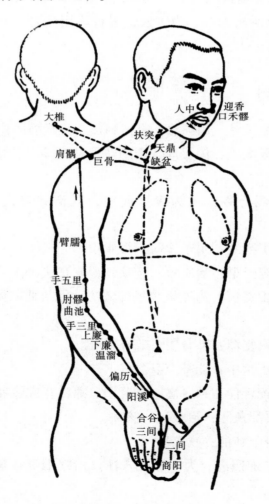

图 6-2　手阳明大肠经图

二、大肠经的病候

大肠经脉的感动病：牙齿痛，颈间肿。本经脉主津液所生的病变，如眼睛发黄，口内作干，鼻流清涕，鼻出血，喉中肿痛，肩峰、肩前及臑内痛，食指痛不能使用。

三、大肠经的常用腧穴

大肠经腧穴，左右各20个穴位。常用的腧穴，左右各13个穴位。起于商阳，止于迎香。

商 阳

部位：食指爪甲根部之内侧。

取穴：伸指，于食指桡侧爪甲角一分许取之。

主治：齿痛（下齿痛），喉痛（扁桃腺炎），手指麻木。

备考：大肠脉所出为井，为金穴。五行联用法之一，切此穴，做点打。

二 间

部位：食指本节前，桡侧横纹头凹陷中。

取穴：食指屈曲，食指本节前陷中，赤白肉处取之。

主治：齿痛（牙疼），口渴，喉痹（咽炎）。

备考：大肠脉所溜为荥，为水穴。五行联用法之一，切此穴，做深压放。

三 间

部位：在食指本节后桡侧陷中。

取穴：从食指之桡侧，本节后陷中，微握拳取之。

主治：齿痛（下齿龋齿痛），洞泄（下利），手指、手臂痛。

备考：大肠脉所注为输，为木穴。五行联用法之一，切此穴，做筋振颤。

合 谷

部位：在虎口，歧骨间陷中。

取穴：以手平伸，微握拳，视微凹处是穴位。

主治：头痛，齿痛，鼻出血，耳聋，面肿，喉痛，臂痛，指挛，牙关紧，口眼歪斜，感冒，月经不调，腹泻，热泻，阑尾炎，半身不遂，高血压，小儿受惊。

备考：大肠脉所过为原穴。孕妇禁用。

阳 溪

部位：在腕关节桡骨侧两筋间凹陷中。

取穴：手掌侧置，拇、食二指伸直，拇指向上翘起，当歧骨之后方深凹处是穴。

主治：手腕痛，瘾疹。

备考：大肠脉所行为经，为火穴。五行联用法之一，切此穴，做摩推法。

偏 历

部位：在腕后二寸。

取穴：从阳溪穴位上三寸处取之。

主治：咳嗽（气管炎），小便频数。

备考：手阳明络脉，别走太阴经脉。

温 溜

部位：在桡腕关节的后上方约五寸之处。

取穴：从阳溪与曲池之中，当骨陷凹处取穴。

主治：口舌肿痛（舌炎），口齿痛（口腔炎）。

备考：大肠经之郄穴。

手三里

部位：在曲池下二寸。

取穴：屈肘侧置，从曲池穴下二寸处取之。

主治：齿痛，颊颔肿（耳下腺炎），肩膀疼痛。

曲 池

部位：在外肘部之中央，屈肘横纹头陷中。

取穴：两臂屈肘作拱手式，从肘窝横纹端，近关节部取之。

主治：肘臂疼痛（臂肘神经痛），肩肘痛难屈伸（肩胛神经痛），半身不遂，瘾疹（荨麻疹）。

备考：大肠脉所入为合，为土穴。五行联用法之一，切此穴，做左右揉法。本穴是治皮肤病之主穴。

肩 髃

部位：在肩端两骨间陷中。

取穴：垂肩，于肩端按压肩前凹陷处取之。

主治：肩臂痛（肩臂风湿痛），肩关节痛（肩周炎），半身不遂。

备考：手阳明、阳跷经脉之会。

天 鼎

部位：在缺盆直上，扶突穴下一寸。

取穴：从结喉中央两旁各一寸五分处，动脉应手为人迎穴，由人迎穴向颈侧距离一寸五分处为扶突穴，再下一寸，即天鼎穴，正好直对缺盆。

主治：喉痹（扁桃腺炎），咽痛（咽喉炎）。

扶 突

部位：在人迎后一寸五分。

取穴：参阅天鼎穴取穴法。

主治：唾液分泌过多。

迎 香

部位：在鼻翼根之外端。

取穴：从鼻唇沟之上部，鼻孔的旁侧五分处取之。

主治：不闻香臭（嗅能减退），多涕（慢性鼻炎），偏风歪斜（颜面神经麻痹）。

备考：手、足阳明经脉之会。

四、配穴举例

（1）合谷配曲池：治疗荨麻疹，肩臂痛。

（2）合谷配列缺：为表里原络配穴。用于感冒，头痛，咳嗽，臂痛。

（3）合谷配内关：用于退热，解燥热，安神，以及外感、内伤等疾病。能调整人体脉搏的功能（在配方上，起着重要作用）。

（4）合谷配三阴交：为调理妇女月经病的主要方法中配穴之一。适用于男、女内分泌疾病。月经多，泻合谷，补三阴交。月经过少或闭止，补合谷，泻三阴交。

（5）合谷配足三里：为调理胃肠疾病的主要方法中配穴之一。亦治半身不遂症。

（6）合谷配太溪：用于急、慢性疾病的火热证。合谷，能解上部之热，故多泻。太溪，为肾之原穴。肾属水，补则能引水制火。为治疗牙痛、牙龈痛的主要配穴，用于外感，兼有内热不退等症。

（7）合谷配风池：既可用于治疗感冒风寒疾病，也可用于内伤、头昏、头痛等疾病，还可用于急、慢性眼疾患，耳疾患。

（8）合谷配太冲：为四关配穴。用于风湿痹痛。有疏通经络之作用，故能镇静止痛。

（9）合谷配二间：用于治下牙痛。

（10）合谷配颊车：用于治上、下牙痛。

（11）合谷配迎香：治鼻塞或鼻流清涕。

（12）合谷配太阳：用于治两鬓头痛。

（13）合谷配攒竹：用于治前额头痛。

（14）合谷配手三里：用于治下牙痛。

（15）商阳配三间：用切摇法，能疏通经络。

第三节　足阳明胃经

一、胃经的循行径路

足阳明胃经的循行：起于鼻梁的凹陷部，旁与足太阳经交会，向下入上齿龈内，复出环绕口唇，交叉于下口唇承浆穴处，向腮侧沿着大迎、颊车，往上过耳前，沿发际到额颅；有一支脉，从大迎下行，沿喉咙入缺盆，入属胃府，联络脾脏；直行的脉，从缺盆下行，经胸乳，下腹挟脐而行，直至阴毛两侧的气冲部；又一支脉，走腹内，也至气冲部，与前脉在此汇合，再由此下行，顺着大腿，经过膝盖，沿着胫骨的外侧，至足中趾与次趾之间；又一支脉从膝下三寸别走中趾外侧；又一支脉，从足面走足大趾端，与足太阴脾经相衔接（图6-3）。

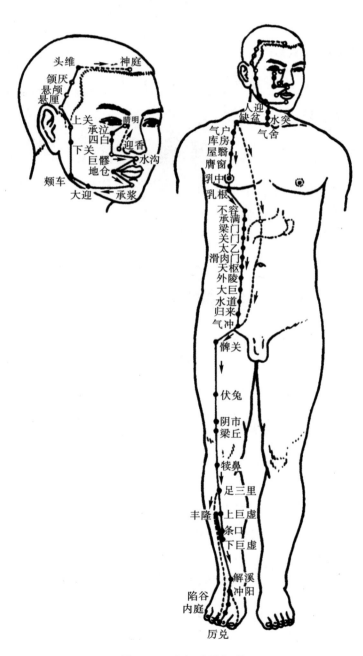

图6-3　足阳明胃经图

二、胃经的病候

胃经的感动病：好伸腰，多呵欠。本经脉所主的血发生病变，如发高热而发狂的温病，汗自出，口角牵掣歪斜，口唇生干疮，喉颈肿，因水停而腹肿大，膝膑部肿痛，足中趾不能屈伸等。

三、胃经的常用腧穴

胃经腧穴，左右各 45 个穴位。常用的腧穴，左右各 31 个穴位。起于承泣，止于厉兑。

承　泣

部位：在下眼窝部之中央。

取穴：目正视，对着瞳孔直下，从下睑缘正中，按取骨边是穴。

主治：泪出（泪液过多），昏夜无见（夜盲），远视，近视，色盲。

备考：足阳明、阳跷、任脉三经脉之会。

四　白

部位：在下眼窝缘之下际。

取穴：正视，从瞳仁直下一寸处取之。

主治：口眼歪斜，头痛，眩晕。

地　仓

部位：挟口吻旁侧四分。

取穴：从口角两侧，各旁开四分取之。

主治：口眼歪斜，口流涎水。

备考：手足阳明、阳跷经脉之会。

大　迎

部位：在下颌前一寸三分，骨陷中动脉处。

取穴：从下颌角向前，当咬肌前缘，下颌底上方一横指取之。

主治：口噤不开（唇吻痉挛），口喎（颜面痉挛），牙痛（牙齿神经痛）。

中国医用点穴学

颊 车

部位：在耳下曲颊端陷中。

取穴：耳垂下曲颊上端近前按取陷中，离耳垂约八分左右，张口取穴则显著。

主治：颈项强痛（颈部诸肌神经痛），口眼歪斜（颜面神经痛及麻痹），颊肿牙痛（颌颊炎），口噤。

下 关

部位：在颧骨弓之下缘凹陷处。

取穴：从耳前方，颧骨弓下凹陷处，合口有空，开口即闭是穴位。

主治：牙痛，口眼歪斜。

备考：足阳明、足少阳经脉之会。

头 维

部位：在额角入发际五分处。

取穴：正坐，从眉心直上发际五分为基点，再向外侧平行横开约四寸五分处是穴。

主治：头痛，目痛，泪出，目不明。

备考：足阳明、阳维、足少阳三经脉之会。

人 迎

部位：挟结喉两旁一寸五分。

取穴：从结喉两旁各一寸五分处，动脉应手，紧靠动脉前缘是穴位。

主治：咽喉肿痛（咽喉炎），头昏头痛（高血压）。

备考：足阳明、足少阳经脉之会。

水 突

部位：在人迎穴下，气舍穴上。

取穴：从人迎穴与气舍穴两穴的中间取之。

主治：咽喉肿痛（咽喉炎、扁桃腺炎），咳逆上气（支气管炎）。

气 舍

部位：天突穴旁开一寸五分。

取穴：从人迎穴直下，当天突穴旁横开一寸五分处取之。

主治：咳嗽，瘰疬，甲状腺肿。

缺 盆

部位：在锁骨上窝之中央。

取穴：从乳头向上至锁骨上之凹陷中，与天突穴相平是穴位。

主治：胸满喘咳，项强，喉痹。

备考：此穴勿用重手法，因为此穴的下边接近肺尖，须加注意。

屋 翳

部位：在库房穴下一寸六分。

取穴：从第二肋与第三肋之间，去中行四寸，正对乳头取之。

主治：胸肋支满（胸间痛、胸膜炎），乳中痛。

乳 根

部位：在乳中（即乳头的中间）下一寸六分。

取穴：仰卧，从乳头下按取一肋间是穴。

主治：乳癖（乳腺增生），乳汁不足。

备考：本穴部位接近心尖，必须谨慎，不能用重手法。

不 容

部位：在巨阙穴旁开二寸。

取穴：仰卧，从肚脐直上六寸，横开二寸处取之。

主治：胸满，呕吐，不思饮食，胸背相引痛。

承 满

部位：在不容穴下一寸。

取穴：仰卧，从肚脐直上五寸，横开二寸处取之。

中国医用点穴学

主治：腹胀（腹部膨胀），饮食不下。

梁　门

部位：在承满穴下一寸。

取穴：仰卧，从肚脐直上四寸，横开二寸处取之。

主治：不思饮食（食欲不振），大便滑泄（消化不良）。

天　枢

部位：在肚脐旁二寸。

取穴：仰卧，从肚脐旁横开二寸处取之。

主治：呕吐，下利，食不化，肠鸣腹泻（慢性胃肠炎），月经不调，痛经。

备考：大肠之募穴。

水　道

部位：在天枢穴下三寸。

取穴：仰卧，从天枢穴直下三寸，与关元穴相平取之。

主治：小腹胀痛，小便不利（膀胱炎），闭经。

归　来

部位：在水道穴下一寸。

取穴：仰卧，从中极穴旁开二寸处取之。

主治：疝痛（睾丸痛），茎中痛（阴茎痛），月经闭止。

气　冲

部位：在归来穴下一寸。

取穴：仰卧，从耻骨缝际上边横开二寸取之。

主治：睾丸痛，阴肿茎痛，疝痛偏坠。

髀　关

部位：在前大腿之上端。

取穴：从膝盖上缘起，用手掌（横纹）压住，手掌平伸，中指尽处为六寸，然后，再从六寸之处，向上如法再量六寸，就是穴位。

主治：髀股痿痹麻木（举步困难）。

阴　市

部位：在膝上三寸。

取穴：从膝盖上量三寸，按取筋外侧是穴位。

主治：膝盖痿痹不仁，膝软无力，不能屈伸。

梁　丘

部位：在膝上二寸两筋间。

取穴：从膝盖上正中二寸，外一横指处是穴位。

主治：膝痛（神经痛），冷痹不仁（麻痹）。

备考：胃经之郄穴。

犊　鼻

部位：在胫骨上端之外侧，髌骨韧带之凹陷处。

取穴：正坐屈膝，当膝眼正中之下方，胫骨上端外侧陷中取之。

主治：膝痛不仁。

足三里

部位：在膝眼下三寸，胫骨外大筋内。

取穴：正坐屈膝，以本人之手掌按在膝盖上，指抚于膝胫骨，中指尽处取之，正好在外膝眼下三寸。

主治：头昏，目眩，中风，瘫痪，口㖞，胃寒食不化（消化不良），肠鸣腹泻，腹胀胃痛，感冒，瘾疹（荨麻疹），月经不调，大便不利，膝酸痛，冷风湿痹（麻痹或神经痛）。

备考：全身性强壮穴。胃脉所入为合，为土穴。五行联用法之一，切此穴，做左右揉。

丰　隆

部位：在外踝上八寸。

取穴：外踝上八寸，胫骨外廉陷中取之。

主治：腹胀疼痛，呕吐，风痰壅盛。

备考：足阳明络脉，别走太阴经脉。

解 溪

部位：在足跗关节上，系鞋带处陷中。

取穴：从内外踝连线之中点处取之。

主治：头面浮肿，足膝痿痹（风湿麻痹）。

备考：胃脉所行为经，为火穴。五行联用法之一，切此穴，摩推。

冲 阳

部位：在足跗上五寸，骨间动脉应手处。

取穴：从第二、第三跖骨接合处微前，有动脉处陷中取之。

主治：面浮肿，上齿痛，脚背红肿。

备考：胃脉所过为原穴。

陷 谷

部位：在大趾、次趾外间，本节后陷中。

取穴：从第二趾外方，本节之后陷中取之。

主治：肠鸣腹痛，胃下垂。

备考：胃脉所注为输，为木穴。五行联用法之一，切此穴，振颤。

内 庭

部位：在足次趾外间陷中。

取穴：从次趾与中趾合缝处之上际陷中取之。

主治：腹胀满，不嗜食，齿痛，腹泻，足背肿痛，发热。

备考：胃脉所溜为荣，为水穴。五行联用法之一，切此穴，深压放。

厉 兑

部位：足次趾之端外侧去爪甲一分。

取穴：第二趾尖端外侧，去爪甲角一分处取之。

主治：尸厥口噤（脑症状），昏迷。

备考：胃脉所出为井，为金穴。五行联用法之一，切此穴，点打。

四、配穴举例

（1）足三里配内庭：适用于胃热，牙痛。

（2）足三里配解溪：适用于胃寒。

（3）足三里配陷谷：适用于胃下垂。

（4）足三里配三阴交：治疗急、慢性脾胃疾病，下肢疼痛，下肢浮肿。

（5）足三里配天枢：治疗一切胃肠疾病。

（6）足三里配中脘：止胃痛，止呕，健胃。

（7）足三里配百会：止头痛，治头昏。

（8）足三里配阴陵泉：利湿，健脾，和胃，治疗膝关节风湿疼痛。

（9）足三里配内关：治恶心呕吐，止胃痛。

（10）足三里配承山：调胃，利大便，增进食欲。

（11）厉兑配陷谷：切摇法，有疏经活血作用。

第四节　足太阴脾经

一、脾经的循行泾路

足太阴脾经的循行：起于足大趾端的隐白穴，沿着大趾赤白肉际，上行足内踝前，沿着胫骨内侧的后方，出厥阴之前，上行股内侧前缘，直抵腹内，入属脾脏，联络胃府，上行挟咽喉，连于舌根，散于舌下；有一支脉，从胃别行，上注于心中，与手少阴经相衔接（图6-4）。

二、脾经的病候

本经脉的感动病：舌根强硬，食则呕，胃脘痛，腹胀，善噫，身体觉重。本经脉发生病变，如舌根疼痛，身体不能动摇，食不下，心烦扰，大便稀薄，或痢疾，不能安眠，股膝内侧肿，足大趾不能运用。

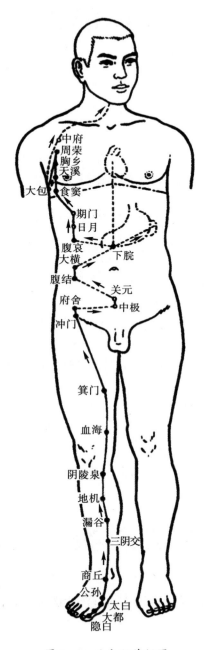

图 6-4　足太阴脾经图

三、脾经的常用腧穴

脾经的腧穴，左右各 21 个穴位。常用的腧穴，左右各 12 个穴位。起于隐白，止于大包。

81

隐　白

部位：在足大趾内侧端。

取穴：从足大趾内侧去爪甲角一分取之。

主治：月事过时不止（月经过期不止），高血压，脑出血，暴泄，半身不遂。

备考：脾脉所出为井，为木穴。五行联用法之一，切此穴，做振颤。本穴有收缩血管的作用，为治疗血病的主要穴位。

大　都

部位：在大趾内侧第二节后本节前。

取穴：从大趾内侧，本节前骨缝赤白肉际陷中取之。

主治：腹胀，食不化，脾虚寒。

备考：脾脉所溜为荥，为火穴。五行联用法之一，切此穴，摩推。

太　白

部位：足内侧核骨后陷中。

取穴：第一跖骨内缘前方，核骨后赤白肉际处取之。

主治：腹胀，呕吐，食不化。

备考：脾脉所注为输，为土穴。五行联用法之一，切此穴，左右揉。为原穴。

公　孙

部位：在足大趾本节后一寸。

取穴：正坐屈膝或仰卧，按其足背之最高点，向内侧移下，当骨边陷中取之。

主治：胸腹痛，膨胀，喜呕，不嗜食。

备考：足太阴络脉，别走足阳明胃经。为八脉交会穴之一。

商　丘

部位：在足内踝下微前陷中。

中国医用点穴学

取穴：从足内踝之前下方五分，当足腕之横纹端，当中封与内踝之间陷中取之。

主治：脾虚（消化不良），腹胀（腹部膨胀）。

备考：脾脉所行为经，为金穴。五行联用法之一，切此穴，点打。

三阴交

部位：内踝上三寸。

取穴：从内踝上三寸，胫骨后缘处取之。

主治：男女生殖器疾患，男子梦泄（遗精），月水不禁（月经过多），脾胃虚弱，子宫出血（子宫功能性出血），下痢（拉肚子），痛经（月经肚子痛），遗尿（小儿尿床），睡眠不安。

备考：孕妇禁用此穴。

地 机

部位：在膝下五寸。

取穴：小腿伸直，从膝盖骨正中之内缘直下五寸，恰好在胫骨后缘之际处取之。

主治：精不足（精液缺乏），月经不调。

备考：脾经之郄穴。

阴陵泉

部位：在膝内侧辅骨下陷中。

取穴：小腿伸直，从胫骨头内侧陷中取之。

主治：遗尿（小便失禁），尿闭（小便不利），妇人阴中痛（阴道炎）。

备考：脾脉所入为合，为水穴。五行联用法之一。切此穴，深压放。

血 海

部位：在大腿内侧面之下部，内上髁上二寸。

取穴：正坐屈膝，膝盖骨内缘上二寸处取之。另一取法，正坐垂足，医者以手掌按膝盖，拇指正好在膝内缘以上，拇指尽处是穴位。

主治：月经不调，膝痛，崩中漏下，荨麻疹。

大　横

部位：与肚脐相平，中行旁开各四寸。

取穴：仰卧，从肚脐中心旁开各四寸处取之。

主治：中焦虚寒（慢性下痢），便秘（习惯性大便数日一解）。

食　窦

部位：在第五肋间，去中行旁开六寸。

取穴：仰卧，自中庭旁开六寸，从第五、六肋之间取之。

主治：胁肋痛（肋间神经痛）。

备考：本穴又名命关。

大　包

部位：在渊腋下三寸。

取穴：仰卧举臂，从腋下六寸处取之。

主治：胸肋痛（肋间神经痛）。

四、配穴举例

（1）隐白配二间：适用于下牙龈出血。

（2）隐白配合谷：适用于鼻出血。

（3）隐白配经渠：适用于咳血。

（4）隐白配内庭：适用于上牙龈出血。

（5）隐白配三阴交：适用于月经过多。

（6）隐白配承山：适用于大便出血。

（7）隐白配曲池：适用于皮下出血。

（8）隐白配列缺：适用于尿路出血。

（9）隐白配脾俞：适用于大便隐血（十二指肠溃疡）。

（10）三阴交配列缺：适用于小儿尿床。

（11）三阴交配阴陵泉：健脾，利小便，利湿热。

（12）太白配丰隆：健脾祛痰，为原络配穴。

（13）公孙配内关：为八脉配穴法，治疗心、胸、胃等疾病。

（14）隐白配商丘：切摇法，有疏经活血作用。

中国医用点穴学

第五节　手少阴心经

一、心经的循行径路

　　手少阴心经的循行：起于心中，出属心系，下行过隔膜，联络小肠；分出的支脉，从心系，上挟咽，连目系；直行的脉，复从心系上行于肺部，横出腋窝下，行手太阴肺与手厥阴心包之后方，沿臂内侧后缘，入掌内，沿小指内侧至尖端，与手太阳经相衔接（图 6-5）。

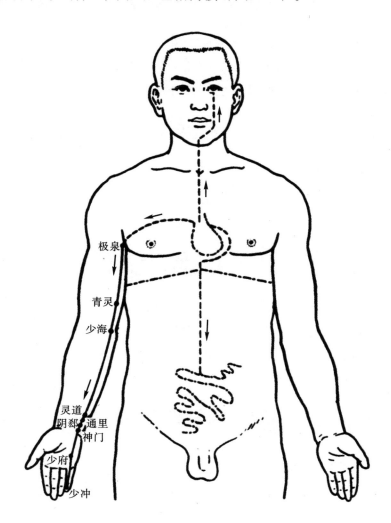

图 6-5　手少阴心经图

二、心经的病候

手少阴心经脉的感动病：喉咙作干，心痛，口渴欲饮。本经脉发生的病变，如眼睛黄，胁肋痛，臑臂内侧后缘痛，掌中热痛。

三、心经的常用腧穴

心经腧穴，左右各 9 个穴位。起于极泉，止于少冲。

极　泉

部位：在腋窝下两筋间，动脉应手处。

取穴：按其腋下，当腋窝横纹内侧两筋之间，动脉应手处是穴位。

主治：悲愁不乐，胁肋痛（肋间神经痛）。

青　灵

部位：在臂内侧，肘上三寸。

取穴：举臂，少海穴直上三寸处取之。

主治：眼睛黄，胁肋痛。

少　海

部位：在肘窝横纹之内端，即肘端之前内侧。

取穴：屈肘成直角，手掌向上，当肱骨内上髁与曲泽之间取之。

主治：心痛，两臂顽麻，手颤肘挛（手振颤，肘痉挛）。

备考：心脉所入为合，为水穴。五行联用法之一，切此穴，深压放。

灵　道

部位：在掌后一寸五分。

取穴：以小指内侧为直线，由掌后横纹直上一寸五分处取之。

主治：心痛悲恐（癔症），暴喑不能言（急性舌骨肌麻痹）。

备考：心脉所行为经，为金穴。五行联用法之一，切此穴，点打。

中国医用点穴学

通　里

部位：在掌后一寸陷中。

取穴：仰掌，从腕后掌侧横纹上一寸，与小指内侧为直线，离灵道五分取之。

主治：心悸（神经性心悸亢进），舌强不能言，手腕痛，肘臂臑痛（上肢之神经痉挛）。

备考：手少阴络脉，别走手太阳小肠经。

阴　郄

部位：在掌后去腕五分。

取穴：以小指内侧为直线的掌后横纹上五分，正好在神门与通里之间取之。

主治：心痛，惊悸，盗汗。

备考：心经之郄穴。

神　门

部位：掌后锐骨端陷中。

取穴：仰掌，于豆骨下尺骨端陷中取之。

主治：心痛，心烦，惊悸（神经性心悸亢进），痴呆（精神病），健忘（记忆力减退），失眠，惊泻（小儿受惊拉肚子），脾虚久泻。

备考：心脉所过为原穴。心脉所注为输，为土穴。五行联用法之一，切此穴，左右揉。

少　府

部位：在小指本节后，掌骨缝陷中。

取穴：以手指屈掌中，当小指与无名指尖中间着处是穴位。

主治：烦满少气，悲恐畏人，掌中热，手伸不开，振寒。

备考：心脉所溜为荥，为火穴。五行联用法之一，切此穴，摩推。

部位：在手小指内侧去爪甲一分许。

取穴：从小指内侧去爪甲角一分处取之。

主治：昏迷，心悸，喜怒无常。

备考：心脉所出为井，为木穴。五行联用法之一，切此穴，振颤。

四、配穴举例

（1）神门配后溪：适用于癫痫证。

（2）神门配支正：为原络配穴。疏通经络，治肘臂疼痛。

（3）神门配太溪：医治失眠。

（4）通里配列缺：适用于神经衰弱性头昏、心烦。

（5）少冲配灵道：使用切摇法，能疏通经络。

第六节　手太阳小肠经

一、小肠经的循行径路

手太阳小肠经的循行：起于小指外侧尖端的少泽穴，沿手指外侧的腕、前臂下缘，经肘、上臂外侧后缘，出肩后骨缝，绕肩胛，交肩上，入缺盆，联络心脏，下横膈，抵胃，属小肠；有一支脉，从缺盆沿颈上颊，至眼外角转入耳内；又一支脉，从颊别走眼眶下部，抵鼻，行眼内角，斜行而络颧骨部，与足太阳膀胱经相衔接（图6-6）。

二、小肠经的病候

小肠经脉的感动病：嗌病颔肿，影响颈项左右活动和不能自看，肩痛似拔，臑痛似折。本经脉主液发生的病变，如耳聋，目黄，颊肿，颈、项、肩、臑、肘、臂外后缘痛。

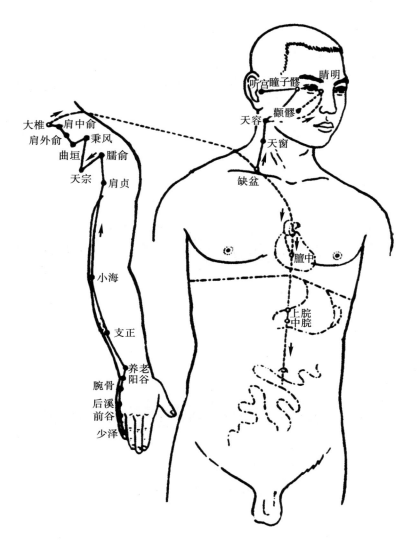

图 6-6 手太阳小肠经图

三、小肠经的常用腧穴

小肠经腧穴，左右各 19 个穴位。常用的腧穴，左右各 14 个穴位。起于少泽，止于听宫。

少 泽

部位：在手小指外侧去爪甲角一分。

取穴：于小指外侧去爪甲角一分处取之。

主治：舌强，项强（颈项神经痉挛），指挛臂痛。

备考：小肠脉所出为井，为金穴。五行联用法之一，切此穴，点打。

前　谷

部位：小指本节前陷中。

取穴：握拳，于小指外侧本节前陷中紧靠骨边处取之。

主治：颈肿，手指麻痒或痛，本经关节痛。

备考：小肠脉所溜为荥，为水穴。五行联用法之一，切此穴，深压放。

后　溪

部位：小指外侧本节后陷中。

取穴：握拳，于小指外侧本节后掌骨下陷中取之。

主治：癫痫，项强（颈项痉挛），五指尽痛。

备考：小肠脉所注为输，为木穴。五行联用法之一。切此穴，振颤。为八脉交会穴之一，通督脉。

腕　骨

部位：在腕关节之尺侧，腕前骨下陷中。

取穴：微握拳，从后溪穴后第五掌骨之后上方取之。

主治：五指掣挛，臂腕痛（五指关节炎）。

备考：小肠脉所过为原穴。

阳　谷

部位：在手外侧腕中，锐骨下陷中。

取穴：于小指外侧腕横纹陷中取之。

主治：臂、腕部外侧痛不举（尺骨神经痛）。

备考：小肠脉所行为经，为火穴。五行联用法之一，切此穴，摩推。

养　老

部位：在腕后锐骨突起之中央部。

取穴：以手屈肘，手掌内翻朝着颜面，从锐骨中央凹陷处取之。

主治：肩臂酸痛（肩臂神经痛）。

备考：小肠经之郄穴。

支　正

部位：在臂外腕后五寸。

取穴：从肘部鹰嘴突起之尖端，与小指侧腕关节作一直线，离阳谷穴五寸处取之。

主治：肘挛，五指痛不能握。

备考：手太阳络脉，别走少阴经脉。

小　海

部位：在肘内大骨外，去肘端五分陷中。

取穴：按其鹰嘴突起之尖端，与内上髁之间陷中，屈肘取之。

主治：肘、臂、肩、臑、颈、项痛（肩、臂痉挛及尺骨神经痛）。

备考：小肠脉所入为合，为土穴。五行联用法之一，切此穴，左右揉。

臑　俞

部位：肩胛关节窝之后方。

取穴：使肩臂与腋靠紧，从腋缝尖端上一寸许微外取之。

主治：肩、臂酸痛无力，肩关节痛（肩周炎）。

备考：手太阳、阳维、阳跷三经脉之会。

肩外俞

部位：肩胛上廉去脊中线三寸。

取穴：从陶道穴，即第一胸椎下旁开三寸取之。

主治：肩背痛，颈项强直。

肩中俞

部位：在肩胛内廉去脊中线二寸。

取穴：从大椎穴旁开二寸取之。

主治：肩背疼痛。

天　窗

部位：在曲颊下，扶突穴后，动脉应手陷中。

取穴：从扶突穴向后约一寸处取之（此穴与结喉中央横离为四寸，实际是离扶突横离一寸，扶突离人迎一寸五分。取穴时，相互对比，即可取准）。

主治：喉痹（咽炎），肩痛引项不得回顾（颈部及肩胛部之痉挛）。

天　容

部位：在耳下曲颊后。

取穴：于下颌角后，大筋前，翳风穴下取之。

主治：喉痹（咽痛咽炎），颈项强痛（颈项部神经痛）。

听　宫

部位：在耳前珠子旁。

取穴：于耳屏前陷中取之。

主治：耳鸣，耳聋。

备考：手足少阳、手太阳三经脉之会。

四、配穴举例

（1）后溪配大椎：治疗疟疾。

（2）后溪配臑俞：治肩、背及后臂侧抽痛。

（3）前谷配臑俞：适用于肩关节痛。

（4）腕骨配少海：治腕、肘关节痛。

（5）后溪配少海：治小臂痉挛，风湿痛。

（6）后溪配列缺：适用于癫痫证。

（7）后溪配申脉：为八脉配穴。适用于腰胁痛。

（8）后溪配人中：适用于腰脊疼痛。

（9）少泽配后溪：切摇法，疏经活血。

第七节　足太阳膀胱经

一、膀胱经的循行径路

足太阳膀胱经的循行：起于眼内眦角，上行交于巅顶，由此分出支脉，从巅顶至耳上角；直行的脉，从巅顶入里络脑，还出下行项后，挟行于脊柱两旁，直达腰中，沿膂入内，联络肾脏，入属膀胱本府；从腰中分一支脉，挟脊贯臀，下行直入膝腘窝中；又一支脉，从左右肩胛，挟脊柱，由内下行至环跳骨处，从股外侧后缘，向下至膝腘中，与前一支脉汇合，由此下行，穿过足跟，出外踝之后方，至小趾外侧尖端的至阴穴，与足少阴肾经相衔接（图6-7）。

二、膀胱经的病候

足太阳膀胱经的感动病：头痛，目似脱，项似拔，腰脊疼痛。本经脉是主筋所生病变，为痔疮，癫痫，头项部疼痛，眼睛黄，流泪，鼻流清涕，项、背、腰、尻、腘、腨脚等部疼痛，足小趾不能运用。

三、膀胱经的常用腧穴

膀胱经腧穴，左右各67个穴位。常用的腧穴，左右各40个穴位。起于睛明，止于至阴。

睛　明

部位：在目内眦外一分。
取穴：闭目，摸取内眦角约一分处，鼻骨缘边取之。
主治：白内障，视物不清楚。
备考：手足太阳、足阳明、阴跷、阳跷五经脉之会。此穴，只宜用平揉与压放手法，揉圈要小，以免触及眼珠。

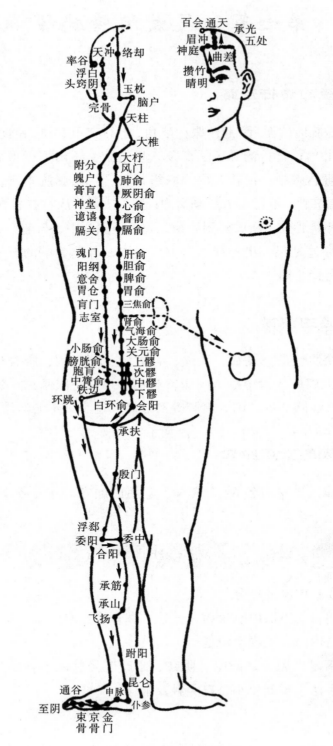

图 6-7 足太阳膀胱经图

攒 竹

部位：在眉毛内端陷中。

取穴：从眉内侧眉端陷中取之。

主治：头风，头痛，眉棱骨痛，流泪（泪液过多）。

五 处

部位：挟上星旁一寸五分。

取穴：额正中线入发际一寸为上星穴。从上星穴旁开一寸五分处取之。

主治：头痛，目不明。

通 天

部位：在颅顶部的百会穴两旁。

取穴：由百会穴旁开各一寸五分处取之。

主治：头痛，鼻衄（鼻出血），鼻塞（鼻不通气）。

玉 枕

部位：在后头部之上部。

取穴：从脑户穴（此穴与风府穴相距一寸五分）旁开各一寸三分处取之，下与天柱穴直对。

主治：头项痛，目痛如脱（眼神经痛），不能远视（近视眼）。

天 柱

部位：项后发际，大筋外廉陷中。

取穴：从哑门穴旁开各一寸三分处取之。

主治：项强不能回顾（肩胛肌挛缩），不知香臭（嗅能减退）。

大 杼

部位：在第一胸椎之下，去脊一寸五分。

取穴：正坐或俯卧，于陶道穴旁开各一寸五分处取之。

主治：颈项强直（颈肌痉挛），肩凝（肩周炎），膝痛不可屈伸（膝关节炎）。

备考：督脉别络。手足太阳、少阳经脉之会。八会穴之骨会大杼。

风 门

部位：在第二胸椎之下，去脊旁开一寸五分。

取穴：正坐或俯卧，按取第二胸椎之下，由中线旁开各一寸五分处取之。

主治：伤风咳嗽（感冒咳嗽），上气咳逆（支气管炎），颈项强（颈项部痉挛）。

备考：督脉、足太阳经脉之会。

肺 俞

部位：在第三胸椎下，两旁去脊各一寸五分。

取穴：正坐或俯卧，按取第三胸椎之下，由中线旁开各一寸五分处取之。

主治：咳嗽气喘（肺炎），咳上气（支气管炎），气喘，气短（肺气肿），背痛。

备考：治疗咳嗽的必要穴。

厥阴俞

部位：在第四胸椎下，两旁去脊各一寸五分处。

取穴：正坐或俯卧，按取第四胸椎下，由中线旁开各一寸五分处取之。

主治：胸满，呕吐，烦闷。

心 俞

部位：在第五胸椎之下，去脊旁开一寸五分。

取穴：正坐或俯卧，从第五胸椎之下，由中线旁开各一寸五分处取之。

主治：心胸烦乱，呕吐，健忘，失眠。

膈 俞

部位：在第七胸椎之下，两旁去脊各一寸五分。

取穴：正坐或俯卧，从第七胸椎之下，由中线旁开各一寸五分处取之。

主治：翻胃，呕吐，诸血妄行。

备考：血会膈俞。

肝　俞

部位：在第九胸椎之下，去脊旁开一寸五分。

取穴：俯卧，从第九胸椎之下，由中线旁开各一寸五分处取之。

主治：黄疸，积聚痞疼（胃扩张），呕血（胃出血），胃痛，腹泻（胃肠炎）。

胆　俞

部位：在第十胸椎之下，去脊旁开一寸五分。

取穴：俯卧，从第十胸椎之下，由中线旁开一寸五分处取之。

主治：腹胀，口苦，黄疸，食不下。

脾　俞

部位：在第十一胸椎之下，去脊旁开一寸五分。

取穴：俯卧，从第十一胸椎之下，由中线旁开一寸五分处取之。

主治：脾虚，饮食不化（消化不良），不思食（胃弱），急、慢性腹泻（急、慢性胃肠炎），腹胀引胸背痛，多食身瘦。

胃　俞

部位：在第十二胸椎之下，去脊旁开一寸五分。

取穴：俯卧，从第十二胸椎之下，由中线旁开一寸五分处取之。

主治：腹胀肠鸣，胃寒腹痛（胃痉挛），呕吐腹泻（胃肠炎），胃腹胀（胃扩张）。

三焦俞

部位：在第一腰椎之下，去脊旁开一寸五分。

取穴：俯卧，从第十三椎（即第一腰椎）下，由中线旁开一寸五分处取之。

主治：脏腑积聚，肠鸣，下痢（肠炎），消化不良，消渴。

肾 俞

部位：在第二腰椎之下，去脊旁开一寸五分。

取穴：俯卧，从第二腰椎下，由中线旁开一寸五分处取之。

主治：经带诸疾（月经不调，白带），肾虚腰痛，耳聋，水肿，消渴，遗尿（尿床），小便频数，大便溏或便秘。

气海俞

部位：在第三腰椎之下，去脊旁开一寸五分。

取穴：俯卧，从第三腰椎下，由中线旁开一寸五分取之。

主治：腰痛（腰神经痛）。

大肠俞

部位：在第四腰椎之下，去脊旁开一寸五分。

取穴：俯卧，从第四腰椎下，由中线旁开一寸五分处取之。

主治：洞泄（肠炎），大便难（习惯性便秘），肠鸣腹胀，腰痛（腰神经痛）。

小肠俞

部位：在第一骶椎棘突两侧各一寸五分。

取穴：俯卧，于骶骨第一骶椎棘突两旁各一寸五分处取之。

主治：小腹满疼痛，泄痢脓血（肠炎，下痢），腹痛（肠疝痛），小便赤（膀胱炎）。

膀胱俞

部位：在第二骶椎棘突两侧各一寸五分。

取穴：俯卧，于骶骨第二骶椎棘突两旁各一寸五分处取之。

主治：遗尿（小儿尿床），小便赤（膀胱炎），便秘，下痢，腰痛。

次 髎

部位：在第二骶骨孔中。

取穴：俯卧，于第二骶骨孔处取之。

中国医用点穴学

主治：赤白带下（月经不调），下肢麻痹。

会 阳

部位：在尾骨两旁。
取穴：俯卧，从尾骨之外上方，由中线旁开五分处取之。
主治：肠癖下血（慢性痢疾）。

承 扶

部位：在臀部下横纹中。
取穴：俯卧，从臀肉下缘之横纹中央取之。
主治：腰痛无力不能坐，或腰痛坐下立起很困难。

殷 门

部位：在承扶下六寸。
取穴：俯卧，从承扶穴直下六寸处取之。
主治：腰痛不得俯仰（腰脊神经痛及痉挛）。

委 阳

部位：在委中穴外一寸。
取穴：俯卧，从委中穴外开一寸两筋之间取之。
主治：腿足抽筋（腓肠肌痉挛），腰、背、腋下肿痛（腰、背神经痛及痉挛）。

委 中

部位：在膝腘窝之正中。
取穴：俯卧，从膝腘窝横纹中央动脉应手陷中取之。
主治：腰膝痛，膝不得伸，风湿痿痹，半身不遂。
备考：膀胱脉所入为合，为土穴。五行联用法之一，切此穴，左右揉。

膏 肓

部位：在第四胸椎之下，去脊旁开三寸。

取穴：正坐或俯卧，使肩胛骨与背肌相平，从第四胸椎下旁开三寸处取之。

主治：久病虚弱，咳逆（支气管炎），健忘（神经衰弱）。

膈 关

部位：在第七胸椎之下，去脊旁开三寸。

取穴：正坐或俯卧，从第七胸椎下，由至阳穴旁开三寸处取之。

主治：呕哕，呃逆。

志 室

部位：在第二胸椎之下，去脊旁开三寸。

取穴：俯卧，第二腰椎下，由命门穴两旁各三寸，与肾俞穴相平取之。

主治：腰背强痛，水肿。

承 山

部位：腓肠分肉间陷中。

取穴：俯卧，下肢伸直，足掌挺而向上，其腓肠部现出人字纹，从其尖下取之。

主治：腿肚转筋，痔疾，大便困难，大便下血（痔出血），腰背疼，肚子痛，食欲不振。

飞 扬

部位：在外踝上七寸。

取穴：正坐垂足，从外踝直上七寸，相离承山穴外斜下一寸处取之。

主治：腰、脚痛。

备考：足太阳络脉，别走少阴经脉。

昆 仑

部位：在外踝后，跟骨上陷中。

取穴：正坐垂足，从外踝后五分陷中取之。

主治：腰痛不能俯仰，脚疼不能履地，胞衣不下。

备考：本穴有缓解子宫痉挛的作用，故能下胞衣。孕妇禁用。膀胱脉所行为经，为火穴。五行联用法之一，切此穴，摩推。

申 脉

部位：在外踝下五分陷中。

取穴：从外踝直下五分，前后有筋，其穴在中间取之。

主治：头痛眩晕，腰、脚酸痛。

备考：八脉交会之一。

金 门

部位：在外踝下，丘墟穴后，申脉穴前。

取穴：从申脉穴之前下方五分，弯形陷中取之。

主治：小儿张口摇头，外踝疼。

备考：膀胱经之郄穴。

京 骨

部位：在足外侧大骨下，赤白肉际陷中。

取穴：按取足部外侧跖骨之膨大部，从其前之下部陷中取之。

主治：头痛，项强，鼻衄（鼻出血），腰背痛。

备考：膀胱脉所过为原穴。

束 骨

部位：在足小趾外侧本节后，赤白肉际陷中。

取穴：按取足小趾外侧本节后，赤白肉际陷中是穴位。

主治：项强，腰扭伤。

备考：膀胱脉所注为输，为木穴。五行联用法之一，切此穴，振颤。

足通谷

部位：在小趾外侧本节前陷中。

取穴：从足小趾外侧，本节前横纹端陷中取之。

主治：头痛，目眩，鼻衄，项痛（颈项神经痛）。

备考：膀胱脉所溜为荥，为水穴。五行联用法之一，切此穴，深压放。

至 阴

部位：在足小趾外侧去爪甲一分。

取穴：在足小趾外侧去爪甲一分处取之。

主治：风寒头痛，鼻塞，目痛。

备考：膀胱脉所出为井，为金穴。五行联用法之一，切此穴，点打。

四、配穴举例

（1）委中配肾俞：治腰痛，腰酸困。

（2）委中配承山：适用于腰背痛，腹胀痛，腿肚痛及转筋。

（3）承山配大肠俞：治疗腰痛，并有通调大便的作用。

（4）委中配承扶：适用于腰痛起坐困难。

（5）风门配肺俞：适用于咳嗽。

（6）肺俞配心俞：适用于补气血，能调节心肺功能。

（7）心俞配膈俞：适用于安神降逆。

（8）心俞配肾俞：适用于安心神，补肾气，能使心肾相交。

（9）京骨配大钟：为原络配穴。疏通经络，适用于腰腿痛，脚跟痛。

（10）京骨配昆仑：治后头痛，腰痛。

（11）委中配束骨：适用于腰腿抽痛。

（12）委中配大杼：治膝关节痛。

（13）委中配足通谷：治腰、脚关节痛。

（14）至阴配束骨：切摇法，可疏通经络，活血止痛。

第八节　足少阴肾经

一、肾经的循行径路

足少阴肾经的循行：起于足小趾之端，斜走足心，出于然谷之下，沿着内踝骨之后，转走足跟，由此上腿肚内侧出膝弯内缘，上股内后缘，通过脊柱，入属肾脏，联络膀胱；直行的脉，从肾脏通过肝膈，入肺，沿喉咙，挟舌根；有一支脉，从肺出来，络心，注胸中，与手厥阴心包络经相衔接（图6-8）。

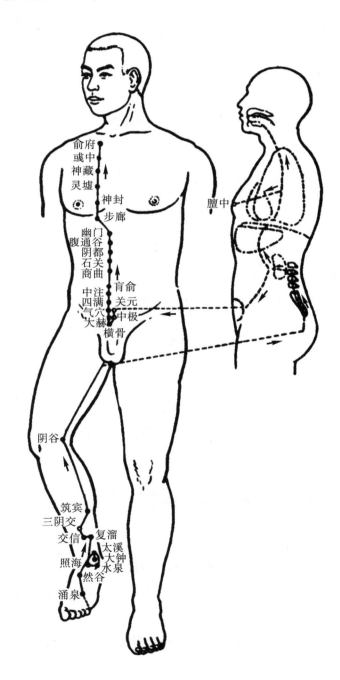

图6-8 足少阴肾经图

二、肾经的病候

足少阴肾经的感动病：心如悬，若饥状。气不足，则善恐。心惕惕，如人将捕之。本经脉发生的病变，为心热舌干，咽部肿，喉咙作干而痛，心烦，心痛，脊股内部后缘痛，嗜卧，足心热痛。

三、肾经的常用腧穴

肾经的腧穴，左右各 27 个穴位。常用的腧穴，左右各 14 个穴位。起于涌泉，止于俞府。

涌　泉

部位：在足心微前陷中。

取穴：足底去跟，从足掌之中央处取之。

主治：头痛，眩晕，舌干，足心热。

备考：肾脉所出为井，为木穴。五行联用法之一，切此穴，振颤。

然　谷

部位：足内踝前大骨下陷中。

取穴：从内踝之前大骨下方，当公孙穴后一寸处取之。

主治：喉痹，阳痿，小儿脐风口噤，足跗肿不得履地。

备考：肾脉所溜为荥，为火穴。五行联用法之一，切此穴，摩推。

太　溪

部位：在足内踝后，跟骨上陷中。

取穴：从内踝后侧与跟骨筋腱之间陷中取之。

主治：咽喉痛（咽喉炎），口中热唾（口腔炎），心痛，心闷（心内膜炎），肾虚，阳痿，牙龈疼，牙痛，清解内热。

备考：肾脉所注为输，为土穴。五行联用法之一，切此穴，左右揉。肾脉所过为原穴。

大 钟

部位：在足跟后踵中，大骨上两筋间。

取穴：从太溪穴下五分，略向后侧之筋间取之。

主治：足跟痛，小便淋涩，大便秘结。

备考：足少阴络脉，别走太阳经脉。

水 泉

部位：在太溪穴下一寸。

取穴：从照海穴之后，太溪穴之下，跟骨之内侧陷中取之。

主治：月事不来（月经闭止），小便淋沥（膀胱痉挛）。

备考：肾经之郄穴。

照 海

部位：在足内踝下四分。

取穴：当内踝骨直下骨尽处陷中取穴。

主治：咽干，咽痛（扁桃腺炎），大便秘结。

备考：八脉交会穴之一。

复 溜

部位：在内踝上二寸。

取穴：从太溪穴直上二寸处取之。

主治：水肿，腰脊痛，阴虚盗汗，肾阴虚。

备考：肾脉所行为经，为金穴。五行联用法之一，切此穴，点打。

阴 谷

部位：在膝内侧，大筋下，小筋上。

取穴：从腘横纹内侧端，按取小筋与大筋之间陷中取之。

主治：膝痛（膝关节炎），股内侧痛，阳痿，阴茎痛。

备考：肾脉所入为合，为水穴。五行联用法之一，切此穴，深压放。

大　赫

部位：在小腹部横骨以上一寸。

取穴：仰卧，从横骨上缘之上一寸，由中线旁开各五分，与中极穴相平取之。

主治：阳痿，遗精，女子赤带。

气　穴

部位：在小腹部，横骨上缘之上二寸。

取穴：仰卧，按取横骨上二寸，由腹中线旁开各五分，与关元穴相平取之。

主治：月经不调，腰脊痛。

备考：足少阴、冲脉经脉之会。

肓　俞

部位：在神阙穴旁开五分。

取穴：仰卧，从肚脐中心旁开各五分取之。

主治：寒疝腹痛（肠疝痛），目内眦痛（眼球充血）。

备考：足少阴、冲脉经脉之会。

幽　门

部位，在巨阙穴旁五分。

取穴：仰卧，从肓俞上六寸，巨阙穴旁各五分处取之。

主治：呕吐，吞酸。

备考：足少阴、冲脉经脉之会。

神　封

部位：在膻中穴旁二寸。

取穴：仰卧，从膻中穴旁开二寸，按取肋间陷中是穴位。

主治：胸胁痛（肋间神经痛），咳逆（支气管炎）。

中国医用点穴学

俞　府

部位：在璇玑穴旁开二寸。

取穴：仰卧，由璇玑穴旁开二寸，按取锁骨下缘陷中取之。

主治：咳逆上气（支气管炎），胸满（肺充血），胸痛（肋间神经痛），呼吸困难（肺气肿）。

四、配穴举例

（1）太溪配复溜：能止腰脊关节痛。

（2）太溪配内庭：适用于消炎解热。

（3）太溪配足三里：适用于清胃热。

（4）太溪配内关：适用于清解内热，滋阴补肾。

（5）复溜配委中：治肾虚腰脊痛。

（6）复溜配隐白：适用于固胎。

（7）照海配承山：适用于大便干，肛裂。

（8）太溪配太冲：能补肝肾，治阳痿。

（9）太溪配阴谷：治膝内侧关节痛。

（10）涌泉配复溜：用切摇法，能疏通经络。

第九节　手厥阴心包经

一、心包经的循行径路

手厥阴心包经的循行：起于胸中，出属心包络，联络上、中、下三焦；有一支脉，从胸出胁，至腋下三寸处，上行抵腋窝，沿上臂内侧，行太阴与少阴之间，入肘中，下行前臂两筋之间，入掌中，沿中指直达中冲穴；又一支脉，从掌内沿无名指出其端，与手少阳三焦经相衔接（图6-9）。

二、心包经的病候

心包经的感动病：手心热，臂肘拘挛，腋下肿。本经脉是主脉所生病变。如烦心，心痛，掌中热。

107

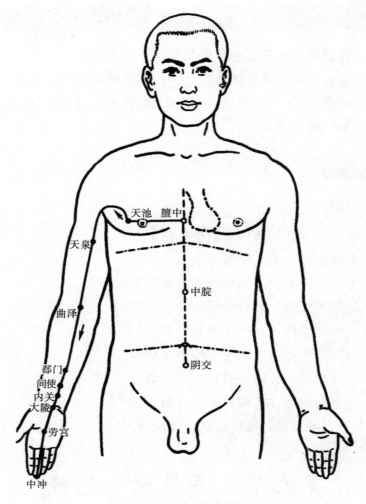

图 6-9　手厥阴心包经图

三、心包经的常用腧穴

心包经的腧穴，左右各 9 个穴位。起于天池，止于中冲。

天　池

部位：在乳头后一寸。

取穴：正坐或仰卧，从乳头后一寸，当第四肋间陷中取之。

主治：胸膈烦满（心外膜炎），胁肋疼痛（肋间神经痛），腋下肿（腋窝下发炎）。

天　泉

部位：曲腋下二寸。

取穴：从腋窝横纹之前端与曲泽穴相对成直线，曲泽穴直上七寸，从腋窝横纹前端下二寸处取之。

主治：胸中痛（肋间神经痛），心痛（心内膜炎）。

曲　泽

部位：在肘窝凹陷中。

取穴：伸肘，从肘窝横纹凹陷处大筋以内取之。

主治：心痛（心内膜炎），肘、臂、手腕不时动摇。

备考：心包经所入为合，为水穴。五行联用法之一，切此穴，深压放。

郄　门

部位：在掌后去腕五寸。

取穴：从掌后横纹以上五寸处取之。

主治：心痛，惊恐畏人（癔症）。

备考：手厥阴心包经之郄穴。

间　使

部位：在掌后三寸两筋之间。

取穴：从腕后横纹直上三寸，两筋之间取之。

主治：多惊悲恐（癔症），心中痛，腋肿肘挛。

备考：心包脉所行为经，为金穴。五行联用法之一，切此穴，点打。

内　关

部位：掌后去腕二寸两筋间。

取穴：从腕后横纹直上二寸，两筋间取之。

主治：心痛，心悸，发热，反胃，胸闷，气短。

备考：手厥阴络脉，别走少阳经脉。八脉交会穴之一。

大　陵

部位：在掌横纹两筋之间陷中。

取穴：从腕横纹正中两筋间陷中取之。

主治：心烦，心痛，喜笑不休，善悲泣，惊恐，手腕痛。

备考：心包脉所注为输，为土穴。五行联用法之一，切此穴，左右揉。心包络脉所过为原穴。

劳　宫

部位：在手掌中央。

取穴：屈无名指和中指，当两指端所着之中间处取之。

主治：手颤，口疮，龈烂。

备考：心包脉所溜为荥，为火穴。五行联用法之一，切此穴，摩推。

中　冲

部位：中指之端，去爪甲一分。

取穴：于中指端的正中，去爪甲一分取之。

主治：中风急救，小儿多哭，夜惊。

备考：心包脉所出为井，为木穴。五行联用法之一，切此穴，振颤。

四、配穴举例

（1）内关配大椎：适用于退热。

（2）内关配内庭：适用于解除胸胃之热。

（3）内关配膻中：治胸闷，气短，心烦不安。

（4）内关配太渊：适用于气短，气喘，心跳，胸疼等。

（5）间使配天井：治疗颈项淋巴结。

（6）间使配肩井：治疗颈项淋巴结。

（7）间使配后溪：适用于疟疾。

（8）大陵配阳溪：治桡侧手腕痛。

（9）大陵配阳谷：治尺侧手腕痛。

（10）大陵配间使：治手正中神经痛。

（11）大陵配外关：为原络配穴。能疏通表里、经络。

（12）曲泽配内关：治肘臂痛。

（13）中冲配间使：用切摇法，能疏通经络。

第十节 手少阳三焦经

一、三焦经的循行径路

手少阳三焦经的循行：起于无名指之端，沿手背至腕部，出前臂外两骨之间，上贯肘，沿上臂外侧上肩，交于足少阳经之后，入缺盆，分布于膻中，与心包脏相连络，循属上、中、下三焦；有一支脉，从膻中上出缺盆，上项连耳后，直上出耳上角，屈行绕颊至眼眶下；又一支脉，从耳后入耳中，出耳前，在颊部与前支脉相会，继续行至眼外角，与足少阳胆经相衔接（图6-10）。

二、三焦经的病候

三焦经的感动病：听力不清，咽喉肿痛。本经主气所生病变，如自汗出，眼外角痛，颊痛，耳后、肩臑、肘臂外缘皆痛，无名指不能运用。

三、三焦经的常用腧穴

三焦经的腧穴，左右各23个穴位。常用的腧穴，左右各13个穴位。起于关冲，止于丝竹空。

关　冲

部位：在无名指外侧，去爪甲一分。

取穴：从无名指外侧，去爪甲角一分取之。

主治：喉痹，唇干舌裂，肘臂痛（前臂神经痛）。

备考：三焦脉所出为井，为金穴。五行联用法之一，切此穴，点打。

液　门

部位：在小指与无名指间陷中。

取穴：握拳，于小指与无名指歧缝之间陷中取之。

主治：目赤，耳聋，咽肿，手臂痛。

备考：三焦脉所溜为荥，为水穴。五行联用法之一，切此穴，深压放。

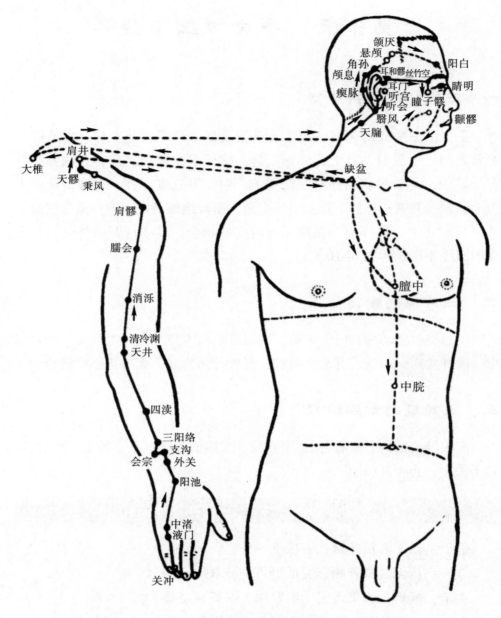

图 6-10 手少阳三焦经图

中 渚

部位：在小指、次指本节后陷中。

取穴：握拳，于四、五掌骨间，即无名指本节后外侧陷中取之。

主治：咽肿，肘臂痛，手指不能屈伸。

备考：三焦脉所注为输，为木穴。五行联用法之一，切此穴，振颤。

阳　池

部位：在手腕上横纹陷中。

取穴：从手背侧第四掌骨直上手腕横纹陷中取之。

主治：胃痛，腕痛，肩臂痛。

备考：三焦脉所过为原穴。

外　关

部位：腕后二寸，两骨之间。

取穴：从阳池穴直上二寸，两骨之间取之。

主治：耳聋，耳鸣，手指痛，肘臂不能屈伸。

备考：手少阳络脉，别走心主。

支　沟

部位：在腕后三寸，两骨间陷中。

取穴：从外关穴后一寸，两骨间陷中取之。

主治：胁肋疼痛（肋间神经痛），肩臂酸重（肱神经痛）。

备考：三焦脉所行为经，为火穴。五行联用法之一，切此穴，摩推。

会　宗

部位：在支沟穴外侧，约一横指处。

取穴：从支沟穴外一横指处，直对第五掌骨取之。

主治：耳聋，小臂皮肤疼痛。

备考：三焦经之郄穴。

天　井

部位：在肘尖后一寸，两筋间陷中。

取穴：屈肘，由肘尖直上一寸许陷中取之。

主治：颈项、肩、肘疼，偏头疼。

备考：三焦脉所入为合，为土穴。五行联用法之一，切此穴，左右揉。

肩　髎

部位：在肩髃穴后陷中。

取穴：从肩髃穴后一寸许，有凹陷处取之。

主治：肩重臂痛不能上举（肱神经痛）。

天　髎

部位：在肩胛骨之上部，肩胛棘中央之前方一寸处。

取穴：从肩胛骨之上部，肩井穴后一寸处取之。

主治：肩臂酸痛，颈项急（颈项部神经痉挛）。

翳　风

部位：在耳垂后陷中。

取穴：将耳垂按贴，于其边缘处取之。

主治：口眼㖞斜，口噤，言语不清，耳鸣，耳聋。

耳　门

部位：在耳前小瓣之上缺口处。

取穴：于耳翼前方，耳珠之上部缺口处，微前陷中取之。

主治：耳聋，耳鸣，齿痛。

丝竹空

部位：在眉外端。

取穴：从眉毛梢外端陷中取之。

主治：偏正头痛，目眩，齿痛。

备考：手、足少阳经脉之气所发。

四、配穴举例

（1）外关配风池：治疗外感两鬓头痛。

114

（2）外关配足临泣：适用于耳鸣、耳聋。为八脉配穴法。

（3）液门配关冲：适用于咽喉疼痛。

（4）中渚配翳风：适用于耳鸣。

（5）支沟配阳陵泉：治胁肋疼痛。

（6）阳池配内关：为原络配穴。适用于中焦有热。

（7）中渚配天井：治肘臂外侧痛。

（8）关冲配风府：适用于舌缓。

第十一节　足少阳胆经

一、胆经的循行径路

　　足少阳胆经的循行：起于眼外角，上抵头角，下至耳后，沿颈行手少阳之前，至肩上，交于手少阳之后，入缺盆；有一支脉，从耳后入耳内，出走耳前至眼外角后方；又一支脉，从眼外角，下至大迎，与手少阳经会合，至眼眶下颊车之上，再下颈与前一脉相合于缺盆，然后下胸中，过隔膜，联络肝脏，入属胆府，循胁里，出气街，绕毛际，横入髀厌中；直行的脉，从缺盆下腋，循胸，过季胁，与前一支脉下合髀厌中，再下沿髀关节的外侧，出膝外廉，下走外辅骨之前，直下抵绝骨之端，下出外踝之前，循足跗上，入小趾、次趾之间；又一支脉，由足背走大趾之间，循大趾歧骨内出其端，还贯爪甲后的三毛处，与足厥阴肝经相衔接（图6-11）。

二、胆经的病候

　　足少阳胆经的感动病：口苦，善太息，胸胁痛不能转侧。本经脉主骨所生的病变，如头角颌痛，眼外角痛，缺盆中肿痛，胸、胁、肋、髀、膝等部的外侧直至绝骨、外踝前，以及诸关节痛，足四趾不能运用。

三、胆经的常用腧穴

　　胆经的腧穴，左右各44个穴位。常用的腧穴，左右各31个穴位。起于瞳子髎，止于足窍阴。

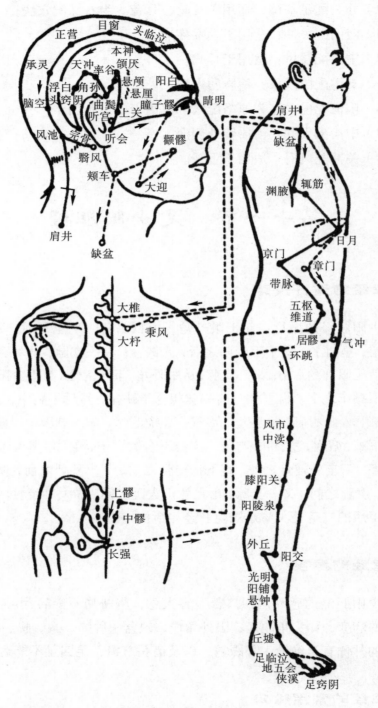

目窗　头临泣
正营
本神
承灵　　天冲　率谷　颔厌
浮白　角孙　悬颅　阳白
脑空　头窍阴　悬厘　瞳子髎　睛明
曲鬓　上关
听宫
风池　完骨　听会　颧髎
翳风
颊车　大迎
肩井
缺盆

肩井
缺盆
渊腋　辄筋
日月
京门　章门
带脉
五枢
维道
居髎　气冲
环跳

大椎
大杼　秉风

风市
中渎

膝阳关
阳陵泉

上髎　　　　　外丘
中髎　　　　　阳交
光明
长强　　　　　阳铺
悬钟

丘墟
足临泣
地五会
侠溪　足窍阴

图 6-11　足少阳胆经图

瞳子髎

部位：在目外眦角外五分。

取穴：合目，当外眦角纹之终止处取之。

主治：头痛，目痛，口眼歪斜（颜面神经麻痹）。

备考：手太阳、手足少阳三经脉之会。

听 会

部位：在耳前陷中。

取穴：于耳屏前下，张口有空间是穴位。

主治：耳鸣，耳聋，齿痛，口喎。

上 关

部位：在耳前骨上，开口有空间。

取穴：从耳前颧骨弓上侧，开口有空间取之。

主治：头风（偏头痛），目眩（眩晕），耳鸣，耳聋，齿痛，口眼歪斜。

备考：手足少阳、阳明经脉之会。

曲 鬓

部位：在颧骨之后上方。

取穴：从耳上微前，入发际一寸之处取之。

主治：偏头痛，口噤。

备考：足少阳、足太阳经脉之会。

率 谷

部位：在耳上入发际一寸五分。

取穴：从耳上入发际一寸五分处取之，以指按穴，咀嚼时随之而动。

主治：偏正头痛。

备考：足少阳、足太阳经脉之会。

完 骨

部位：在耳后入发际四分。

取穴：从耳后入发际四分，乳突之下际陷中取之。

主治：头风，后脑痛，口眼歪斜。

备考：足少阳、足太阳经脉之会。

本　神

部位：在神庭穴旁开三寸。

取穴：从神庭穴旁开三寸，当丝竹空直上入发际五分处取之。

主治：头顶痛，目眩，癫痫。

备考：足少阳、阳维经脉之会。

阳　白

部位：在眉中央直上一寸。

取穴：从眉上一寸与瞳子直对取之。

主治：头痛，目昏，目瞤动。

备考：足少阳、阳维脉经之会。

头临泣

部位：在目上，直入发际五分。

取穴：从阳白穴直上入发际五分处取之。

主治：目眩，多泪，外眦疼痛。

备考：足少阳、足太阳、阳维经脉之会。

目　窗

部位：在头临泣穴后一寸。

取穴：从头临泣穴直上一寸处取之。

主治：目赤痛（眼球充血），远视，近视。

备考：足少阳、阳维经脉之会。

脑　空

部位：在风池穴之上方，后头结节之外侧。

取穴：从风府穴直上一寸五分，旁开向下直对风池穴是穴位。

主治：头痛，头项强直不得回顾。

备考：足少阳、阳维经脉之会。

风　池

部位：在耳后，挟风府穴两侧陷中。

取穴：从风府穴两旁，项肌外侧入发际五分陷中取之。

主治：偏正头痛，感冒，目内眦赤痛，口眼歪斜，中风不语，张口困难。

备考：足少阳、阳维经脉之会。

肩　井

部位：在锁骨窝直上肩峰稍后处。

取穴：从大椎与肩髃两穴之正中点略向前处取之。

主治：头项强，肩背痛，手臂不举。

备考：手足少阳、足阳明、阳维经脉之会。

辄　筋

部位：在腋下三寸，前行一寸。

取穴：从腋下三寸，再向前量取一寸是穴位。

主治：吞酸呕吐。

备考：足太阳、足少阳经脉之会。

日　月

部位：在期门穴下一寸五分。

取穴：仰卧，从乳下三肋端，与期门穴相隔一肋取之。

主治：胁肋疼痛，太息，善唾。

备考：足太阴、足少阳、阳维经脉之会。胆之募穴。

京　门

部位：在第十二肋端下际。

取穴：侧卧，按取十二肋端下际取之。

主治：肠鸣洞泄，腰胁疼痛。

备考：肾之募穴。

带　脉

部位：在章门穴下一寸八分。
取穴：按取第十一肋骨前端直下，与脐相平之处取之。
主治：月经不调，赤白带下，腰胁疼痛。
备考：足少阳、带脉经脉之会。

居　髎

部位：在章门穴下八寸三分。
取穴：侧卧，从带脉穴斜向前下六寸五分处取之。
主治：腰引小腹痛，腿足诸疾。
备考：足少阳、阳跷经脉之会。

环　跳

部位：在髀枢中。
取穴：侧卧，屈上足，伸下足，股关节外侧横纹头取之。
主治：腰腿胯痛（坐骨神经痛），偏枯不遂，麻痹。
备考：足少阳、足太阳经脉之会。

风　市

部位：在膝上七寸，外侧之正中线上之中部。
取穴：直立，两手下垂，中指所至之处取之。
主治：中风瘫痪，腿膝无力。

膝阳关

部位：在阳陵泉穴上三寸，犊鼻穴外陷中。
取穴：屈膝，从膝关节外侧，筋骨之间取之。
主治：膝红肿不能屈伸，膝关节痛。

中国医用点穴学

阳陵泉

部位：在腓骨小头前下方陷中。

取穴：屈膝，从膝外侧关节之下，腓骨小头微前下方陷中取之。

主治：半身不遂，腿疼，膝痛不能屈伸，麻痹。

备考：胆脉所入为合，为土穴。五行联用法之一，切此穴，左右揉。筋会阳陵泉。

外　丘

部位：在外踝上七寸。

取穴：从外踝骨中央线直上七寸处取之。

主治：腓骨神经痛。

备考：胆经之郄穴。

光　明

部位：在足外踝上五寸。

取穴：从足外踝正中直上五寸处取之。

主治：目赤，膝痛。

备考：足少阳络脉，别走厥阴经脉。

阳　辅

部位：在足外踝上四寸。

取穴：从外踝上四寸，腓骨前沿取之。

主治：腿外侧及外踝等处疼痛。

备考：胆脉所行为经，为火穴。五行联用法之一，切此穴，摩推。

悬钟（又名绝骨）

部位：在外踝上三寸。

取穴：从足外踝正中线直上三寸处取之。

主治：膝、胫骨痛，中风手足不遂。

备考：八会穴之髓会悬钟。足三阳经之大络。

丘　墟

部位：在足外踝下微前陷中。

取穴：从第四趾直上，外踝前下方陷中取之。

主治：胸胁痛，髀枢、膝、胫骨酸痛（坐骨神经痛），麻痹。

备考：胆脉所过为原穴。

足临泣

部位：在足小趾、次趾本节后陷中。

取穴：按取足小趾、次趾本节后歧骨间陷中取之。

主治：目外眦痛，目眩。

备考：胆脉所注为输，为木穴。五行联用法之一，切此穴，振颤。

地五会

部位：在足小趾、次趾本节后陷中。

取穴：按取足小趾、次趾本节后陷中，去侠溪一寸取之。

主治：腋肿，足背红肿。

侠　溪

部位：在足小趾、次趾歧骨间，本节前陷中。

取穴：从第四趾外侧，本节前陷中取之。

主治：耳聋，目外眦痛，足少阳经下肢关节痛。

备考：胆脉所溜为荥，为水穴。五行联用法之一，切此穴，深压放。

足窍阴

部位：在足第四趾外侧，去爪甲角一分。

取穴：从第四趾端外侧，去爪甲角一分取之。

主治：头痛，目痛，舌强，麻痹。

备考：胆脉所出为井，为金穴。五行联用法之一，切此穴，点打。

四、配穴举例

（1）环跳配阳陵泉：治腰腿痛。

（2）阳陵泉配委中：治腰膝腿痛。

（3）环跳配委中：治腰腿痛。

（4）环跳配太冲：治腰腿痛波及拇趾。

（5）环跳配侠溪：治腰腿关节痛。

（6）阳陵泉配承山：适用于腰腿痛及腿肚转筋。

（7）阳陵泉配曲池：适用于半身不遂。

（8）阳陵泉配足临泣：治小腿外侧抽痛。

（9）绝骨配曲池：适用于半身不遂。

（10）丘墟配蠡沟：为原络配穴，有舒经活络作用。

（11）光明配合谷：适用于眼疾患。

（12）阳陵泉配曲泉：适用于膝关节风湿痛。

（13）阳陵泉配阴陵泉：治膝关节风湿痛。

（14）风市配阴市：适用于腿膝风湿痛。

（15）带脉配三阴交：适用于妇女白带多。

（16）足窍阴配足临泣：用切摇法，可疏通经络。

第十二节　足厥阴肝经

一、肝经的循行径路

足厥阴肝经的循行：起于足大趾丛毛之上，沿足背上，至内踝前一寸，再由踝上八寸，交叉到足太阴之后，上膝，沿股，入阴毛中，环绕阴器，抵小腹，挟胃，入属肝脏，联络胆府，上贯膈，布胁肋，沿喉咙之后，上入颃颡，连于目系，出额部，与督脉会合于头顶中央；有一支脉，从目系下行颊里，至唇内；又一支脉，复从肝脏过隔膜，注于肺中，与手太阴肺经相衔接（图 6-12）。

二、肝经的病候

足厥阴肝经的感动病：腰痛不能俯仰，丈夫㿉疝，妇人小腹肿。本经脉主肝所生的病变，为胸满，呕吐气逆，水泻，狐疝，遗尿，或小便不通。

123

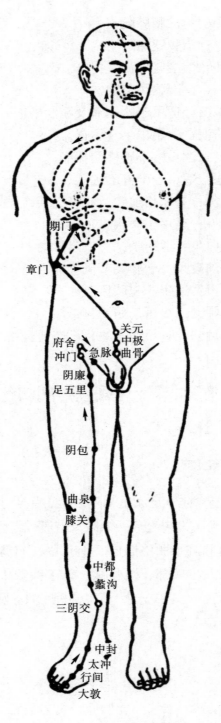

期门

章门

关元
中极
曲骨
府舍
冲门　急脉
阴廉
足五里

阴包

曲泉
膝关

中都
蠡沟

三阴交

中封
太冲
行间
大敦

图 6-12　足厥阴肝经图

三、肝经的常用腧穴

肝经的腧穴，左右各 14 个穴位。常用的腧穴，左右各 11 个穴位，起于大敦，止于期门。

大　敦

部位：在大拇趾爪甲根部。

取穴：从大拇趾爪甲根外侧约一分处取之。

主治：睾丸偏坠，疝气痛。

备考：肝脉所出为井，为木穴。五行联用法之一，切此穴，振颤。

行　间

部位：大趾与二趾之间。

取穴：从拇趾外侧本节后，离趾缝约五分处取之。

主治：茎中痛（阴茎痛），胁痛，失眠。

备考：肝脉所溜为荥，为火穴。五行联用法之一，切此穴，摩推。

太　冲

部位：在足大趾外侧本节后陷中。

取穴：用手指从足大趾、二趾之间，沿趾缝上压至尽处取之。

主治：头顶痛，呕吐，肝区痛，阳痿，早泄，白带淋浊，疝气痛，风湿痹痛，小儿受惊。

备考：肝脉所注为输，为土穴。五行联用法之一，切此穴，左右揉。为原穴。

中　封

部位：在足内踝前一寸筋里凹陷中。

取穴：从足内踝前下方一寸陷中，与解溪穴平，当解溪穴与商丘穴之间取之。

主治：阴缩入腹引痛，不得小便（膀胱疾患）。

备考：肝脉所行为经，为金穴。五行联用法之一，切此穴，点打。

蠡 沟

部位：在足内踝上五寸。

取穴。从足内踝前上方五寸，胫骨后缘取之。

主治：崩带（子宫内膜炎），月经不顺（月经不调），少腹痛（肠疝痛）。

备考：足厥阴络脉，别走少阳经脉。

中 都

部位：在内踝上七寸。

取穴：从蠡沟穴直上二寸处取之。

主治：少腹痛，崩中。

备考：肝经之郄穴。

膝 关

部位：在犊鼻穴下二寸旁陷中。

取穴：屈膝垂足，从膝关节之内侧，曲泉穴之下，约二寸处取之。

主治：膝内廉痛（膝关节风湿痛）。

曲 泉

部位：在膝内侧辅骨边。

取穴：屈膝，从膝关节内侧，腘横纹内侧端取之。

主治：少腹痛，小便难，茎中痛，阴股痛，膝关节痛。

备考：肝脉所入为合，为水穴。五行联用法之一，切此穴，深压放。

阴 包

部位：在膝上四寸，大腿内侧之下两筋之间。

取穴：屈膝，从大腿内上髁直上四寸，股内两筋之间取之。

主治：腰尻痛引小腹痛（腰部、臀部、下肢疼挛），小便难。

章 门

部位：在第十一肋骨前端。

取穴：侧卧，屈上足，伸下足，从十一肋骨尖端取之。

主治：肠鸣，腹胀，腰背冷痛。

备考：足少阳、足厥阴经脉之会。八会穴之脏会章门。脾之募穴。

期　门

部位：在乳下二肋端。

取穴：仰卧，从不容穴旁横向近肋骨边处取之。

主治：胁肋疼痛，呕吐酸水，饮食不下，缓解郁结。

备考：肝之募穴。足厥阴、足太阴、阴维经脉之会。

四、配穴举例

（1）太冲配昆仑：治腰脚痛。

（2）太冲配百会：治巅顶头痛。

（3）太冲配中极：适用于小腹痛。

（4）行间配大钟：治足跟痛。

（5）太冲配涌泉：适用于强腰固泄。

（6）大敦配阳陵泉：治小腿抽筋。

（7）太冲配光明：为原络配穴，疏通肝胆、表里、经络。

（8）期门配列缺：能平抑肝郁，通调经血。

（9）中封配大敦：用切摇法，可疏通经络。

（10）期门配足三里：适用于肝胃不和。

（11）章门配三阴交：适用于月经过多。

（12）章门配复溜：用于保胎。

第十三节　督　脉

一、督脉的循行径路

督脉的循行：起于尾闾长强穴的会阴部，上循脊柱，至风府入脑内，再上巅顶，沿额下至鼻柱（图6-13）。

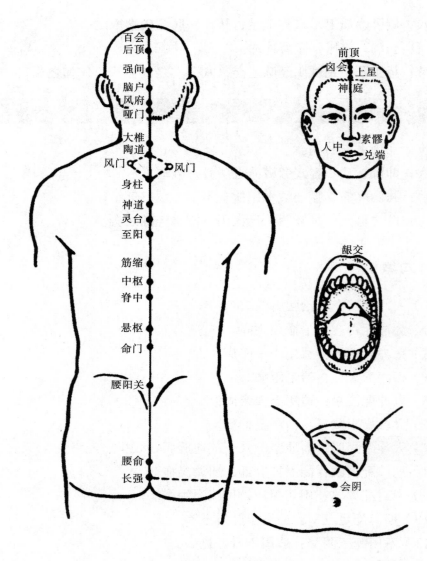

图 6-13 督脉图

二、督脉的病候

督脉的主要病候：脊柱强直，角弓反张。

三、督脉的常用腧穴

督脉的腧穴，计有 28 个穴位。常用的腧穴，有 18 个穴位。起于长强，止于龈交。

长　强

部位：在骶骨尖端之下际。

取穴：俯卧，按取骶骨下端，与肛门之间陷中取之。

主治：肠风下血（肠出血），腰脊强急（腰神经痛）。

备考：足少阴、足少阳之会。督脉之络脉，别走任脉。点本穴只宜用平揉法与压放法。操作时，宜垫一张薄纸于穴位上，以保持卫生。

腰　俞

部位：在第四骶骨下，骶骨管裂孔中。

取穴：俯卧，当第四骶椎棘突下方的凹陷处取之。

主治：腰、脊痛。

腰阳关

部位：在第四、五腰椎棘突之间。

取穴：俯卧，从第四腰椎之下取之。

主治：腰、脊痛。

命　门

部位：在第二、三腰椎棘突之间。

取穴：俯卧，从第二腰椎之下陷中取之。

主治：腰痛，脊强（腰神经痛），遗尿，阳痿，角弓反张。

筋　缩

部位：在第九胸椎下。

取穴：俯卧，从第九胸椎棘突之下取之。

主治：腰、脊痛，角弓反张。

至　阳

部位：在第七胸椎下。

取穴：俯卧，从第七胸椎棘突之下取之。

主治：胃寒不思食（消化不良），黄疸。

神　道

部位：在第五胸椎之下。
取穴：俯卧，从第五胸椎棘突之下取之。
主治：头痛，健忘，惊悸（脑神经衰弱）。

身　柱

部位：在第三胸椎之下。
取穴：正坐或俯卧，从第三胸椎棘突之下取之。
主治：癫痫，夜惊，喘咳。

陶　道

部位：在第一胸椎之下。
取穴：正坐，从第一胸椎棘突之下取之。
主治：疟疾（间歇热），感冒，发热。

大　椎

部位：在第七颈椎与第一胸椎之间。
取穴：正坐，从第七颈椎棘突之下与第一胸椎棘突之上陷中取之。
主治：疟疾，感冒，热病，项强。
备考：手足三阳、督脉经脉之会。

哑　门

部位：在后发际正中点，入发际五分。
取穴：正坐，从后发际正中，入发际五分陷中取之。
主治：舌强不能言，头风头疼。
备考：督脉、阳维经脉之会。

风　府

部位：在项后，入发际一寸。

取穴：正坐，从项后入发际一寸陷中，或以手指压至后头骨边缘之下正中取之。

主治：头痛，项强，舌缓不语。

备考：足太阳、督脉、阳维三经脉之会。

脑 户

部位：在枕叶粗隆上缘。

取穴：从风府穴之上一寸五分处取之。

主治：癫痫，颈项强痛。

备考：足太阳、督脉经脉之会。

后 顶

部位：在百会穴后一寸五分。

取穴：正坐，从百会穴之后方一寸五分处取之。

主治：头昏眩晕，头顶痛，项强。

百 会

部位：在前顶穴后一寸五分。

取穴：正坐，从两耳尖直上，当头之正中向前，直对鼻尖，正放在前顶穴与后顶穴之正中点取之。

主治：惊悸，健忘，中风，头痛，目眩，鼻塞，脱肛。

备考：手足三阳、督脉经脉之会。

前 顶

部位：在上星穴后二寸五分。

取穴：正坐，从上星穴上一寸为起点，由起点到百会穴之间陷中取之。

主治：头昏，目眩，头顶痛。

上 星

部位：在前发际入发一寸。

取穴：正坐或仰卧，从前发际正中入发一寸取之。

主治：头风头痛（前额神经痛），鼻流清涕（鼻炎），鼻衄（鼻出血）。

水　沟

部位：在鼻柱下人中沟。

取穴：从人中沟上三分之一的上端取之。

主治：中风口噤，口眼歪斜，小儿惊风。为不省人事之急救穴。

备考：督脉、手足阳明经脉之会。

四、配穴举例

（1）百会配命门：适用于癫痫，受惊。

（2）百会配关元：适用于催眠、安神。

（3）百会配廉泉：适用于慢性咽痛。

（4）百会配风府：适用于中风后遗症。

（5）百会配承山：适用于脱肛。

（6）命门配膀胱俞：适用于小儿尿床。

（7）腰俞配筋缩：适用于脊柱疼痛。

（8）腰俞配委中：适用于腰骶部疼痛。

第十四节　任　脉

一、任脉的循行径路

任脉的循行：起于中极之下，上毛际，沿着腹内。上过关元，到喉咙，至颊下，走面部，深入眼内（图6-14）。

二、任脉的病候

任脉的主要病候：男子易患各种疝症，女则易患赤白带下与腹中结块。

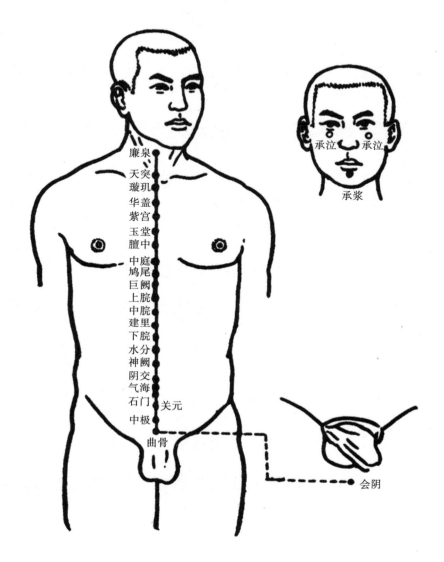

图 6-14　任脉图

三、任脉的常用腧穴

　　任脉的腧穴，计有 24 个穴位。常用的腧穴，有 20 个穴位。起于会阴，止于承浆。

会　阴

　　部位：在两阴之间。

取穴：仰卧，屈两膝，从阴囊后与肛门之间取之。

主治：遗精，阳痿，早泄。

备考：任脉、督脉、冲脉三脉之起点。任脉络穴。本穴只可用于男性点穴，手法只宜用平揉法与压放法。

中 极

部位：在脐下四寸。

取穴：仰卧，从脐下四寸处取之。

主治：小便不利，遗尿（膀胱括约肌麻痹），月经不调，子门不端（子宫不正），绕脐痛。

备考：膀胱之募穴。足三阴、任脉经脉之会。

关 元

部位：在脐下三寸。

取穴：仰卧，从中极穴上一寸处取之。

主治：带下，痛经，脐下绞痛，泄痢，遗尿，遗精，阳痿，早泄，诸虚百损。

备考：小肠之募穴。足三阴、任脉经脉之会。

石 门

部位：在脐下二寸。

取穴：仰卧，从脐下二寸处取之。

主治：经闭，泄痢不止，小腹绞痛。

备考：三焦之募穴。

气 海

部位：在脐下一寸五分。

取穴：仰卧，从石门穴直上五分处取之。

主治：遗溺（小儿遗尿），绕脐痛，肚痛，正气不足。

阴 交

部位：在脐下一寸。

取穴：仰卧，从脐下一寸处取之。

主治：阴痒，小便痛（女子尿道炎），阴汗湿痒，绕脐冷痛。

备考：任脉、少阴、冲脉经脉之会。

神 阙

部位：在肚脐窝之正中。

取穴：仰卧，从肚脐之中央取之。

主治：肠鸣，腹痛，泄痢，小儿乳利。

备考：此穴只宜用平揉与压放手法。

水 分

部位：在肚脐上一寸。

取穴：仰卧，从肚脐之上一寸处取之。

主治：水病腹坚（水肿）。

下 脘

部位：在肚脐上二寸。

取穴：仰卧，从神阙穴与中脘穴中点取之。

主治：胃胀腹痛，呕吐，不嗜食。

中 脘

部位：在肚脐上四寸。

取穴：仰卧，自胸蔽骨至肚脐中心之中间取之。

主治：心痛，腹胀，呕吐反胃，消化不良，不思食，腹泻，痢疾。

备考：手太阳、手少阳、足阳明、任脉经脉之会。胃之募穴。八会穴之腑会中脘。

上 脘

部位：在肚脐上五寸。

取穴：仰卧，从中脘穴上一寸处取之。

主治：肠鸣，腹痛，饮食不化。

备考：足阳明、手太阳、任脉经脉之会。

巨 阙

部位：在中脘穴上二寸。

取穴：仰卧，从上脘穴上一寸处取之。

主治：心痛，呕逆，惊悸，健忘。

备考：心之募穴。

中 庭

部位：在膻中下一寸六分陷中。

取穴：仰卧，从两乳之间正中，向下一寸六分陷中取之。

主治：呕吐，饮食不下。

膻 中

部位：在胸骨上，两乳头之中间。

取穴：仰卧，从两乳头之中间取之。妇女按取第四肋骨间隙之中间取之。

主治：胸疼，气短，咳逆上气（支气管炎），心下悸（心悸亢进）。

备考：八会穴之气会膻中。

玉 堂

部位：在膻中穴上一寸六分。

取穴：仰卧，从膻中穴上一寸六分处取之。或按取左右第三肋骨内端之中间取之。

主治：咳逆（支气管炎），胸膺骨痛。

华 盖

部位：在璇玑穴下一寸六分。

取穴：仰卧，于璇玑穴下一寸六分处取之。

主治：咳逆，喉痹（咽喉炎），胸胁满痛。

璇 玑

部位：在天突穴下一寸。

取穴：仰卧，从华盖穴上一寸六分处取之。或按取胸骨柄中央与左右第一肋骨之间取之。

主治：咳逆上气（支气管炎），喉痹咽肿（扁桃腺炎）。

天 突

部位：在结喉下宛宛中。

取穴：从璇玑穴上一寸处取之。

主治：喉痹，咽肿，咽干（扁桃腺炎及咽喉炎），咳嗽（支气管炎），气喘。

备考：阴维、任脉经脉之会。

廉 泉

部位：在喉头结节上方陷中。

取穴：仰卧，从颈前部，喉头结节上方陷中取之。

主治：上气咳逆，咽肿咽痛，舌下肿说话难。

备考：阴维、任脉经脉之会。

承 浆

部位：在下唇之下方，颏唇沟之中央。

取穴：从颏唇沟之中央陷中取之。

主治：口眼㖞斜，龈肿牙疼。

备考：手足阳明、督脉、任脉经脉之会。

四、配穴举例

（1）膻中配百会：有提补作用，用于气虚下陷，如胃下垂。

（2）膻中配气海：补气，用于气虚及气不足之症。

（3）膻中配乳根：适用于通乳。

（4）气海配关元：适用于阳痿。

（5）气海配会阴：适用于遗精。

（6）中脘配气海：适用于肠胃病。

（7）神阙配命门：适用于慢性腹泻。

（8）膻中配璇玑：适用于咳嗽。

（9）膻中配巨阙：适用于心跳、气短。

经外奇穴是临证治疗中经常用的穴位，它可以反映出人体不同部位生理及病理的表现，也可作为因疾病气血回流瘀滞的反应点。而这个表现部位或反应点与十四经脉却没有直接的联系。经外奇穴分布在人体头、面、颈项、腰背、腹、四肢等部。在点穴临证应用中，经常会用到经外奇穴，而这些奇穴没有其本属的经络。在点穴进行补泻手法的操作时，就要依据奇穴部位所邻近的经络，参照其经络的循行方向，进行迎随补泻，针对不同的症状发挥奇穴独到的作用和点穴治疗的效果。

第七章

常用的经外奇穴

第一节 头、面、颈项部

印 堂

部位：在两眉头之正中间。

取穴：从两眉头之正中，按取有凹陷处是穴位。

主治：小儿惊风。

备考：补泻按照督脉。

鱼 腰

部位：在眉毛之中间，直对瞳孔。

取穴：从眉毛之中间，让患者目前视，直对瞳孔取之。

主治：目翳，眉毛脱落。

备考：平揉补泻法同足少阳经。宜用压放或点弹手法。

目外眦

部位：在两眼珠的外侧角。

取穴：从两眼外侧角近眼眶边缘内取之。

主治：目翳（白内障）。

备考：仅宜用压放手法。操作时，不要压撞眼球。

上迎香

部位：在鼻翼以上，鼻骨两侧的凹陷处。

取穴：按取鼻翼两侧，向上近鼻骨凹陷处是穴位。

主治：鼻涕，鼻塞（慢性鼻炎）。

备考：宜用平揉法与压放法。预防保健可做摩擦法。补泻同手阳明经。

颈百劳

部位：在大椎穴上二寸，旁开一寸。

取穴：正坐，从大椎穴上二寸，旁开各一寸处取之。

主治：瘰疬。

备考：平揉补泻同足太阳经。

抑　咳

部位：在结喉下一寸许。

取穴：仰卧，按取结喉下正中一寸许有凹陷处是穴位。

主治：咳嗽。

备考：咳嗽时，用指端压住此穴即效。

颈　综

部位：在第七颈椎之上两侧。

取穴：正坐，从第七与第六颈椎之间两侧的凹陷处取之。

主治：颈项活动不灵活，手发麻（颈椎增生或颈椎综合征）。

第二节　腰背、腹部

项　强

部位：在肩上靠近颈项后侧。

取穴：从肩上颈项后侧的底部，按之有筋，筋两侧两穴（即筋的前后）。

主治：颈项强直（落枕）不得左右顾和前俯后仰。

腰　眼

部位：在腰脊两侧的凹陷部。

取穴：俯卧，从腰脊两侧离脊中线约四横指的凹陷处是穴位。

主治：腰眼处疼痛。

腰夹脊

部位：在五个腰椎，每一腰椎之下的两侧。

取穴：俯卧，从每一腰椎棘突之下的两侧，离中线约五分处取之。

主治：腰、脊疼痛（腰椎增生）。

备考：每一腰椎两侧各一穴，五个腰椎两侧各五穴。

三角灸

部位：在肚脐以下的两侧。

取穴：以无伸缩性的绳，量患者口两角之长度，延长 3 倍，折叠成等分三角形，上角置于肚脐中心，下边两角下垂相平尽处是穴位。

主治：疝气，偏坠。

第三节 四肢部

中　泉

部位：在手背侧，手腕横纹中间陷中。

取穴：从手背侧腕横纹，于阳池与阳溪两穴之间的陷中取之。

主治：手背痛。

备考：平揉补泻同手三阳经。

外劳宫

部位：在手背正中央。

取穴：从中指与无名指缝往上按取手背中间的凹陷中是穴位。

主治：手指不能伸。

备考：平揉补泻同手三阳经。

鹤　顶

部位：在膝盖骨上缘。

取穴：从膝盖骨上缘正中处取之。

主治：膝痛，两腿无力。

备考：平揉补泻同足三阳经。

膝　眼

部位：在膝盖之下，两旁陷中。

取穴：正坐屈膝，从膝盖下两旁凹陷处取之。

主治：膝冷痛，膝关节风湿痛。

备考：膝盖两旁为两穴。平揉补泻，在里的一穴，相同于足太阴经；在外的一穴，相同于足阳明经。

阑　尾

部位：在足三里穴下稍前二寸。

取穴：于膝下五寸，胫骨外侧陷中取之。

主治：肠痈腹暴痛（阑尾炎）。

备考：平揉补泻与足阳明经相同。

第八章

保健方法

保健法，是预防疾病和人体老化的方法。最常见的是预防感冒、消化不良、肩周炎、颈椎病、腰痛等病。老化在人体头面部较易出现，如脱发、牙病、视力减退、鼻炎、咽炎，以及听力减弱等。本章就是根据上述情况，介绍了按全身分部位进行自我点穴与运动相结合的一种保健方法。

第一节　头面部美容保健法

　　头为一身之首，为五体之冠，为人体生命之枢纽。面部有五官，为之七窍。五脏藏精气，反映于七窍之五官。肝开窍于目，心开窍于舌，脾开窍于口，肺开窍于鼻，肾开窍于耳。

　　人体之老化的出现，以五脏精气之衰退，必然表现在头面部位。头发的脱落，眼角鱼尾纹的出现，以及面颊与颏颐等处的皱纹增多，骤看，即认为是老化状态。要知面部包含着五官，五脏精气反映于五官，而五官功能之强弱，则又与五脏精气之盛衰有着极为密切的关系。头面部的保健法不仅能推迟面部皱纹的出现，还可由于直接运动各器官的功能使身体健康。这样，不仅在精神面貌上具有美容感，而且相对地使五脏精气老化得以推迟。现将头面部的保健法，按面部各器官依次叙述如下（图 8-1）。

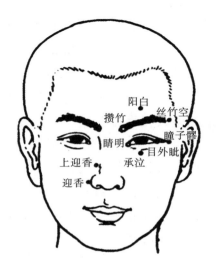

图 8-1　保健法面部穴位图

一、扣齿法

　　早上起床之前，仰卧，口唇闭合，
上下牙齿开合性地相对着扣。不须用力，轻轻地使上下牙齿一开一合地连续扣 36 次，就像正常的脉搏搏动似的均匀地扣。扣齿的过程，口唇始终要闭合着。此法有固齿作用。

二、明目法

　　目通于肝，秉性易暴躁者多闹眼病。年老者大多视力减退。老年人遇劳累或天热时，眼角多见白液点，俗称眼屎。还有迎风流泪，甚者还会有白内障等。明目法就能防治以上病症的出现。

　　（1）擦掌敷目：仰卧，闭目，两手掌对擦 36 次；这时，两掌微热，两眼睑轻闭，将擦热的两手掌轻轻地放在两眼睑的皮肤表面上，微敷即两掌离去。

145

（2）压、捏两目内眦角：两目仍轻闭，用两手的中指端，压在两睛明穴上，轻压轻放 36 次，或 50~100 次。然后，改以拇、中指，将睛明穴处的眼角上下眼睑捏住提起；继而，将捏提松放。这样，一捏提起，一松放为 1 次。次数与压放相一致。

（3）压、捏目外眦角：操作方法与压、捏目内眦角法一致，次数相同。

（4）压放眼周围穴：两目仍旧轻闭，用两拇指端的外侧，压住两瞳子髎穴，角度斜向外侧下压，继而上放，次数与前法相一致。再以两手中指端，压住两攒竹穴；继以拇指端，压住两丝竹空穴；两食指端，压住两阳白穴，同时，在这两侧的 3 个穴位上，用压指进行压放的操作。其压劲仍宜轻，但压放的角度是偏于外向的，而次数仍与前边方法相一致；接着，用两手中指端，压放两承泣穴，方法同前。

以上各穴的压放法，都是以眼为中心的外向压。外向，具有放散性，能消除眼视力疲劳感。

（5）双目运转：两眼睑仍旧轻轻闭合，两眼球做环绕式的环视运转。先做顺时针运转 7 次；继之，再逆时针运转 7 次。顺逆交替着运 49 次为止。在运转的过程中，特别注意不要用力，要缓慢地做此项运转法。之后，两眼睑由闭合而睁开做 3 次。这样，可借眼睑闭睁，使眼热向外放散，有预防火眼之效。

三、舌体运动法

舌通于心，舌体运动相对地对心脏有好处。凡是舌质色淡的，一般为心血不足；舌尖发红，则属心有热；舌体不灵活的，则血管硬化的可能性较大；舌体半边发麻，要考虑是否为中风先兆。

舌体运动，不仅可防治以上各种征象的出现，还可促进味觉与语言功能的加强。同时，还使口腔也随着运动。所以，能增进味觉的功能，就在于此。

1. 舌体伸缩运动

仍旧仰卧，口微开，伸舌于口唇之外，舌尖朝着上唇之前方，稍停，即将舌体收回于口腔内，此为 1 次。此法共做 9 次。再伸缩 9 次，但舌尖改为朝着下唇之前下方。第 3 个 9 次伸缩，则将舌尖伸到上牙齿的外上方，即上口唇的内后方。第 4 个 9 次伸缩，则将舌尖朝着下牙齿的外下方，即下口唇的内后方。第 5 个 9 次伸缩，则将舌尖朝着上牙齿的内上方，即上颚的前边。第6个9次伸缩，则舌尖是朝着下牙齿的内下方，即下牙根的里边。第7个9次伸缩，是将舌尖朝着口腔内的左侧颊里伸。第8个9次伸缩，则改向口腔内的右侧颊里伸。每个9次的伸缩，都分别有一伸与一缩，它好像脉象的伸张与收缩。因此，在每一次的伸缩舌体的时候，应该是缓慢一些，不宜做得快了。缓慢是要求在伸缩的活动过程中，以便与脉象搏动相一致（图8-2至图8-4）。

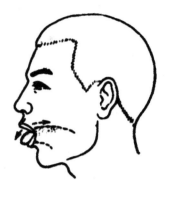

图8-2　舌体伸缩运动图（一）

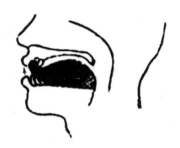

图8-3　舌体伸缩运动图（二）

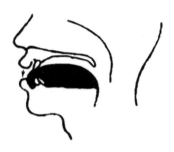

图8-4　舌体伸缩运动图（三）

2.舌体运转

舌体运转的范围，即口唇之内与牙齿之外的中间部位；其次，为口腔之内的周围部分。开始仍以舌尖带领舌体做运转，先做口唇与牙齿的中间部分，舌尖从口唇内的左上牙外起，逐渐从左往右由上转往下口唇，复由下往左运转到原起的部位。此乃为周而复始运转一周为1次。这样运转，如顺时针运转，为1次。照样，共运转9次；再相反地运转，即从右侧开始，如逆时针运转，也是9次。口腔内运转，也就是在牙齿里边的周围运转，先从左上往右，即顺时针运转9次；然后改为从右上往左，即逆时针运转9次。按运转范围和运转顺逆方向，共为4个9次运转。在每一周的运转中，要均匀缓慢，切勿使舌体吃力，这样能活血脉畅心气，久则有益于心脏的功能（图8-5）。

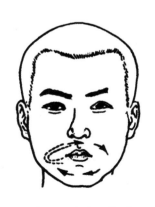

图8-5舌体运转图

147

在做完舌体运转之后，口内就产生津液。按舌通于心，心属火，舌运生津液，则为水火既济。因此，应将口中津液咽入于胃，以增强脾胃功能（心属火，脾属土，火能生土）。

四、鼓漱法

本法可以活动口与面颊，增强咀嚼功能，因而，它有益于脾胃的消化。同时，也能推迟两颊口吻等处的皱纹出现。

（1）上下口唇相合，上下牙齿相合，两者闭合不须用力。

（2）口中鼓气，继将鼓来的气做伸缩活动。由于鼓气的伸缩，则口颊的肌肉（鼓气时，口唇与牙齿仍旧合着）随着伸缩活动，如漱口状，但鼓漱伸缩活动，仍宜缓慢，以取得与脉跳相一致。鼓漱伸缩为1次，一般做36次。鼓漱之后的口液仍须咽入，以增进胃液，有消除口渴之效。

五、浴面法

浴面二字，即洗脸的意思。浴面法，不是用水浴，而是用手掌擦面部。这种方法针对着面部出现皱纹多的部位，如前额有额纹，两目外有鱼尾纹，两侧面颊的颊纹，口角下边的颐纹等。

浴面法的摩擦运动有推迟面部皱纹出现的作用，但必须与五官（即眼、耳、口、鼻等）点穴运动相结合，才能发挥其美容的效果。

（1）摩擦前额：仍仰卧，将两手掌放在前额部，从眉毛以上起，向上至前发际上，在这个范围内进行摩擦。由眉毛以上，摩擦至发际为1次。次数可做50~100次。摩擦手法要轻，手法操作过程要均匀（图8-6）。

（2）摩擦正面部：仍将两手掌放在面部，即两目之下到颏颐的部分进行摩擦。两手掌在这个范围内，从上往下摩擦。其手法操作及次数与前法相同（图8-7）。

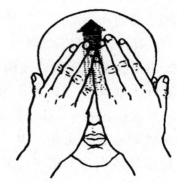

图8-6 摩擦前额图

前两个摩擦法，一种是在眉上者，往上摩擦；另一种是在眼以下者，往下摩擦。这样，就使摩擦兼有其他作用，即放散眼视力疲劳引起的发热。

（3）摩擦两颊：这个摩擦部位，是从两鬓经两颊到下颌部，是用两手指掌，从上往下摩擦。可引少阳之风火，经足阳明而下行。手法的操作及次数与前两法相同（图8-8）。

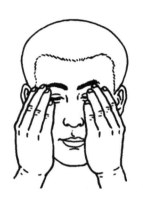

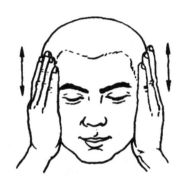

图8-7　摩擦正面部图　　　　　图8-8　摩擦两颊图

六、鼻翼摩运法

鼻通于肺，肺司呼吸，鼻乃呼吸出入之通道。肺吸入的清气和呼出的浊气均要经过鼻腔的通道腔孔。鼻腔在吸入空气的过程中，除正常的气味之外，还有一些冷、热及异味等刺激。因而，容易感染鼻炎，引起鼻腔的不适感。如，慢性头痛、鼻塞、或鼻流清涕等。如经常坚持做，鼻翼摩运法，不但能预防鼻炎，还可把慢性鼻炎治好。

1. 摩擦迎香

将两手鱼际穴放在鼻翼两旁的迎香穴位上，然后从上往下摩擦36次。每次的摩擦过程要均匀轻缓。鱼际穴为肺经的火穴，从上往下摩擦迎香穴，有逆着经络的作用。同时，又有从鼻翼外散的作用。这样，即可使鼻热和结滞外散。手法操作，也可摩擦50~100次（图8-9）。

2. 摩擦上迎香

图8-9　摩擦迎香穴图

将两食指的第二节屈曲，使二间穴放在上迎香穴位上。继之，使穴与穴，从上往下地摩擦。手法及次数要求与迎香穴相同。二间穴为大肠经的水穴，因而此法有增进水分及消除鼻腔干燥的作用，且可促进鼻黏膜的收缩。2个穴位摩擦结合起来，就形成先扩张后收敛，实即加强了营的收缩与卫的扩张功能（图8-10）。

3. 捏鼻运转

先用一手的拇、食二指，捏住鼻翼两侧。继之，捏手顺时针运转一圈为1次。运转速度要均匀轻缓。次数与摩迎香穴相同。然后，换另一手照前法逆时针运转。手法与次数均同前法。用右手捏鼻翼运转为顺时针，左手捏鼻翼运转为逆时针（图8-11）。

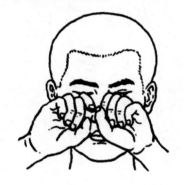 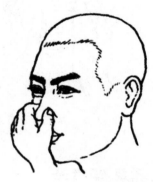

图 8-10　摩擦上迎香穴图　　　　图 8-11　捏鼻运转图

七、耳聪保持法

耳通于肾，人老肾先老，老则多出现听力减退，甚至还有重听者。耳聪保持法，即保持耳的听力。它既可作为预防，也可使慢性听力逐渐好转。为了达到听力的防治，此法必须长期运用，养成一种良好的生活习惯，确实能收到预期的效果。

1. 捏运耳轮

仰卧，以两手拇、食指捏住（食指在耳轮上部，拇指在耳垂部，两指相捏，则遮盖住耳孔）耳的上下部；两手捏住两耳轮，同时相对地运转，也就是右侧为顺时针运转，左侧为逆时针运转。运转手法的速度应轻缓均匀，次数为36圆圈次。捏转一圆圈为1次。此法也可做50~100次。

2. 摩擦耳前穴

耳屏前上方为耳门穴；耳屏前中间为听宫穴；耳屏前下方为听会穴。这3个穴位主要都能治疗耳的病症。如，听力减退、重听、耳鸣或耳道病等。操作时，将两手的中指顺着两耳屏前边的3个穴位的上下范围压住，继将食指放压在两耳轮后边，食指紧靠着耳轮上下根部，然后，食指与中指在所压按的部位做摩擦。摩擦从上往下为 1 次，次数为 36 次。每一次的摩擦，既要顺序从上往下（肾在下，往下以应肾；火易升，往下引火下行），又要轻缓均匀。起作用者，用中指、食指以助操作，在收效上有辅助作用（图 8–12）。

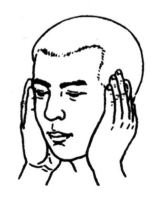

图 8–12　摩擦耳前穴图

3. 鸣天鼓

具体操作是：在两耳及后脑部。仰卧，用两手掌的近腕部处，压两耳轮，向前盖住两耳孔，指端即中指、食指恰好压在后脑部。但食指要压在中指的上边，这时压耳轮的手掌不动；中指上翘，食指下压；上翘下压则分离；分离后的食指，压劲恰好打在脑户穴两侧的玉枕穴上，发出打击声，且有震动感。故此法叫鸣天鼓。指打一声为 1 次，一般做 36 次。鸣天鼓 36 次的过程中，相互要均匀和缓（图 8–13、图 8–14）。

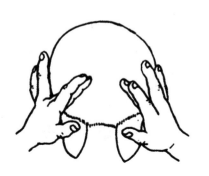

图 8–13　鸣天鼓图（一）

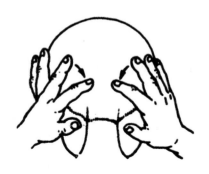

图 8–14　鸣天鼓图（二）

八、摩擦风池穴

风池二穴，在耳后宛宛中。以其所在部位容易被风侵袭，故名风池。摩擦此穴，且能每日坚持，确能预防感冒、中风（歪嘴风）。对慢性头昏、耳病、眼疾等都有防治作用。

具体操作是：仰卧，两手拇指外侧的少商穴，放在两风池穴处，其余 4 个手指扶持着后头部，往高略抬离枕，以便于拇指的摩擦。继之，两侧压风池穴的拇指少商穴，做上下摩擦，即从上往下和从下往上反复摩擦为 1 次。连续做 50~100 次。
手法不宜重,重则摩伤皮肤。快
慢也要适中(图 8-15)。

本法重点是以少商穴摩擦风
池穴,因此,对慢性咽炎也有防
治作用。

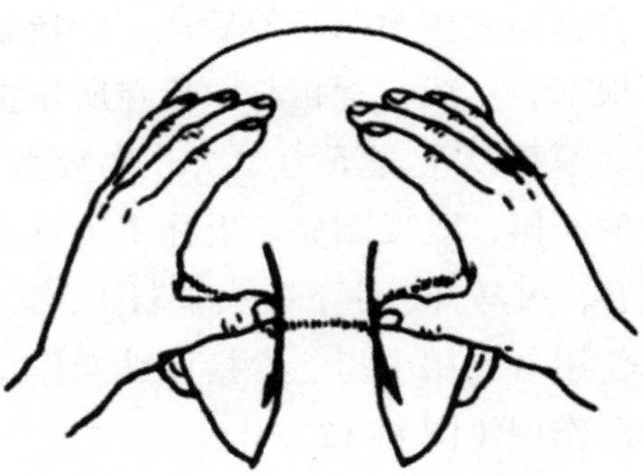

图 8-15　摩擦风池穴图

九、梳头法

头为诸阳之首,全身之阳
会于头顶。因而,头部易患热证,梳头则能引火下行,又能促进头发
之新陈代谢,并保持发色之光泽。故有防治头发脱落的作用。脱发形
成的病症(青年人脱发、大片脱落)须配合全身点穴才是有效的。本
文所谈的防治脱发是指一般性脱发,或在未脱发之前使用此法,有预
防作用。

具体操作是:正坐,以两手的五指,从前发际开始,往后发际梳,
两拇指置于两鬓部,而两手的四指间隔置于前发际处;继之,各指端着
于头皮,如梳头状往后梳至后发际,此为 1 次。每梳 1 次都是从前发际
到后发际,共梳 36 次。

第二节　颈、背、肩臂保健法

本节所述颈、背、肩臂等部位的保健法,因其肢体相互连接和具体
方法是相互配合活动,所以归纳在一节里分别叙述。

一、摩擦颈、背与尾闾

颈、背,即第七颈椎与风门穴处。尾闾,即尾骨与骶椎相接部位。
第七颈椎之下为大椎穴,颈椎病或落枕与此处受外感风寒有关。而风门
穴处,如受风寒,则不是咳嗽,便是背痛。摩擦尾闾则有调节直肠的功能,
可使泄泻者缓和,便秘者通。

具体操作是:正坐位,一手的手指在颈、背部摩擦;另一手指在尾
闾部摩擦。在颈、背部的手指,以手小指压在第七颈椎上(如右手小指

152

压在第七颈椎上边，中指与食指接近右背部的风门穴处），其余手指接触到一侧的背部；在尾闾部的手指，以中指压在尾闾中间部，其余手指与中指靠扰；两手压指同时在所压部位进行上下顺序摩擦。经过上与下的摩擦为1次。可做100次。左右手上下相互交换摩擦，先右背，后左背，即以右手先摩擦颈、背；继之，换左手摩擦颈、背。快慢轻重均宜适中，以摩擦后达到舒适感为宜，使摩擦后不致伤害皮肤（图8-16）。

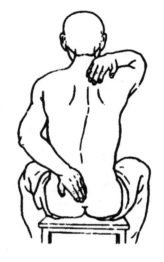

图8-16　摩擦颈、背、尾闾图

二、站步式头、颈仰俯法

两足踏地，宽度与肩齐，两足尖朝着正前方。身体直立，肩松开，两手微握拳，置于两胁之下（即髂骨之上），约为带脉穴处；头向上仰，眼仰视，活动轻缓；稍停，头即向下俯，眼俯视。这样，上仰下俯为1次。连续活动5~10次。所谓上仰下俯，志在运动颈椎部分，按次数做完之后，两目注视正前方（图8-17）。

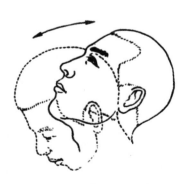

图8-17　站步式头项仰俯图

三、运臂左顾右盼法

仍以站步式，两手作掌，由小腹往右弧形上举到右肩之上方，右手高过头顶，左手掌约与鬓齐，在举手运臂的同时头向左顾，即眼向左视，

头项也随着平向左转；稍停，头即平向右转，眼也随着横向右视；在右
盼的同时，两手从右上方弧形缓缓落下，经小腹做弧形向左上方举，高
低与向右上举相同。总之，向左举手，则头项向右转；向右举手，则头项
向左转。它是相互结合统一运动的，在运动过程中是协调一致的。主要是
运动颈椎与肩关节做平行活动，是属于功能锻炼（图8-18、图8-19）。

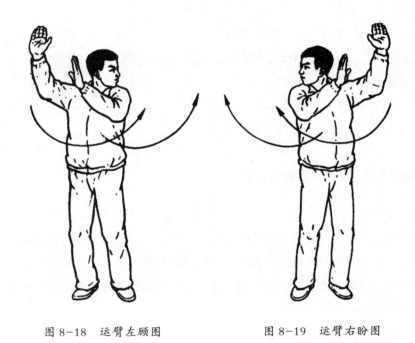

图8-18　运臂左顾图　　　　　　　　图8-19　运臂右盼图

四、头项旋转单举手

仍以站步式，先用右掌，由小腹向右弧形往右上方上举，掌向外上仰，
肘与肩平，手与头齐，指尖朝左。在单举手开始的同时，两目注视着右
手上举过程，头项也就随着右手弧形旋转往右朝着右上方，两眼注视右
手指。然后，右手照上举弧形线降到小腹部。同时，两目仍旧注视着右手，
随着弧形旋转头项使目光与手降到小腹部。这时，左手开始如右手上举
一样，左手掌朝上外旋转弧形，往左朝着左上方上举，在开始举左手的
同时，两目视线由右手移向左手，并在左手外旋转上举中，头项也随着
旋转，使双目仍注视着左手上举方向。此左右交替旋转为1次。在头项
旋转与举手过程中，不宜快，不宜过，快慢与旋转要适中，以达到颈椎
关节与肩关节旋转功能的锻炼。一般可做5~10次（图8-20）。

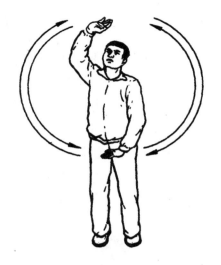

图 8-20 头项旋转单举手图

五、屈肘伸肩扩背法

　　仍取站步式，左足向左移半步，两足平行，足仍朝前方，两膝微屈如骑马式；左手微握拳置于左胁；这时左肘屈曲与身体成斜方向状。同时，右手指搭左上臂之处以做按劲，而屈曲的左肘臂却斜向外伸，背部相应地左右分扩，一伸一松劲为 1 次。之后，改做右肘臂屈曲斜伸右肘肩；同时，背部仍相应地左右分扩。左右伸肘、肩活动为 1 次，可做 5~10 次。在伸左侧肩肘时，头项斜向右侧；相反，伸右侧肩肘时，则头项转向左侧。这样，就使胛背分扩显著（图 8-21、图 8-22）。

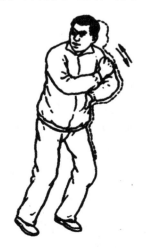

图 8-21　屈肘伸肩扩背图（一）

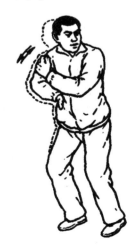

图 8-22　屈肘伸肩扩背图（二）

155

六、左右开弓扩胸法

仍由骑马步开始，两手掌指微屈上仰，屈肘抬手向上，约与两乳相齐；向左开弓，则左手斜向左前上方推出。同时，右手如拉弦状，却斜向右下方，左上右下成斜直角度；这时的胸部受着左右开弓影响而分扩。一开弓伸张与一松劲收缩，就形成一张一缩运动。在左式开弓之后，继做右式开弓运动，左右相反，而动作却相同。但是，不论向左，还是向右，头项均随着左右而运转。同时，两目要注视推弓手的方向，形成手与头项视力相一致的运动。此法可做左右各5~10次即可（图8-23）。

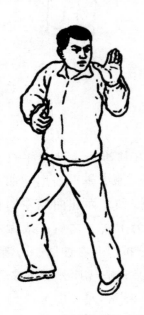

图8-23　左右开弓扩胸图

七、肩臂运转法

由站步式，改为右足向右正前直线踏出一步；右腿在前，左腿在后；右膝前屈，左腿蹬直。此为右弓箭步。然后，右手掌放在左腋下，左手臂由前往后旋转翻向上，复降落在左前方为1次肩臂运动。同时，右手掌在腋下以助势，连续转5次，再相反地旋转5次。继之，换为左弓箭步，即左腿在前，屈左膝；右腿在后，蹬直。左手掌放在右腋下，旋转右手臂，与左手臂旋转一样，各转5次。本法的运转主要是适宜肩关节。同时，也会影响靠近肩关节的胸背肌肉。这不仅能预防肩关节病，相对可增强心肺的抗病功能。因为胸背部的穴位多，且大部分能治心经与肺经所发生的疾病（图8-24）。

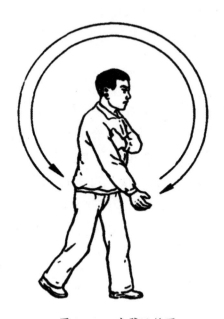

图 8-24　肩臂运转图

本节总共为 7 种保健方法。除第 1 种方法外，其余方法都是以肩关节及颈椎的活动为主。同时，也影响着胸肌与背肌的活动。因此，不仅对肩关节病和颈椎病有预防作用，而且也相应地增强了心肺的抗病功能，故应坚持锻炼。

第三节　其他保健法

本节所叙述的保健法，有的是卧床活动，有的是坐位活动，还有站步与并步活动的。由于活动的部位和姿势不同，因而所起的保健作用也就有所区别。

一、击腹运动

击腹运动，是取仰卧式，即两腿伸直，两手微握拳（握拳不实，拳中有空），置于肚脐两旁的天枢穴处；手背朝上，以备击腹时交替使用（交替是指左右拳轮换地击腹）。

157

1.起身半坐击腹

在平卧中，上半身向上挺起到45度的同时（这时半身正好处在坐与卧之间），一手预做微握拳，向小腹击下（即气海与关元穴的范围），但不宜用力。同时，由于握拳不实的击腹劲，有一种弹性感，很适用于腹肌部位。

2.收拳复仰卧

在击腹之后，把击过腹的拳仍放在原位置上。同时，半坐的上身也随之仰卧。然后，继续换一手的微握拳击小腹，同时，仍在半起身中击腹。击腹再半起身的姿势等与前一次相同。两次起身，分做两次击腹，此为1次，可做10次；或继续增加36次，可酌情而定。

本法的另一种运动是：起1次，则半坐身（即45度），两手交换各击1次小腹；再平卧。此也为1次，共做10次（图8-25）。

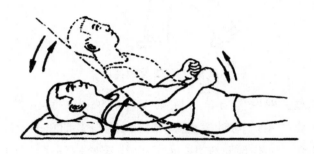

图8-25　击腹运动图

本法的击腹与半起身，其重点除击腹于气海与关元所起的作用外，还运动了腰部。因此，本法有壮腰固肾作用，能防治阳痿早泄病。

二、腰膝运动

腰膝为支持人体运动的筋骨结构组织。它是以肝与胆相表里和肾与膀胱相表里的，而这些经络循行于其间。因而，腰膝疼痛则多表现在膀胱经循行的腰部和胆经循行的腰胁、腿膝外侧等处。其发病部位尤以关节部较为显著。这是由于关节主要为筋与骨的相互磨损，或易外受风湿。所以，腰膝运动不只是锻炼筋骨，以保持其固有的功能，而且也促进了肺经气血的畅通，从而就有活血散瘀，祛风止痛等作用。所以，腰膝运动，对肝、肾极有好处，是人体保健方法的一个主要项目。

1. 压穴转腰

站步直立；两手拇指压在两带脉穴处，其余中、食、无名指压在腰脊两侧（约在第二、三腰椎之间的两侧）。此处，正是弯腰或扭转腰的部位。腰疼痛或扭伤腰痛，多发生在这个部位的两侧或一侧。两手将穴位压住，使腰胯按顺时针缓慢地由左右到前后旋转一个圆圈为1次，连续顺时针旋转10次即可。如果是相反的旋转运动，则为逆时针旋转。虽然顺逆旋转不同，但旋转圈度却一致，其次数也是做10次。本法属功能锻炼，除能防治腰痛之外，且有固肾作用。

2. 两膝运转

先并步（即两足靠拢），屈膝，两手掌按在两膝上；按着膝盖之后，两膝做由左到右的顺时针旋转，在旋转的过程中，两手按着膝盖也随着旋转。顺转一个圆圈为1次，连续做10次。然后，改为逆时针旋转，也连续做10次。两膝的旋转运动过程要缓慢均匀，以求膝运动负荷达到一致。只有这样，才能体现预防膝疾之效。

3. 屈膝弯腰

两足并立，两手掌按在两膝上，屈膝蹲身，腿窝为90度直角；继之，两腿窝伸直，在伸直的同时，两手仍旧按住两膝；这时身体向前俯，为90度直角。此为屈膝弯腰1次，连续做10次。

4. 弯腰探脚

仍取两足并立，腰下弯；同时，两手指掌探双脚的足背；两手指探脚时，一经接触之后，腰部劲略挺的同时，上身随之上展为90度，此为1次。再弯腰探脚，上身再展。连续做10次。运动弯探活动的过程中要均匀适中，弯腰不要过于勉强，只要坚持锻炼，确有壮腰膝、固肝肾作用。

三、固肾法

固肾方法可以起到以下作用：①固肾后，能预防腰痛；②固肾能预防阳痿早泄。肾为先天之本，肾固则本强，本强则精气旺。

1. 擦两腰

擦两腰即指擦腰部两侧的肾俞穴和志室穴的部位。擦是用手掌，在腰两边的穴位上，从上往下擦，可取正坐位。擦时，屏气鼓腰肌，从上往下擦为1次。可擦27次，以应3个阳数，以补肾阳。

2.压穴擦涌泉

取坐位，一腿屈膝，足掌朝里（即左足心朝右，或右足心朝左）；屈膝的一侧手食指，压太冲穴位，拇指压在太溪穴上；这时，由于两指压 2 个穴位上，手虎口就自然形成开张，也就影响着合谷穴位。这样，就与所压穴太冲、太溪穴相互结合。压以上的穴位，除固肾之外，还兼有除烦热、止疼痛的作用。在两指压住两穴的同时，用另一手的手掌劳宫穴部位，摩擦涌泉穴。来回擦为 1 次，可擦 100 次。擦此穴，除固肾之外，可防治腿肚子转筋。

第四节　自我保健点穴

自我保健点穴，其作用主要有 3 个：①预防感冒；②调理胃肠功能；③稳定血压。根据其保健的目的，组成以下的配穴方法和手法的使用标准。

一、预防感冒和调理胃肠功能的点穴方法

（一）组成穴位

内关（补）、合谷（泻）、列缺（补）、太溪（补）、三阴交（补）、足三里（补）、膻中（补）、巨阙（补）、中脘（泻）、气海（补）、天枢穴（补）。

以上所有穴位，除任脉穴为单穴之外，其他穴位都用双侧穴。

（二）使用手法

每个穴位都是用平揉、压放法，各 50 次。轻手法，以活血脉；揉圈小与压放距离短，以收敛安神；揉圈速度不快不慢，以和脾胃。本法可每日进行 1 次，能防治慢性消化不良及精神不振。总之，可根据自身体质、环境及时间，灵活地运用防病与治病的自我点穴。

二、稳定高血压的点穴方法

组成穴位及辅助手法操作的先后顺序：

（1）太阳（泻）、风池（泻）、百会穴（泻），每穴平揉、压放各50次。

（2）头部推运法：点太阳、风池、百会及头部推运法，引阳下行，对头疼、头昏、头晕、视物不清均有良效。

（3）风府（泻）、大椎（泻），每穴平揉、压放各50次。

（4）循推风府至大椎穴、风池至肩井穴：用两手拇指的侧面，从风府穴交替循推至大椎穴处，左右拇指从上到下交替各循推18次，共36次，为泻法。继之，用自己左手的拇指侧面，在自己右侧的风池穴处，从上到下循推至肩井穴处，为1次，共循推36次。然后，再用自己的右手，循推自己左侧的风池穴到肩井穴处，为1次，共循推36次。点风府、大椎穴并助以循推法及风池至肩井的循推法，清热泻阳，降压防内风，可以缓解颈项强直发硬，对颈椎病、脑供血不良有辅助作用。

（5）内关（补）、合谷（泻）：先点右侧穴位，再点左侧穴位，每穴平揉、压放各50次。

（6）循推曲池至合谷穴：先用左手的拇指侧面循推右侧的曲池穴至合谷穴，从上往下循推为1次，共36次为泻法。再用右手拇指的侧面，循推左侧的曲池穴至合谷穴，从上往下循推为1次，共36次为泻法。

内关、合谷穴可以调节阴阳的不平衡现象，具有安神的作用，可调节心率的快慢，并结合循推手阳明大肠经，泻火抑阳，滋补心阴。

（7）中脘（泻）、关元（补）、足三里（补），每穴平揉、压放各50次。

（8）循推足三里至解溪穴：两手拇指侧分别从左右两侧的足三里循推至两解溪穴为1次，从上到下，随经循推，共循推54次为补法。

点中脘、关元、足三里穴并助以循推至解溪，引胃气下行。

（9）三阴交（补）、太溪（补）、太冲（泻），每穴平揉、压放各50次。并助以循推法，从两中封穴逆经泻循推至两太冲穴36次。具有补肾涵木，平肝抑阳的作用。

以上所有穴位，除任脉穴为单穴之外，其他穴位都用双侧穴。手法要求是：从头到足按配穴、辅助手法依次操作，上轻下略重、揉圈小、速度慢，手法适宜为度。具有引阳下行的诱导作用，并且可以平衡阴阳、稳定血压。自我保健点穴手法，只有坚持不懈，才能发挥应有的保健作用。

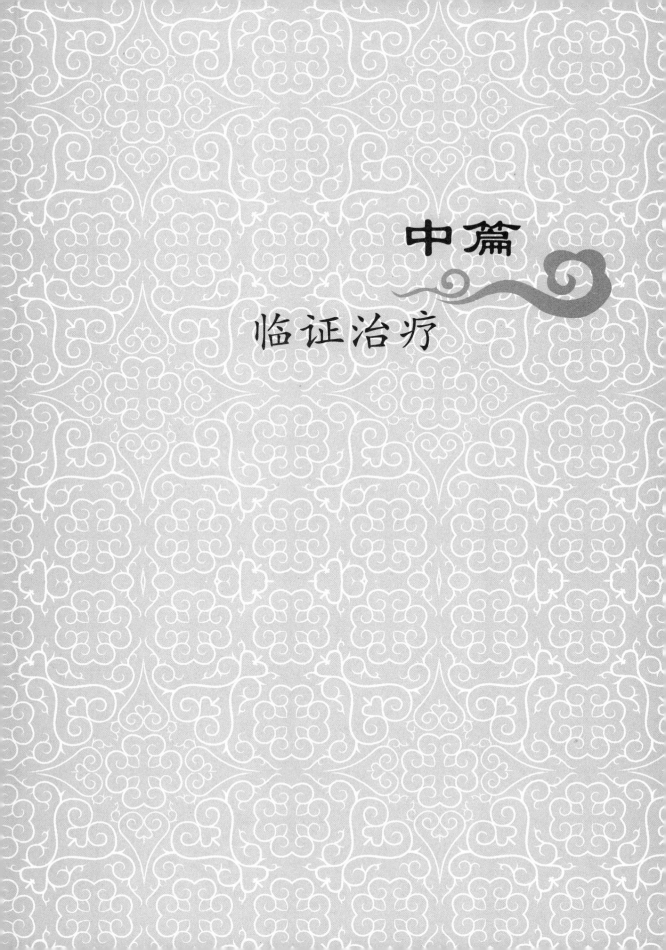

中篇

临证治疗

内科疾病是我们比较常见和多发的一些疾病，并且还包括一些疑难病证。如：感冒、咳嗽、头痛、脾虚泄泻、心悸、怔忡、肝阳上亢等。点穴治疗对于常见病和多发病效果比较突出。点穴对于疑难病证的治疗，患者易于接受并且见效快，对体质的增强与恢复有很大的裨益。

第九章

内科疾病

第一节 感 冒

病因：本病得之于气候的突然变化。所以，在秋冬与冬春之间，最容易感冒。患感冒者大多数由于体弱、卫虚，或有内热而感受风寒所致。

症状：头痛，发热，或恶风，或怕冷。鼻塞，流清涕，喷嚏，咳嗽，咽疼，或身体疼痛等。

辨证施治：怕冷者，为受寒；恶风者，为受风。严冬，多受寒；春天，多受风。风寒感冒，重则发热，体温升高。风化热，则多咽疼。胃有积热，亦兼咽疼。风寒侵袭肺系，则多咳嗽，流鼻涕，或喉痛等症状相继出现。也有感冒，体温不高，而仅觉身体不适者。应用点穴治疗感冒，则是：①解表退热；②清热解表；③一般解表。

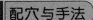

配穴与手法

1.解表退热

取穴：风池穴（泻）、合谷穴（泻）、列缺穴（泻）、内关穴（补）、大椎穴（泻），每穴平揉、压放各100次。合谷与列缺穴，各加点打法100次。

轻重标准度：应用中度。年老体弱者，应用轻度。

快慢标准度：应用快度。年老体弱者，应用中度。

平揉圆圈大小度：应用中度。

2.清热解表

取穴：大椎穴（泻）、内关穴（补）、合谷穴（泻）、风池穴（泻）、内庭穴（泻）、太溪穴（补），每穴平揉、压放各100次。

轻重、快慢及揉圈大小度：均宜用中度。

3.一般解表

取穴：内关穴（补）、合谷穴（泻）、列缺穴（补）、风池穴（泻）、足三里穴（补），每穴平揉、压放各100次。足三里穴，则点打100次。

手法标准：与上法同。

方义解释：

第一组配穴：解表退热法，主表者为肺。而手太阴肺经与手阳明大肠经相互表里，而肺之表，则为手阳明经，取合谷穴，用泻法，则驱邪由表而出；并配列缺穴（肺之络穴），以助合谷穴之效。此法可治疗由感冒而引起的头疼及肺系症状。风池穴属于胆经，胆经主风。而风池穴的部位，却在项后入发际五分之处，恰好是最易受风部位。风邪，多由风池穴而侵入。风池穴与合谷穴配合，确为治疗风寒感冒之主穴，是一切感冒必用的穴位。退热者，泻大椎穴与补内关穴相结合。大椎穴为手、足三阳之交会穴。"阳盛则热"，泻大椎穴，即泻其阳盛之热。内关穴，为阴维之交会穴。"高热则伤阴"，补内关穴者，即起维护诸阴之效。因而，内关穴与大椎穴的补泻结合，不仅用于感冒发热有效，用于其他病证而引起的发热也同样有效。

第二组配穴：清热解表法是在第一组解表退热的基础上，减去列缺穴，另加泻足阳明胃经之内庭穴，补足少阴肾经之太溪穴。内热者，多因胃中积食所致。内庭穴即足阳明胃经之水穴，泻其热，则可保其水。热由火生，保水则能制火。太溪穴，为足少阴肾经之原穴，补太溪穴者，即保肾水而制火也，因热甚则耗水。所以，凡是有热证者都可以配合泻内庭穴与补太溪穴的方法，使二者相互结合清解内热。

第三组配穴：一般解表法，应用于不发热的感冒。这种感冒皆由操劳疲乏之后，不慎受点凉而引起。取内关、合谷、足三里等穴，则有消除疲劳之效果。与列缺、风池穴的互相结合，则起恢复精神与散发风寒的疗效。本方法也具有退一般发热的作用，如感冒发热在38℃以下者。

补内关穴与泻合谷穴的配合具有调整脉率的作用，也就是能使脉速变缓，也能使缓脉变得稍快。总之，可使快脉或是缓脉达到接近正常。因而，两穴的配合，不只是用于外感病，也可用于一切内部疾病。调整脉率是一个方面，还必须根据不同的病证，结合相适应的治疗方法，才能发挥其调整脉率的效果。

小结：患过风寒感冒的人，没有免疫力。所以，经常感冒的人，一年之间，总是患几次感冒；另外，有些人经常坚持身体锻炼，因而，多年也不患一次感冒。这就说明患感冒与自身身体素质有很大的关系。坚持体育锻炼，确实有预防感冒的效果。

点穴治疗感冒，一次就可以见效。但必须连续地治疗3~5次以后，方可痊愈。轻症，点穴一两次就会好的，每日点穴1~2次也可。如果发热在 38℃以上者，每日点穴 2~3 次，2 日内即可热退。体温到 39~40℃者，则每日应点穴 4 次。有的则需 2 小时点穴 1 次，连续点穴 2 次之后，体温则开始下降。有内热者，发热则易反复，尤以夜晚 12 时之前体温较高。如果，在晚上 8 时点穴之后，体温虽不下降，但也不上升时，就说明发热已经控制；再予点 1 次穴，到 12 时之后，体温即可下降。

感冒的症状很多，而感冒的病人不是各种症状都有。而出现的症状，也各有不同的差别。但是，只要感冒的风寒主证退，则其他兼证亦随之而退。如果是后遗症的头痛或咳嗽等，则应按各种病证进行治疗。

小儿感冒，则容易发热，体温在 38~39℃时，仅点合谷（泻）、足三里（补）两穴，一般有点穴 1 次痊愈的。如体温在 40℃时，每穴平揉、压放、点打各 200 次，也就是每穴、每法各增加 100 次。每隔 2 小时点穴 1 次，连续点穴 2~3 次，体温即可下降。24 小时内，体温即可恢复正常。如有内热者，须参考前边的治疗方法，而予以点穴。

预防感冒，平时应注意气候的突变，及时穿衣防御风寒。勿吃过量之食，积食则易感冒。不宜过度疲劳，过劳则易热而喜凉，贪凉则易感冒。在感冒流行期，可用解表退热方法，每日 1 次自我点穴，持续 1 周时间，就可起到预防作用。如果自己觉着有点怕冷的现象，这可能是已经感冒的先兆，应迅即按照解表退热的穴位和手法进行自我点穴。每相隔 2 小时左右，点 1 次穴。点 4~5 次之后，身体状况就好多了。或者感到发热，而且有微汗出，这已经是把感冒治愈了。

验案例证：

患者杨某，男，58 岁。1959 年 4 月 24 日入院。

主诉：前几天曾患感冒，不以为意，自服 2 次阿司匹林。本日由于开会受累，又在太阳地站了片刻，感觉疲劳。此后，就感到发热，随即住院治疗。

检查：体温呈波状式，时高时低。自觉热一阵，冷一阵。体温高至 39℃以上，低至 37℃。早 7 时半会诊时，腋下温度 39.2℃。血压高，头昏闷，发热汗出，情绪不佳，精神不好，饮食不入，饮水少许即欲发呕；皮肤烙手，上唇焦。胃上口微有压痛感，心烦难受。脉象洪大，左手尤其显著。根据征象，此病由疲劳引起。内热上越，兼有外感。治疗宜退热和胃。

处理：取大椎穴（泻），陶道穴（泻），每穴平揉、压放各 200 次，并由背部两侧的太阳经（即大椎、陶道穴的脊椎两侧），用拇指由上往下，推三四次，继点内关穴（泻）、中脘穴（泻）、关元穴（补），每穴平揉、压放各 200 次，并做腹部轻度振颤；又点足三里穴（补）、三阴交（切）等穴。

复诊（当日上午 12 时）：点穴后汗渐出，已能入睡，并能喝点水。体温降至 37℃，脉象好转，略弦数，右关较为显著。

处理：宜泻胃热，和胃气，取中脘穴（泻）、关元穴（补），并做腹部振颤；点内庭穴（泻）、太溪穴（补），即引水制火之法也。每穴平揉、压放各 100 次。

三诊（26 日 8 时）：由于前 2 次点穴后（兼服中药小胡汤，注射葡萄糖），精神大为好转。体温降为 37℃，皮肤感觉已正常。

处理：由于连日发热汗出，津液受损。因而，口唇发焦，口内有臭味，为胃热上蒸之象。取太渊穴（补）以补肾水之母，使水分充足，则津液充沛。点中脘穴（泻）、关元穴（补），并在腹部辅助振颤，以和胃气。取足三里穴（补），以促进胃机能的恢复。

结果：此病经点穴 2 日，即恢复正常。在未点穴之前，患者虽然中西药并进，但体温一直波动，经过点穴，体温下降，一切均好转。

第二节　咳嗽（气管炎）

病因：由于风寒感冒之后遗留的咳嗽，多是肺气不利所致，或积食受凉咳嗽，或吃了冷食导致咳嗽。

症状：咳嗽，有痰多咳嗽，并有无痰而干咳。喉咙作痒，则咳嗽频繁。有白天咳嗽轻，晚上咳嗽重；晚上咳嗽不断的，则影响睡眠。遇到异味或吸入烟气时，就反复地连续咳嗽，如过敏咳嗽。

辨证施治：有痰咳嗽为湿浊，无痰干咳为燥热。湿浊者，则应化湿祛痰；燥热者，则应清热止咳。但都须调肺气，以利气机，气机通利，则痰易出，干咳亦易止。夜间咳甚者，多属阴虚，阴虚宜养阴。

配穴与手法

1.化湿祛痰

取穴：合谷穴（泻）、风池穴（泻）、风门穴（泻）、肺俞穴（补）、阴陵泉穴（泻）、足三里穴（补）、璇玑穴（泻）、膻中穴（补）、中脘穴（泻）、气海穴（补），每穴平揉、压放各100次。合谷、风门、肺俞、足三里、膻中穴，各加点打100次。

轻重标准度：应用轻度。

快慢标准度：应用中度。

平揉圆圈大小度：应用中度。

2.清热止咳

取穴：内关穴（补）、合谷穴（泻）、列缺穴（补）、尺泽穴（泻）、经渠穴（补）、风门穴（泻）、肺俞穴（补）、太溪穴（补）、足三里穴（补）、廉泉穴（补）、璇玑穴（泻）、中脘穴（泻）、关元穴（补），每穴平揉、压放各70~100次。

轻重标准度：应用比中度略重些。

快慢标准度：应用中度。

平揉圆圈大小度：应用小度。

方义解释：

第一组配穴：取合谷、风池穴，以解感冒余邪之未尽。咳嗽痰多，则痰由湿生。利湿，则取阴陵泉与足三里穴。阴陵泉为足太阴脾经之水穴，足三里为足阳明胃经之土穴。两经一阴一阳，互为表里，又为刚柔相济；泻阴陵泉之水，补足三里之土，是以土胜水之法，实即以利湿也。并配中脘穴，以增强其利湿作用。取风门、肺俞、璇玑、膻中、气海穴，以利肺之气机，则可祛痰止咳。

第二组配穴：应用于喉干作痒，燥咳无痰。风生火，火化热。肺热，则燥咳，为风邪化热所致。泻尺泽穴，以驱肺之燥热；补太溪穴，为引水制火，以保肺金。两穴配合，则达清热的作用。经渠穴为肺经之金穴，补此穴，则有镇静止咳之效。与风门、肺俞穴配合，则止咳作用更强。泻合谷穴补列缺穴，调理两经的相互表里关系与阴阳平衡。另与内关穴配合，就能达到安神作用。廉泉穴，治喉间干咳，璇玑穴

中国医用点穴学

辅助之。补太溪穴，则肾水上行喉咙。列缺穴为肺经之络穴。肺属金，肾属水。列缺与太溪穴配合，具有相生之义。列缺穴为八脉交会之一的任脉穴，有促进廉泉穴的疗效。取足三里、中脘穴，以健胃；补关元穴，以养阴。

小结：点穴对咳嗽的治疗，1~3 次可见效，10 次左右可治愈。但由于年龄、体质及病情的不同，因而，在治疗方面有所差别。对小儿与青年人的咳嗽，则收效快；对老年人且又是重病，则收效慢。

对点穴治疗一般的咳嗽，每日点穴 1 次。急性咳嗽者，则每日点穴 2 次。如果是慢性者，1 周内点穴 3 次。

凡是咳嗽的患者，多数害怕受凉，尤其是老年患者，平时应注意对身体的爱护，不要冷饮或冷食，以免旧病复发。老年人久咳者，如夜里咳嗽不得入睡时，可用中指或拇指端，压住抑咳穴两三分钟之后，咳嗽就可抑制。此外，如能将本书保健法中的摩擦背尾法作为体育锻炼法坚持下去，就能起到预防咳嗽的效果。

附：治疗咳嗽手法（捏、揉、推、切、摇）

第七颈椎（简称七颈），捏起，放开100次（肌肉紧捏放困难时，可以改为捏住上提）；风门、肺俞穴，捏100次（把风门与肺俞两穴捏住），左右各平揉100次。推两穴上下范围，向上推36次，向下推54次。切住经渠和少商二穴，使拇指随着切，做环绕的摇动100次。上法，为五字手法，有祛痰止咳作用。

验案例证：

（1）患者胥某，男，成年。住西安市某防治所。于 1959 年某月，经西安市某医院内科介绍，为其治疗气管炎。

主诉：咳嗽有痰，不敢吸入刺激性气味，咽喉痒。所以，常戴口罩，以防刺激。这次犯病已半年，服药无效。

处理：补太渊穴，泻偏历穴，补风门、肺俞穴、膻中穴，泻璇玑、中脘穴，补气海、足三里等穴。每穴平揉、压放、点打各100次。手法轻而缓。

结果：本病经治疗 1 次即减轻，2 次治愈。患者 1962 年来称，他去陕北出差 1 年，当地气候虽冷，但气管炎没有复发。

（2）患者曹某，男，2 岁 7 个月。西安市某剧院职工的小孩，

1976 年 10 月初诊。

　　主诉（其父代诉）：咳嗽半年多，流清涕。主要症状为夜间咳嗽厉害，睡下 2 小时左右咳嗽，持续半小时，一夜咳 1~3 次，有时发热。经多家医院儿科治疗，服抗生素、可待因、氨茶碱、异丙嗪等药，还服过中药 30 剂，仅收临时之效。现在，夜里仍咳嗽，发作时仍相当严重。

　　处理：以调理脾胃和止咳祛痰等配穴。取内关（补）、合谷（泻）、三阴交（补）、足三里穴（补），每穴平揉、压放各 100 次；第七颈椎捏 100 次；风门、肺俞穴，各捏 100 次；并在这 2 个穴位上各正、倒揉 100 次；继用推法，向上推 36 次，向下推 54 次；切少商、经渠穴，左右各 10 次。

　　结果：本病经隔日点穴 1 次，6 次点穴后治愈。

第三节　咳逆上气（支气管炎）

　　病因：咳嗽气喘，肺气上逆，为肺气失降所致。

　　症状：咳嗽气喘，呼吸迫促，胸部感到满闷，为实证者，脉多浮滑。咳嗽气喘，面浮肿，为虚证者，脉多浮大无力。

　　辨证施治：点穴治疗咳嗽气喘实证，应泻实平喘，调胃补肾。治疗喘咳虚证，则应补气虚，补脾健胃，补肾纳气。

配穴与手法

　　1.泻实配穴

　　取穴：尺泽穴（泻）、合谷穴（泻）、列缺穴（泻）、太溪穴（补）、三阴交穴（补）、足三里穴（补）、天突穴（泻）、璇玑穴（泻）、俞府穴（补）、中脘穴（泻）、下脘穴（泻）、风门穴（泻）、肺俞穴（补）、膈俞穴（补）、肾俞穴（补），每穴平揉、压放 50~70 次。

　　轻重标准度：应用轻度。

　　快慢标准度：应用慢度。

　　平揉圆圈大小度：应用小度。

2.补虚配穴

取穴：太渊穴（补）、合谷穴（泻）、列缺穴（补）、太溪穴（补）、复溜穴（补）、阴陵泉穴（泻）、足三里穴（补）、俞府穴（补）、璇玑穴（泻）、膻中穴（补）、巨阙穴（补）、中脘穴（泻）、气海穴（补）、关元穴（补）、天枢穴（补）、风门穴（泻）、肺俞穴（补）、心俞穴（补）、膈俞穴（补）、脾俞穴（补）、肾俞穴（补），每穴平揉、压放各50~70次。足三里、璇玑、膻中、风门、肺俞穴，各穴多加一个点打法。

轻重标准度：应用轻度。

快慢标准度：应用中度。

平揉圆圈大小度：应用中度。

方义解释：

第一组配穴：肺实气闭者，宜泻实。泻尺泽穴者，即实则泻其子也。因为尺泽穴为肺经之水穴。肺属金，金生水，水即金之子也。肺与大肠相表里，肺有热则传大肠，故泻手阳明之表的合谷及补肺之里的列缺。这样与尺泽的配合，即起泻实平喘之效。取天突、璇玑、俞府、风门、肺俞穴，利肺气、止咳、定喘。取中脘、下脘、三阴交、足三里穴，调理胃引气下行。补太溪与肾俞穴，以保肺，补膈俞穴以活血。

第二组配穴：以肺虚及肾不纳气而补气，宜补太渊穴，即虚则补其母也。因为太渊穴为肺经之土穴。土生金，土即金之母也。泻合谷穴，补列缺穴，调其表里阴阳。并配合风门、肺俞、璇玑、俞府、膻中穴，止咳嗽。太渊与膻中、关元、肾俞、太溪、复溜穴配合，补气、补肾、纳气，以止喘。补心俞穴：①配肺俞、膈俞、膻中穴，则活气血；②配巨阙、关元穴，则安神；③配脾俞及足三里等穴，则补脾健胃。

在手法上，以肺主气，故用轻手法，以应肺气。实证为热，故用慢手法。虚证，用快慢中的中度手法，以中应脾土，脾土生肺金。对于平揉圆圈大小度，则实证用小圈，小则应水以清热；虚证用中圈，乃取脾土，生肺金之义。

小结：点穴对喘咳病的治疗，1日点穴1次。也可在1周之内，点穴3次。3~5次见效，一般10次左右可治愈。如年轻患者，病程时间短，则点穴见效快，治愈比较容易。如老年患者，病程时间也久，则治愈就比较困难。但是，只要能坚持治疗，病情是可以好转的。

对此病的预防，要注意背部保护，以免受凉咳嗽，勿多食油腻及冷食，应坚持室外体育锻炼，如打太极拳，练五禽戏、气功均可。练功中应注意气候的变化，应避开大风大雨，以免引起感冒。

验案例证：

患者蒲某，女，16 岁。住西安市瓦窑村，1978 年 11 月 23 日初诊。

主诉：从小就得了咳嗽气喘病，每年天冷就犯病，每次犯病咳嗽都很厉害。这次犯病已经半月，曾经服中药汤剂，并服雪梨膏、四环素等药，均未见效。

检查：舌淡，苔薄白，脉浮紧滑。为感冒导致喘咳复发。

处理：取合谷（泻）、列缺（补）、足三里（补）、璇玑（泻）、膻中（补）、俞府穴（补），每穴平揉、压放各 100 次。身柱、大椎穴捏放（即捏提此穴位，一捏一提再放松为 1 次）100 次。肺俞穴，用捏、揉、推三法，先捏提肺俞穴 100 次，继左右平揉各 100 次，然后往上推 36 次，往下推 54 次。

复诊（25 日）：点穴之后，喘已缓慢，咳嗽次数减少。

处理：用上法。

三诊（27 日）：这两天比前见好。

处理：仍用上法。

四诊（30 日）：昨晚有一点喘。

处理：切摇经渠与少商穴，取太渊（补）、足三里（补）、中脘（泻）、气海穴（补），每穴平揉、压放各 70 次。俞府（补）、璇玑（泻）、膻中（补）、身柱穴（补），每穴平揉、压放、点打各 70 次。肺俞穴，用捏提、左揉、右揉各 100 次；往上推 36 次，往下推 54 次。肾俞穴（补），平揉、压放各 70 次。

五诊（12 月 2 日）：这几天要比前两天好得多，只是吃东西觉得口内苦。

处理：上法加太溪穴（补），平揉、压放各 70 次。

六诊（12 月 4 日）：咳嗽已止，休息时已不喘，但走路时则有点喘。

结果：本病治疗 2 个月，经点穴 23 次痊愈。在治疗的开始到痊愈的整个过程中，因劳累感冒，导致喘咳反复。由不动也喘至活动后才喘，由走路小喘到走路不喘，由骑车时喘到骑车也不喘，由感冒时咳嗽到后来感冒了也不咳嗽。以上就是整个治愈过程的反复变化。

附记：1961 年返家乡山西祁县时，准备来陕西前的一天晚上，遇到一位年迈 80 岁的女患者，患病数年，夜间气喘，由于患者年老和时间上来不及用全身配穴，仅补太渊、足三里二穴。平揉、压放、点打太渊穴 100 次，足三里穴 100 次，以普通手法治疗，当时气喘大减。

第四节 头 痛

病因：有感受外邪引起的头痛，为外感头痛。有气血亏损的头痛，为内伤头痛。外感头痛，多为风寒所致。内伤头痛，多数为虚损所致。

症状：怕冷，怕风，发热，头痛为持续性的，属外感头痛。精神不佳，睡眠不好，消化不良，头痛为间歇性的，属内伤头痛。

辨证施治：外感头痛，先治外感，外感治愈后，头痛也随着见好。如果治疗时头痛较重，在治疗外感的配穴与手法的基础上（参阅第九章第一节相关内容），给予头部推运法，再用食、中二指指背的第二节，在两鬓和眉心捏挤数次（如两指将皮肤提起状），使局部充血发紫。如外感偏头痛，除取穴以手少阳三焦经为主外，另以手阳明大肠经，左痛右取，上痛下取。

此外，有思虑过度的失眠头痛，肝阳上越性头痛等，治法详解于各节之内。

配穴与手法

以手足少阳经为主，取风池穴（补）、丝竹空穴（泻）、率谷穴（泻），这 3 个穴位都是病侧穴；再取对侧手阳明经的合谷穴（泻）；手太阴肺经的列缺穴（补）；再取病侧的足三里穴（补）。每穴平揉、压放各 100 次。

轻重、快慢及平揉圆圈等标准度：都应用中度。

方义解释：偏头痛的部位属手少阳三焦经与足少阳胆经循行范围，故取足少阳胆经之风池穴、率谷穴，取手少阳三焦经之丝竹空穴。这 3 个穴位可通其经络，止其疼痛。取手阳明大肠经之合谷穴与手太阴肺经之列缺穴，调其阴阳表里，固其经络功能，以增强肺金制约胆木之义。

因肺与大肠相表里，肝与胆相表里。肺属金，肝属木，金能克木。取这2个穴位能起制约作用。取足三里穴，用补法，以防胆经之风邪，传于足阳明胃经。因胃属土，胆属木，补足三里者，可防木之乘土。

小结：偏头痛易反复，受风则犯，应注意预防。治疗本病，可每日点1次穴。1~2次可见效，3~5次可治愈。

验案例证：

患者翟某，男，10岁。住西安市开通巷，1960年6月29日由儿科转来。

主诉：左偏头痛不能忍，疼时就想哭泣。

处理：本病虽为偏头痛，是为外感所引起。点合谷穴（泻）、列缺穴（补），并循按两手阳明经数次。每穴平揉、压放各100次。并补左风池穴，引胆热下降。当时，偏头痛减轻很多，喜笑而去。

结果：本病点穴1次，即告痊愈。

第五节　脑震荡

病因：由碰撞摔跌倒地，致使头部受伤。因而，脑神经及脑中枢神经受到不同程度震荡的影响。

症状：头痛，头昏，摇头，或走动时头更昏。重症，则昏迷。昏迷恢复，有转为间歇抽风之可能。

辨证施治：摔倒后，头部着地，不论头部的外伤如何，主要要防止脑的内部因震荡而受到损害，这种损害，即气血的瘀滞。但由于瘀滞的范围大小不同，所以表现的病情有轻重的差别。本病在治疗上，则应施以补肾健脾、疏通经络、活血化瘀、安神镇静等法。

配穴与手法

（1）取穴：合谷穴（泻）、列缺穴（补）、风池穴（补）、足三里穴（补）、太冲穴（泻）、太溪穴（补），并加经络循按法、头部推运法、背部循压法。每穴平揉、压放各70~100次。

轻重标准度：应用中度。

快慢标准度：应用慢度。

平揉圆圈大小度：应用小度。

（2）取穴：神门穴（补）、列缺穴（补）、后溪穴（补）、太溪穴（补）、三阴交穴（补）、足三里穴（补）、太阳穴（补）、风池穴（补）、百会穴（补）、膻中穴（补）、巨阙穴（补）、中脘穴（泻）、关元穴（补）、天枢穴（补）、期门穴（泻）、带脉穴（补）、肺俞穴（补）、心俞穴（补）、膈俞穴（补）、脾俞穴（补）、肾俞穴（补），每穴平揉、压放各50~70次。

轻重标准度：应用轻度。

快慢标准度：应用慢度。

平揉圆圈大小度：应用小度。

揉圈及压放要有间歇，显示动中有静，静中有动。手法要按标准，操作过程要灵活。灵是清楚，活是不滞，使每个手法在全部配穴中不脱离标准的要求。

方义解释：

第一组配穴：应用于轻度脑震荡患者，取合谷、列缺、风池、太冲、太溪穴，镇静，止头痛，止头昏；合谷配足三里穴，疏通手足阳明经脉；并助以循按经络，头部推运和背部循压等法，以起活血化瘀之效。

第二组配穴：应用于脑震荡导致抽风而为外伤性癫痫者。取神门、巨阙、肺俞、心俞、膈俞、膻中穴，补气、补血、安神。取列缺配后溪穴，调理任、督二脉；再与百会、风池、太阳穴配合，治疗头昏。取太溪、肾俞、关元穴，补先天之肾；取三阴交、足三里、天枢、中脘、脾俞穴，补脾健胃，以调后天之功能。泻期门穴，以解郁；补带脉穴，约束诸脉络；有缓解病情反复之效。

小结：轻度脑震荡，时间不久者，点穴1~2次就可见效。应每日点穴1次，10次左右可治愈。如脑震荡已形成抽风者，10次左右可见效。治疗痊愈，须坚持数年的时间。在严重脑震荡的治疗中，要使环境安静，情绪稳定，思想乐观，精神舒畅。这样就有利于点穴的治疗。

验案例证：

（1）患者倪某，男，30岁，干部。1957年12月5日初诊。

主诉：上月 23 日，在球场被人撞倒后发生休克，经某医院急救后渐好。现在，觉得头闷疼、昏晕，走路昏甚。据此诊断为脑震荡。经针灸后，当晚反应不好。因此，前来求诊。

处理：点合谷穴（泻）、列缺穴（补）、风池穴（补），每穴平揉、压放各 100 次。并辅助经脉循按，头部推运，背部循压等手法。

复诊（7 日）：初诊后，即觉头昏减轻，下午头痛停止，以后觉得两鬓微有隐痛。左侧较重，还有点昏，走路可以不用人扶。

处理：同前。

三诊（9 日）：走路快了，头有点昏，精神紧张时，左鬓略有微疼。

处理：同前。

四诊（11 日）：走路已能迈大步，半夜觉醒时，头微有隐痛。

处理：同前。

结果：本病共治疗 4 次，即告痊愈。

（2）患者汪某，女，48 岁。陕西省某建筑公司干部。1973 年 4 月初诊。

主诉：间歇发作抽风已 1 年多，在发病的半年前，参加星期六干部劳动，在建筑场地不幸被空吊的砖块掉下砸在头部而倒地，经过急救伤愈。半年之后，发生间歇性全身抽风。之后，不断就诊于西安市各大医院，按外伤性脑震荡癫痫治疗，进行注射、针灸、服中西药物，均未见效。

当时，患者在一开始接受点穴疗法治疗期间，一日要抽几次风。抽即倒地，头斜仰，全身挺直，四肢抽搐，约数分钟后缓解。闭目休息数分钟渐清楚，但觉头有微痛，全身疲乏、无力。

患者在每次犯病时，都是由精神上的突然紧张而引起。不仅不敢看电影或戏剧，连一点干扰的声音都听不得，如他人的连续咳嗽声，小孩的哭闹声，门窗突然的关闭声等，都会引起患者的抽风病发作。

治疗经过：1 周内，点穴 3 次。每次就诊时，都有家人作陪，以防中途及候诊时犯病。在点穴 3 次之后，患者就感到有效。但在一次候诊中，听到拉抽屉时的摩擦声，就犯了病。对此，为了巩固疗效，在每次就诊时，都给予优先点穴。就这样，不断地以 1 周内点穴 3 次。在 3 个月的治疗过程中，一直没有犯病。而且，精神面貌也好多了。后来，因我左腿脚被车子撞伤，不能上班而停止治疗。到当年的秋冬季以后，患者又由轻而重逐渐犯起抽风。1974 年，又经我点穴 3~4 个月的时间，又将患者的抽风病控制未犯。之后，又因我足疾复发而又停止治疗。

结果：患者前往太原、北京、天津等地，借探亲之便求医治疗，均未获得效果。从此，在西安连年断断续续地让我点穴，终于在 1985 年此病完全治愈，并且已经能够一个人上街，还能看电视和阅读书刊，一切均很正常。

第六节　眩　晕

病因：有头昏而致眼花的，也有眼花而导致头昏的眩晕。多属肝肾虚弱，或心脾两虚及虚阳上行头顶。

症状：头昏，目眩，精神差，腰膝软，耳鸣，此属肝肾阴虚。心悸，失眠，食欲减，身体倦，为心脾两虚。突然眩晕，为虚阳上行头顶。

辨证施治：肝肾阴虚之眩晕，在滋阴补肾的基础上，并宜结合头部取穴，采用补气安神等法。心脾两虚之眩晕，则应补心，补脾，补气血，并配以头部取穴。虚阳上行头顶之头昏眩晕，引虚阳下行，兼降胃气。

配穴与手法

1. 引阳下行

取穴：内关穴（补）、合谷穴（泻）、百会穴（泻）、关元穴（补）、足三里穴（补），每穴平揉、压放各 100 次。

轻重标准度：应用中度。

快慢标准度：应用慢度。

平揉圆圈大小度：应用小度。

2. 补虚安神

取穴：内关穴（补）、太渊穴（补）、合谷穴（泻）、列缺穴（补）、太溪穴（补）、三阴交穴（补）、足三里穴（补）、攒竹穴（补）、风池穴（补）、百会穴（补）、膻中穴（补）、中脘穴（泻）、关元穴（补）、心俞穴（补）、脾俞穴（补）、肾俞穴（补），每穴平揉、压放各 70 次。

轻重标准度：应用中度。

快慢标准度：应用中度。

平揉圆圈大小度：应用小度。

方义解释：

第一组配穴：补内关穴，泻合谷、百会穴，以泻阳之上行于头顶；配以关元穴，则安神；补足三里穴，降胃气引虚阳下行。按次序点穴，则从上往下，以作诱导，故而治疗虚阳上行之头昏。

第二组配穴：补虚安神，应用于肝肾阴虚，或心脾两虚之眩晕症。取太溪、关元、肾俞穴，针对肝肾阴虚。取内关、心俞、脾俞、三阴交穴，则治心脾两虚。而肾俞、膻中与前穴配合，则起补虚作用。取头部攒竹、风池、百会穴，治头昏眼花。取中脘、足三里穴，则健胃。

按心脾两虚，病在上焦与中焦；肝肾阴虚，则病在下焦。手法轻重用中度者，以中应上、下焦也；快慢用中度者，也是取其相应也。平揉用小圈者，以作收敛，而止眩晕。

小结： 点穴治疗眩晕症，1~3次就可见效。每日点穴1次，或1周内点穴3次。轻症，10次左右可治愈；重症，则须延长治疗时间。

患眩晕病者，除特殊原因之外，大多数为年老体弱，或不做体育锻炼者。如能经常坚持体育锻炼，确有预防眩晕之效。有轻微的头昏，可以自我点百会（泻）、涌泉穴（补），即可治头昏。坚持自我点穴，又可作为预防。此外，起坐或是睡卧时，动作不宜太快，以免由此而加剧眩晕。即便年老虽无此病，也应注意。

验案例证：

（1）患者宋某，女，76岁。住西安市南城根周家巷。1961年7月18日初诊。

主诉：头昏，左腿疼痛，软而无力，自觉行走欲倒。

处理：由于患者面红，头自汗，年纪大，怕扎针等原因，给予点穴治疗。取百会（泻）、关元（补）、内关（补）、足三里（补）等穴，继将两腿轻轻循按四五次。患者当时认为不扎针，不吃药，仅用两手揉搓，担心不能解决问题，要求用其他办法治疗。为了使患者精神上得到满意，引到内科给予处方。不一会，患者又返回说："头昏已轻，两腿有力能走，愿意继续点穴治疗。"

复诊（19日）：自称症状已大为减轻，由南城根自己走来看病，精神安静。治法同前。

结果：患者为老年性头昏，虽不能完全治愈，但经点穴2次，基本好转。

（2）患者汪某，男，76岁。住西安市某局退休干部宿舍。1982年

8月9日初诊。

主诉：头晕已1年多，开始觉着头昏、目眩、视物旋转。每次犯病都要闹半日，且逐渐加重。现在，头晕1天多才能好转，就算平时不发病，头部总是觉着有点闷昏。

检查：舌淡，舌灰白，脉弦。

处理：予以补虚安神点穴。太渊（补）、内关（补）、合谷（泻）、列缺（补）、风池（补）、攒竹（补）、百会（补）、太溪（补）、足三里（补）、膻中（补）、巨阙（补）、中脘（泻）、气海（补）、肺俞（补）、心俞（补）、膈俞（补）、肾俞穴（补），每穴平揉、压放各70次。

结果：此后，隔1天点1次穴。3次之后，感到头昏已经减轻多了，患者出差到北京。之后，又头昏晕而返回西安。9月20日又来点穴，仍用前法，继续点穴治疗4次以后，基本痊愈。

第七节 痫 证

病因：由先天之不足，即父母体质遗传之影响；或是后天失养，即婴乳期与童年阶段，受惊恐、听怪声等引起。多为间歇发作，故称痫证。

症状：发病突然，发病前或有头痛、头昏感觉，不自主地倒地，四肢抽搐。轻症，数分钟后抽搐渐止。重症，嘴脸都抽，头也偏向一侧，口中吐出涎沫，角弓反张；或在抽搐之前呼喊一声，抽后遗尿等。发作，有隔日，或隔月发病的，也有一日数次发作的。

辨证施治：按痫证发作情况，为脑中枢神经一时的紊乱。治脑，则须补肾。固肾，尤须补气。补气，宜兼补脾调胃。在上述治疗原则下，再配以安神穴位和手法的准、清、稳三字要领。准，是指手法要标准；清，是指手法次数要清楚；稳，是指操作治疗中的手法始终如一。

配穴与手法

取穴：神门穴（补）、合谷穴（泻）、列缺穴（补）、后溪穴（补）、太溪穴（补）、三阴交穴（补）、足三里穴（补）、太阳穴（补）、风池穴（补）、百会穴（补）、膻中穴（补）、巨阙穴（补）、中脘穴（泻）、关元穴（补）、天枢穴（补）、肺俞穴（补）、心俞穴

（补）、膈俞穴（补）、脾俞穴（补）、肾俞穴（补），每穴平揉、压放各50~70次。

　　轻重标准度：应用轻度。

　　快慢标准度：应用慢度。

　　平揉圆圈大小度：应用小度。

　　方义解释：以上方法应用于小儿痫证。如果是成年患者，则在上面配穴的基础上，另加期门穴（泻）、带脉穴（补）。关于配穴的认识与含义，请参阅本章第五节相关内容。

　　小结：点穴治疗痫证，开始每日点穴1次。连续治疗6次症状减轻后，可1周内点穴3次。如果发病间隔时间长，须点穴治疗2~3个月之后，做脑电图检查，观察是否痊愈，再作决定。检查后，如病虽然未愈，但已好转，仍宜继续点穴治疗一段时间。然后，再做脑电图检查。总之，轻症可以治愈，重症比较困难。

　　小儿患本病，多属受惊所致。对受惊的小儿，每日点1次百会穴（补）有很好的效果。曾经遇到一位老乡的小孩患有抽风病，当时患儿只有1岁多。因而，考虑也不是几次就可以治好的病，遂告诉患儿的父亲，每日点百会穴（补）100次。2年之后，又遇到那位老乡，笑嘻嘻地告诉我说："俺儿子的病好啦！就照您告诉我的方法做的。但是，我为儿子的病心急呀！您说手法做100次，我做了200次，孩子一直没有犯病。"该患者现已30年没有犯过病了。

　　小儿高热后遗症、发生抽风较轻者，可教给患儿家属，每日点百会穴，平揉、压放各200次。如坚持半年以上，即可痊愈。

验案例证：

　　患者何某，男，34岁，工人。住西安市书院门。1978年1月4日初诊。

　　主诉（因有精神病症状，其父代诉）：得痫证，已达27年之久。7岁时得此病，发病时间不定。有时候，数月才犯病一次。有时候，竟一月犯病数次。甚者，有时每日都犯病。经过各大医院检查，诊断为癫痫病。1977年3月份，病情加重，不仅痫证发病频繁，而且兼有精

中国医用点穴学

神病的症状。因此，到医院检查，认为有精神病，不收住院。到精神病院检查，则又认为有痫证，也不收住院。8 月份，在西安市某医院住院治疗 1 个半月。最近 1 周内，每日黎明痫证发作，兼有精神病症状，且小便不利。

处理：治以安神利尿。取内关穴（补）、合谷穴（泻）、列缺穴（泻）、太冲穴（泻）、三阴交穴（补）、阴陵泉穴（泻）、足三里穴（补）、水道穴（泻）、脾俞穴（补）、肾俞穴（补）等，每穴平揉、压放各 100 次。各种手法均用重度。

复诊（5 日）：点穴后，小便已利，痫证仍发作。

处理：补太阳、风池、百会、神门、列缺、后溪、巨阙、关元穴，泻中脘穴，补三阴交、足三里、心俞、膈俞、脾俞、肾俞穴。手法：动中求静，轻而不浮，圈小数清。每穴平揉、压放各 50 次。

结果：患者发病正在紧张时期，因此，让其连续治疗。到 1 月 13 日，点穴 8 次，8 天未犯病。在未点穴前烦躁、易怒，常欲自杀。经点穴治疗后，面容、精神有好转。12 日饭后，自己单独到街上散步。此后，1 周内点穴三四次。到 21 日来诊时，自己一个人前来。但 19 日夜里又犯病 1 次。到 2 月 2 日，改用上面配穴，依照手法标准，每穴平揉、压放各 50 次。到 2 月 25 日，点穴 26 次之多，基本不犯病了，停止点穴治疗。

第八节　肝阳上亢（高血压）

病因：肾阴不足，则肝阳上亢；肝阴不足，则肝阳偏旺。患此病者，多在 40 岁以上，男女皆有。

症状：头痛，头昏，目眩，耳鸣，烦躁，易怒，睡眠不安；或大便干燥，或下肢无力等。

辨证施治：按阳亢则上热，故多见面红、舌红，或口苦。脉象弦滑或弦。肝火上炎，则兼见眼红痛，或烦躁多怒，或睡觉不安，舌苔黄，脉弦数。点穴对此治疗原则是：补肾阴，抑肝阳，引阳下降。调理肠胃，降胃气，利大便等。

配穴与手法

1. 引阳下降

取穴：先泻合谷穴，循推曲池至合谷穴 36 次，泻阳，利大便；再补内关穴，以滋阴；头部，推运五六次。泻百会、大椎穴，每穴平揉、压放各 50~70 次。循推风府至大椎穴 36 次，再做背部循压五六次，泻中脘穴，补关元穴，平揉、压放各 50~70 次。揉压腹部肌肉，促使胃肠蠕动，使腹腔动脉的搏动趋于和缓，并调整胃功能，补足三里穴。继之，由足三里穴推至解溪穴 81 次。泻太冲穴，继之，由中封穴推至太冲穴 36 次。每穴平揉、压放各 70~100 次。

2. 补肾抑阳

取穴：内关穴（补）、合谷穴（泻）、列缺穴（泻）、太溪穴（补）、复溜穴（补）、三阴交穴（补）、足三里穴（补）、瞳子髎穴（泻）、风池穴（泻）、百会穴（泻）、膻中穴（补）、巨阙穴（补）、中脘穴（泻）、关元穴（补）、期门穴（泻）、肺俞穴（补）、心俞穴（补）、膈俞穴（补）、脾俞穴（补）、肾俞穴（补），每穴平揉、压放各 50~70 次。

轻重标准度：应用中度。

快慢标准度：应用慢度。

平揉圆圈大小度：应用小度。

3. 顺次诱导（从上而下，进行点穴及各手法）

太阳穴（泻）、风池穴（泻）、百会穴（泻），每穴平揉、压放各 50 次。

头部推运 4 次。

推颈项（见辅助手法）。

压颈动脉，弹人迎穴三回（见辅助手法）。

背部循压放法（见前文）。

抚背法（见前文）。

压脊法做 2 次（见前文）。

点内关穴（补）、合谷穴（泻）、中脘穴（泻）、关元穴（补），每穴平揉、压放各 50 次（点中脘穴，轻而缓。点关元穴，重而快。

中国医用点穴学

以引气下行）。心俞穴（补）、膈俞穴（补）、肝俞穴（补）、脾俞穴（补）、肾俞穴（补），每穴平揉、压放各50次（肝俞穴，要慢，手要重，揉圈小；肾俞穴，手法要更重些，揉圈，小而快）。足三里穴（补）、三阴交穴（补）、太溪穴（补），每穴平揉、压放各50次。这三穴手法重些，可诱导血压下降（如对患有心脏病的患者，不要用重手法）。

方义解释：

第一组配穴：引阳下降，应泻手阳明经之合谷穴，助以循推，抑制手阳明经之气由手到头；补足三里穴，助以循推，引胃气从上往下行；泻太冲穴，助以循推，抑制肝阳之上亢。以上3个穴位与手法，对引阳下降起着主要作用。此外，其他各穴和手法，则起辅助之效。

第二组配穴：补肾抑阳，是以补肾阴来抑制阳亢，补太溪、复溜、三阴交穴，即可补肾阴。太溪为肾之原穴；复溜为肾之金穴，以金生水，取虚则补其母之义；三阴交为脾经穴，以脾土制约肾水，可免补之太过之弊。补内关穴，除有滋阴之外，并配合谷、列缺穴以安神。这3个穴位配合瞳子髎、风池、百会穴，起抑阳作用。取膻中、巨阙、肺俞、心俞、膈俞、脾俞、肾俞、关元等穴，从上而下进行手法操作。补气血，而引气下行，气行则血行。点穴之补，不同于药补，虽补而无害。泻期门穴，以解郁结，泻中脘穴，补足三里穴，则引胃气下降，同样起抑阳之效。

第三组配穴：在手法次序上，顺次诱导从上往下进行。头为阳，在穴位配合上，头部的穴均宜用泻法来泻其阳亢。足属阴，最后取足之太溪、三阴交穴，而补其阴。在泻阳补阴的原则下，以各种活血手法，以起辅导作用。

小结：肝阳上亢，即现代医学所说的高血压病。点穴治疗此病须坚持治疗，始可好转或痊愈。因为高血压病，即便短期减轻，一遇情绪不好、劳累、生气，均能引起反复。并且不应吸烟，更须彻底地戒酒。在点穴治疗中，不但能保持良好的生活习惯，更能以乐观的态度，愉快的精神，逐日坚持做体育锻炼，如打太极拳、气功一类的活动，这样，不仅点穴几次就可收效，而治疗痊愈所需的疗程也随之将会缩短。所以，治疗须与个人注意，善于调养相结合。

验案例证：

（1）患者田某，女，55岁。住西安市龙渠堡。1960年7月21日，由内科确诊为高血压转来点穴。

现症：头昏疼，目眩，手足心发热，气短，胃腹发胀，下肢浮肿，其他均正常。

检查：舌苔微黄，脉象弦洪而浮。为阴虚，肝阳上越。血压为200/106毫米汞柱（26.7/14.1千帕）。

处理：百会穴（泻）、大椎穴（泻）、关元穴（补）、气海穴（补）、内关穴（补）、合谷穴（泻）、足三里穴（补）、太冲穴（泻）、三阴交穴（补），每穴平揉、压放各100次。

复诊（23日）：头昏、肚胀均减轻，手心发热减轻。

处理：同前。

三诊（28日）：血压为166/102毫米汞柱（22.1/13.6千帕）。

处理：同前。

四诊（8月6日）：其他症状仍有减轻。血压为160/100毫米汞柱（21.3/13.3千帕）。

处理：同前。

五诊（13日）：各症无大变化。血压为160/94毫米汞柱（21.3/12.5千帕）。

处理：同前。

结果：本病治疗20余次，为时约2个多月，各症大减，血压稳定一个很长时期。1961年某月，患者来称，一切都已正常。

（2）患者陈某，男，48岁。西安市某厂工人。1974年11月1日初诊。

主诉：患高血压已2年有余，头昏，恶心，心慌，经服中西药治疗未愈。血压为170/100毫米汞柱（22.7/13.3千帕）。脉象浮弦。中医认为肝阳上越，西医确诊为原发性高血压。

处理：太阳穴（泻）、风池穴（泻）、百会穴（泻），每穴平揉、压放各50次。头部推运，推风府、风池穴各18次。颈部振颤，背部循压。点内关穴（补）、合谷穴（泻）、中脘穴（泻）、关元穴（补）、心俞穴（补）、膈俞穴（补）、肝俞穴（泻）、脾俞穴（补）、肾俞穴（补）、足三里穴（补）、三阴交穴（补）、太溪穴（补），每穴平揉、压放各50次。

复诊（5日）：感到各症减轻，仍按前法点穴。

患者 1 周内治疗 3 次，11 月 10 日第 4 次就诊，血压为 170/100 毫米汞柱（22.7/13.3 千帕）。

处理：同前。

结果：点穴 18 次后，血压为 150/100 毫米汞柱（20/13.3 千帕）。患者一直睡眠不好，仍按前法进行点穴。到 1975 年 3 月 2 日，为 3 个多月时间，共点穴 26 次。血压为 130/80 毫米汞柱（17.3/10.7 千帕）。由于病情已经好多了，5~8 天后每天点穴 1 次。到 3 月 20 日，一切都很好，停止治疗。

第九节　半身不遂

病因：本病为中风后遗症，即西医所说的脑出血，或脑血管栓塞、脑血栓形成等后遗症。患者多数为中老年人。由于年老精液亏损，逐渐形成动脉硬化及高血压，一旦极度劳累或发怒，突发中风而后遗半身不遂。

症状：头昏，或头疼，目眩，耳鸣，一侧肢体不得遂意活动，故称半身不遂。还兼有口眼歪斜等症。重症，卧床不起，翻身不能，语言謇涩，大小便失禁或闭止等。轻症，一侧肢体活动不遂，走路扶杖，或要他人扶住，一般饮食尚好。二便正常，或 2 日大便 1 次。

辨证施治：按半身不遂，由血管变硬而突发中风的后遗症，点穴治疗只有促进其功能的恢复。这种恢复，是以安神穴位和手法，缓解其病态的精神紧张，运用补肾、健脾和疏肝解郁的相互制约方法。并配合手法，以活血生津，来柔化血管的硬度。此即治疗半身不遂的治本之法。

配穴与手法

1. 双侧穴位

取穴：取内关穴（补）、合谷穴（泻）、太溪穴（补）、三阴交穴（补）、阴陵泉穴（泻）、足三里穴（补）、太阳穴（泻）、风池穴（补）、百会穴（泻）、膻中穴（补）、巨阙穴（补）、中脘穴（泻）、气海穴（补）、天枢穴（补）、期门穴（泻）。以上穴位，按次序点穴，每穴平揉、压放各 50~70 次。

2. 病侧穴位

取穴：上肢取肩髃穴、臑俞穴；下肢取髀关穴、环跳穴；背部取肾俞穴。均运用五行联用法。

3. 背部双穴

取穴：肺俞、心俞、膈俞、脾俞、肾俞穴，均用补法。每穴平揉、压放各 50~70 次。

以上所列 1、2、3 的排列次序，即点穴操作的先后次序。如兼语言障碍者，在点背部穴之前，或点了头部穴位之后，可加点风府穴（泻）、哑门穴（补），用手指切关冲穴（泻）、翳风穴（泻）。每穴平揉、压放各 50~70 次。遇有大便干燥，二三日一解者，可加点照海穴（补）、承山穴（泻）。手法同上。

此外，对肢体活动不灵活的上肢或下肢，做摇运法。即做伸屈、前举、后伸等活动。

轻重标准度：应用轻度或中度。

快慢标准度：应用慢度。

平揉圆圈大小度：应用中度。

手法应柔软、灵活，有间歇地显示动与静的结合。

方义解释：补肾，即恢复先天的本能；健脾胃，即促进后天吸收营养的功能。两者，是相互为用的。安神与活血，是发挥穴位与手法的结合，它可推动补肾、健脾与舒肝解郁的应有作用。

小结：点穴治疗本病，第 1 周可每日点穴 1 次。第 2 周可隔 1 日点穴 1 次。3~5 次可见效，10~20 次可以好转。但是，治疗痊愈，则须治疗 3 个月或半年，还须结合每天坚持锻炼。否则，仅靠治疗是比较缓慢的。此外，不仅患者要保持乐观情绪，家属也应密切地配合。

验案例证：

（1）患者宋某，女，21 岁。住陕西省某局中心修配厂。1961 年 5 月 29 日初诊。

主诉：左手中指麻木 3 个多月，以后左半身不遂。开始不能行走，经某人民医院检查，确诊为脑栓塞。有风湿性心脏病史。妇科检查是已怀孕 2 月余。

现症：头昏，左臂及左下肢麻木不遂，左腿发颤，走路微跛不灵活，呼吸时有气短感觉。饮食、睡眠好，二便正常。

检查：舌苔薄，微黄。脉象滑而不整。按半身不遂处理。

处理：按半身不遂进行点穴。由于患者有心脏病史，且又怀孕，所以，在取穴上有所变更。先做头部推运，次做背部循压；补内关穴配背都循压，有强心作用；补曲池、足三里等穴，并辅助循按、摇运等手法。每穴平揉、压放各 100 次。本病治疗不取合谷穴，以避免影响胎孕。补曲池穴，不点中脘、气海穴，是因为患者饮食二便均正常。不取其他穴位者，是因为患者病情不重，所以，穴位配得少。

复诊（31 日）：自觉舒服些。

处理：同前。

三诊（6 月 2 日）：病情好转。

处理：同前。

四诊（5 日）：连续点穴 2 次，自觉腿颤大减，走路较前好转。但点后，反映腿疼，休息一天，即好转。

结果：本病经连续治疗七八次后，基本痊愈。由于患者怀孕，来去不便，停止治疗。

（2）患者张某，男，68 岁。1980 年 3 月 6 日初诊。

主诉：左半身不遂已 6 年多，1973 年 12 月，突然发病，昏迷五六分钟。经甘肃省某医院检查，诊断为供血不足。1974 年 6 月，经上海某医院检查，诊断为脑血栓形成。1977~1979 年，在北京某医院及中医医院治疗。患者患有心脏病、高血压，感觉左半身没有劲，尤其下肢显著。饮食尚可，大便数日一解。

检查：舌体胖，舌苔薄白。脉象弦硬。按阴虚阳亢及半身不遂治疗。

处理：内关穴（补）、太渊穴（补）、合谷穴（泻）、太阳穴（泻）、风池穴（补）、百会穴（泻）；太溪、复溜、足三里、膻中、巨阙穴均用补法；中脘穴（泻）、气海穴（补）、期门穴（泻）；再取背部肺俞、心俞、膈俞、脾俞、肾俞穴均用补法。以上每穴平揉、压放各 50 次。

复诊（8 日）：点穴后，没有什么变化。

处理：前法加天枢穴，平揉、压放各 50 次。取左侧大巨与梁丘穴，做五种手法。

三诊（11日）：症状同前，还有些咳嗽。

处理：前法加肺俞穴，做捏、揉、推手法。

四诊（13日）：咳嗽减轻，头脑比前清醒，左上肢比前有力，左腿尚无劲。

处理：同上。

五诊（15日）：昨今两日，每天大便1次。昨日发生呃逆，1976年也曾呃逆40天，1978年也曾呃逆10多天。

处理：前法加天突穴（泻），平揉、压放各50次。并加背部循压法。

六诊（18日）：经上次点穴之后，当日呃逆停止。

处理：前法减去天突穴与背部循压法。

结果：本病治疗到10次时，全身感到舒服，精神很好，到4月10日点穴共14次，停止治疗。

（3）患者李某，男，59岁。住西安某学院。1986年8月15日出诊。

主诉：早3天感觉左腿不得力，昨日突然觉得抬腿换步很困难。经西安某学院附属一院腰椎拍片、化验等各项检查，未做确诊。患者有多年高血压史，1985年春夏之间，左半身发生轻度麻木，舌尖也麻，舌根微硬。经点穴治疗10多次之后，血压稳定，症状逐渐好转。这次发病前，劳累，喜凉，嗜酒，曾查过眼底，动脉硬化。

检查：脉象弦，左腿活动不灵，由人扶持或自己扶住桌椅可小步移动。在移步的同时，左手小指与食指不自主地强直，为轻度中风症，或中风先兆症。

处理：内关穴（补）、太渊穴（补）、合谷穴（泻）、列缺穴（补）、太冲穴（泻）、三阴交穴（补）、阴陵泉穴（泻）、足三里穴（补）、太阳穴（泻）、风池穴（补）、百会穴（泻）、大巨穴（左穴用五行联用法）、膻中穴（补）、巨阙穴（补）、中脘穴（泻）、关元穴（补）、天枢穴（补）、期门穴（泻），肺俞、心俞、膈俞、脾俞、肾俞穴均用补法。每穴平揉、压放各70次。

复诊（19日）：经过1次点穴，患者不让人搀扶也可移步。患者是位英语教授，仍然在病中阅读学生文卷。对此，我曾告以注意休息，以免影响治疗。

处理：同上法。

三诊（21日）：左腿已可走路，左手感到发麻。

处理：穴位、手法同前，另加左承扶穴，用五行联用法。

190

此后，患者为了详细检查与治疗，就入住西安某学院附属一院。经住院 1 个多月的时间治疗，一人已能搭汽车进城买书，精神感到很好。约在 2 个月之后，尚在住院中，右半身不能活动。经过住院主治医师及有关科室的会诊，确诊为脑血栓形成，左肢体瘫痪。家属鉴于病情不见好转，在该院主治医师的同意下，邀请我前往点穴治疗。

11 月 11 日出诊：患者卧床，右手臂稍能活动，但不能自觉地支配活动。右下肢及右足趾一点也不能动，用腰劲可拖着右下肢微微地上收，也不能翻身。

检查：脉象弦细，两尺无力。意识清楚，说话吐字微有舌硬感。

处理：在原全身配穴的基础上，每穴平揉、压放各 50 次。另取右肩髃穴、右环跳穴，各用五行联用法。

结果：患者 1 周内点穴 3 次，12 次为 1 个疗程。经数日后，于 12 月 9 日，又继续点穴 12 次。在这 24 次的治疗过程中，一次比一次见好。之后，逐渐由扶杖走路活动到不扶杖也可在房中走动。但是，走路迟缓。迈右腿落步时，右下肢外撇。到 1987 年 3 月，不慎又摔跌倒地，不仅走路不好，而且还引起左肩关节疼痛，尤其夜里疼痛难忍。为此，家属又邀请我到医院点穴 12 次，各症均见好。

第十节　痿证（两下肢瘫痪）

病因：所欲不遂，加以房事过度，或是住处下湿，或在夏热时期露天睡觉，以及疲劳时遇到天气火热而渴，都能发生为痿证。

症状：发病急骤，全身无力，下肢皮肤有麻木感觉，两足不能着地，两腿伸屈活动不灵，或一点也不能活动。严重者，有大小便闭止，或失禁的现象。

辨证施治：痿也称"痿躄"，即手足痿废（其中包括小儿麻痹）、下肢瘫痪等。本节所说的痿证，只是两下肢瘫痪症。瘫痪，也就是下痿。下痿证除腰脊外伤后遗症之外，还有脊髓炎引起的下肢瘫痪，周围神经炎引起的下肢瘫痪。周围神经炎引起的下肢瘫痪，属肝肾亏损，影响了肠胃的正常功能。对此点穴可以补肾、调胃、疏经活血；抬腿困难，取足阳明经；站立不能，取足太阳经；下肢外展及屈伸不灵敏，取足少阳经。并予配合辅助手法。

配穴与手法

取穴：太渊穴（补）、合谷穴（泻）、涌泉穴（补）、太溪穴（补）、足三里穴（补）、解溪穴（补）、天枢穴（补）、肾俞穴（补）、次髎穴（补）、委中穴（补）、环跳穴（补）、阳陵泉穴（补）、丘墟穴（补），每穴平揉、压放各100次。太渊、足三里、解溪、肾俞、次髎、委中、环跳、阳陵泉、丘墟穴，另加点打100次。并须配合循按手法；仰卧，由大腿即足阳明经，从上往下，到足腕处解溪穴，循按2次，再往上循按1次。俯卧，在点完穴之后，循按足太阳经及足少阳经，由臀部到腿肚以下，往返循按，与足阳明经方法一样。揉压、循按或合搓、压迫等法，酌情给予辅助治疗手法。

手法标准度：均宜中度。

方义解释： 足三阴经的经脉循行起于足，从下往上，沿着下肢内侧循行于腹。下肢痿证，即下肢失去支持全身活动的能力；支持人体的重点为骨，肾主之，供给骨的力量是气。所以，点穴对此病的治疗，须补气，取太渊穴；补肾，取涌泉、太溪穴；并以合谷、足三里、天枢穴，疏通手、足阳明经脉，以调肠胃。在此基础上，以肾与膀胱为表里，取足太阳经之肾俞、次髎、委中穴；以肝与胆为表里，取足少阳经之环跳、阳陵泉、丘墟穴；以脾与胃为表里，取足阳明经之天枢、足三里、解溪穴。

小结： 点穴治疗痿证，新病，容易治愈，可每日点1次，3~5次可以见效，治愈则需3个月左右。久病，治愈则比较困难，可于1周内治疗3次，连续治疗1个月之后，应让患者的家属或护理人员辅助做适当的锻炼，并坚持治疗，是可以治愈的。本文对痿证的治法适用于末梢神经炎所引起的下肢瘫痪病。若为脊椎外伤引起的截瘫，脊髓神经炎引起的下肢瘫痪，治愈是比较困难的。

验案例证：

患者桑某，女，33岁。住西安市仁爱巷。1962年2月25日初诊。

主诉：由于精神上受了极大的刺激，一夜之间，两腿就失去了运动能力。心恐惧，怕冷，失眠，不想吃东西。

检查：面黄，舌淡，脉沉无力。神志清楚，言语清晰。由于气血虚，情志失畅而致下痿。左下肢感觉消失，运动障碍，膝反射迟钝；右下肢感觉减退，膝反射存在。血常规正常，脊髓液正常，并经过心、肺透视，腰脊椎拍片，都未发现异常改变。诊断为多发性末梢神经炎。

处理：以调理肠胃，舒通经络为主。取合谷（补）、尺泽（泻）、涌泉（补）、至阴（补）、委中（补）、太冲（补）、丘墟（补）、足三里（补）、解溪穴（补），每穴平揉、压放各 100 次（第 1 次补合谷穴，泻尺泽穴，平衡阴阳、表里关系）。

复诊（3 月 2 日）：微见轻。

处理：取合谷（补）、解溪（补）、足三里（补）、天枢（补）等穴，每穴平揉、压放、点打各 100 次。膻中（补）、巨阙（补）、中脘（补）、气海（补）、涌泉（补）、肾俞（补）、大肠俞（补）等穴，每穴平揉、压放各 100 次，并辅助以下肢循按及摇运等手法。另外，按照外科大夫会诊意见，注射维生素 B_1。

本病治疗半月后，病情渐有好转，下肢微能活动。但仍有头昏、心慌、失眠等征象。为了观察单独点穴与配合注射的疗效对比，在注射药物 1 周后停止。此后，每周点穴 3 次，见效显著。

处理：主要以补肾，健胃，补气血。取涌泉（补）、太溪（补）、内关（补）、天枢（补）、中脘（泻）、关元（补）、神门（补）、太渊（补）等穴，每穴都是平揉、压放，操作较缓。并按照治疗小儿麻痹的穴位，取足太阳、足少阳、足阳明等经的穴位，辅助以循按、摇运等手法。

经过 3 个月的连续治疗，已能在屋内单独走十几步。但仍感到睡眠不好，仍在继续治疗。

结果：检查脉象缓弱。面色黄而略润，膝反射接近正常，肌力尚差，基本痊愈。

附记：给此患者加太渊、神门、关元等穴可以补气血及治疗失眠；另加中脘、气海穴，为促进胃肠机能；加至阴穴，为帮助末梢机能的恢复。

第十一节　失　眠

病因：本病多是由于思虑伤脾，或血虚不能养心，或肾虚头昏，以及心肾不交等原因引起失眠的。

症状：头昏，头疼，心烦，健忘，多梦，心悸，夜间不能入睡；或入睡时间不长即醒，醒来又不易入睡，因而精神不振。

辨证施治：心血虚，不能入睡者，面色苍白，脉多细弱。心脾两虚失眠者，兼有腹胀和便溏，面黄，脉细。心肾不交者，多见心悸和遗精。妇女失眠，则多见月经不调。肝火上升，也易失眠。

心血虚者，应以补心与养血。心脾两虚者，应以安心神与健脾胃。心肾不交者，则双补心肾，促进心肾相交。肝火上升，则应疏肝降火。

配穴与手法

点穴治疗失眠，先要使患者能够安眠，具体的安眠法介绍如下：

（1）取穴：合谷穴（泻）、神门穴（补）、太冲穴（泻）、三阴交穴（补），每穴平揉、压放各100次。再点头部穴：太阳穴（泻）、风池穴（补）、百会穴（补）、关元穴（补）。做头部推运法。

手法标准度：应轻而缓。

（2）取穴：神门穴（补），平揉，圈大，速度慢，重手法100次（引肾交心）；再平揉，圈小，速度快，轻手法100次（引心交肾）；压放，不快不慢100次。

太溪穴（补），平揉，圈大，速度慢，轻手法100次（引心交肾）；再平揉，圈小，速度快，重手法100次（引肾交心）；压放，不快不慢100次。

印堂穴（补）、关元穴（补），平揉、压放各100次。手法不轻不重，不快不慢。

（3）取穴：神门穴（补），平揉，手法轻，圈大，速度慢（引肾入心）100次；压放，不轻不重，不快不慢100次。

太溪穴（补），平揉，手法重，圈小，速度快（引心入肾）100次；压放，不轻不重，不快不慢100次。

足三里穴（补），平揉、压放各100次。手法不轻不重，不快不慢，揉圈中度。

心俞穴（补），手法同神门穴。

肾俞穴（补），手法同太溪穴。

脾俞穴（补），手法同足三里穴。

（4）取穴：神门穴（补）、太渊穴（补）、合谷穴（泻）、隐白穴（补）、太溪穴（补）、三阴交穴（补）、足三里穴（补）、膻中穴（补）、中脘穴（泻）、关元穴（补）、百会穴（补）、心俞穴（补）、膈俞穴（补）、肝俞穴（补）、脾俞穴（补）、肾俞穴（补），每穴平揉、压放各50~70次。

　　轻重标准度：应用轻度。

　　快慢标准度：应用慢度。

　　平揉圆圈大小度：应用小度。

方义解释：

第一组配穴：应用于一般性的心脾虚失眠病人，神门与三阴交穴有安神补脾之效。泻太冲与合谷穴，能泻肝火之上升。

第二组、第三组配穴：应用于心肾不交之失眠病人。前者，用于一般性失眠。后者，则用于比较严重的失眠。关于第三组配穴与手法，即"心肾相交"，其理论认识是：心在上，手法轻。心属火，火性虚，故平揉圈大，以应心火之象。揉的速度慢，以应肾，是引肾入心也。肾在下，手法重。肾属水，水性实，故平揉圈小，以应肾水之象。揉的速度快，是引心入肾也。

第四组配穴：应用于血虚的失眠病人。必须补血，补血尤须补气。补气，取太渊、膻中。补血，取神门、隐白、心俞、膈俞等穴。并取肝俞穴，以藏血。脾俞穴，有统血之效，以助补血之作用。取肾俞、太溪、合谷、三阴交、足三里、中脘、关元、百会等穴，则有补肾、安神、调经及调理肠胃等功能。

小结： 治疗失眠病点穴1~3次就能见效。但是，有的在第1次点穴后的当晚睡眠很好，而在第2天晚上却又失眠。这是由于1次点穴就见效，很自然地使患者感到高兴。由于这种高兴引起的兴奋，因而第2天晚上就睡不好。总之，继续点穴10次之后，睡眠就会逐渐地变好和稳定下来。

如果你睡不着或半夜醒来不能入睡时，可以自己给自己点神门穴，左右均可，采用补法。平揉圆圈，要大而慢。在每揉一个圆圈的同时，意念也随着数揉圈。这样，就成为揉动与数静相结合，也就是以数数的方式起收敛作用。

验案例证：

（1）患者任某，男，47岁。陕西省兴平县人。1961年3月22日初诊。

主诉：失眠已2年之久。

症状：头疼，胸闷，气短，鼻干，耳热，心里经常有灼热感。本月3日，经内科诊断为神经官能症。经服中药与电睡眠治疗数次，未见效。

处理：点三阴交穴（补）、合谷穴（泻）（让患者做深呼吸配合）、印堂穴（补）等穴，每穴平揉、压放各100次。

复诊：本病第1次点穴后，头疼轻，心热减，身舒适。

三诊：仍用前穴，加点打法。

四诊：患者已能睡6小时。

五诊：睡眠已接近正常。

结果：本病经点穴6次后痊愈。

（2）患者戴某，男，成年人。博物馆干部。1975年3月17日初诊。

主诉：失眠1个多月，每晚仅睡2个小时，左边头痛，其他一切正常。

处理：以偏头风兼失眠，取神门穴（补）、太冲穴（泻）、足三里穴（补）、心俞穴（补）、肝俞穴（补）、脾俞穴（补），每穴平揉、压放各100次。手法缓而重。

复诊（19日）：昨晚睡8小时，偏头疼减轻。

三诊（21日）：昨晚睡眠很好，头疼也止。

四诊（24日）：连日睡眠很好，没有头疼。

结果：本病经点穴4次而愈。

（3）患者雷某，男，36岁。铜川某医院干部。1984年8月31日初诊。

主诉：失眠已久，时轻时重。今年6月20日到现在，失眠较为严重。一夜只能睡2个小时，有时彻夜不眠，服安眠药无效。也曾让一位同志给自己点过穴，有些好处。但近来仍是失眠，肚子胀，头里边发热。

检查：舌苔白滑。脉弦。

处理：按心肾不交点穴，取神门穴（补）、太溪穴（补）、足三里穴（补），按第三组配穴的手法，平揉、压放各100次。取太阳穴（泻）、风池穴（泻）、百会穴（泻），以泻头内之热，每穴平揉、压放各100次。取心俞、肾俞、脾俞穴，按心肾相交手法，每穴平揉、压放各100次。

复诊（9月1日）：昨日点穴之后，入夜睡了3~4小时，头疼也能轻一点。

处理：仍按前法。

三诊（2日）：昨晚仍未睡好。

处理：同前。

四诊（3日）：昨晚睡了4小时。

处理：仍用前法。

五诊（4日）：昨晚睡了5小时，而且，昨日中午也入睡了一会儿，头里边发热也减轻多了。

处理：仍用前法。风池、百会穴，改为补法。

六诊（5日）：已经能睡6小时。

处理：仍用前法。

结果：患者遇到学习功课紧时，失眠有反复，但比没有点穴之前要好得多。以后隔天点穴1次，继续治疗到10月9日，共点穴20次，失眠完全治愈。

第十二节　心悸、怔忡

病因：情绪波动，劳心过度，或劳热甚而受所湿，以致心血亏损，心阳虚弱等。

症状：头昏，耳鸣，目眩，心烦，少寐，心悸，怔忡，胸闷，气短或气喘，或下肢浮肿，呕吐不欲食，精神不佳，或大便秘结等。

辨证施治：心悸与怔忡，是自觉心跳不安的病证。心悸为阵发性，属于功能性，心跳比较轻。怔忡为持续性，心跳比较重，病情为实质性。

按功能性的心悸，多与精神因素有关。因而，点穴着重在以增强先天肾与后天脾胃功能的基础上，予以安神。而实质性的怔忡，为心血不足（冠心病）或风湿所致（风湿性心脏病）。点穴，对这两类病的治疗，除补心安神，补肾气，健脾胃之外，对风湿性者，则另配治疗风湿痹痛之穴位。

配穴与手法

1.用于心悸

取穴：内关穴（补）、合谷穴（泻）、列缺穴（补）、太溪穴（补）、三阴交穴（补）、足三里穴（补）、百会穴（补）、风池穴（补）、膻中穴（补）、巨阙穴（补）、中脘穴（泻）、关元穴（补）、心俞穴（补）、膈俞穴（补）、肝俞穴（补）、脾俞穴（补）、肾俞穴（补），每穴平揉、压放各50~70次。

轻重标准度：应用轻度。

快慢标准度：应用中度。

平揉圆圈大小度：应用小度。

2.用于怔忡

取穴：内关穴（补）、太渊穴（补）、合谷穴（泻）、列缺穴（泻）、太溪穴（补）、三阴交穴（补）、足三里穴（补）、膻中穴（补）、巨阙穴（补）、中脘穴（泻）、气海穴（补）、关元穴（补）、百会穴（补）、肺俞穴（补）、心俞穴（补）、膈俞穴（补）、脾俞穴（补）、肾俞穴（补），每穴平揉、压放各50~70次。

轻重标准度：应用轻度。

快慢标准度：应用慢度。

平揉圆圈大小度：应用小度。

方义解释：

第一组配穴：用于心悸的配穴。取内关、合谷、列缺、百会、风池、巨阙、膻中、心俞、关元穴，以安心神，增强先天肾与后天脾胃之功能。

第二组配穴：用于怔忡的配穴。补气血，安心神，取内关、太渊、合谷、列缺、关元、肺俞、膈俞、心俞等穴。补肾，则取太溪、肾俞、关元穴。健脾胃，则取中脘、气海、脾俞、三阴交、足三里等穴。如果用于风湿性者，则另加太冲、阴陵泉穴，进行泻法。

手法次数及各种标准请参照前法。

小结：点穴治疗心悸，每日点穴1次，或1周内点穴3次。1次可见效，5次即减轻，10次左右可治愈。对怔忡的治疗，3~5次可见效，10~15次可减轻症状，治愈需相当长的时间。患此病者，要抱着乐观的态度和战胜疾病的决心，坚持长期的治疗，是可以治愈的。

验案例证:

（1）患者杨某，男，32 岁，农民。富平县人。1976 年 7 月 20 日初诊。

主诉：胸闷，气短，心慌，心跳。这 10 多天比较重，全身疲乏。经西安市某医院检查，确诊为风湿性心脏病。

检查：面微黄，浮肿，手、足也浮肿，左膝疼痛。脉象迟涩，为心气不足。患者精神上有负担，说话时泪出。因而，给予点穴治疗。

处理：内关穴（补）、太渊穴（补）、合谷穴（泻）、太冲穴（泻）、足三里穴（补）、膻中穴（补）、气海穴（补）、肺俞穴（补）、心俞穴（补），每穴平揉、压放各 100 次。

三诊（22 日）：感觉好些。

处理：同前。

四诊（23 日）：胸疼止，仅觉有点憋气。

处理：同前。

五诊（24 日）：左胸疼已止，面部浮肿减轻，胸部还憋气。

处理：同前。

六诊（26 日）：胸部憋气减轻。

处理：同前。

本病到 8 月 7 日，共点穴 12 次，精神好，饮食好。

处理：改点以下取穴：内关（补）、太渊（补）、合谷（泻）、太溪（补）、三阴交（补）、足三里（补）、膻中（补）、巨阙（补）、中脘（泻）、气海（补）、肺俞（补）、膏肓俞（补）、心俞（补）、肾俞穴（补），每穴平揉、压放各 100 次。

十七诊（8 月 16 日）：患者有时感到左胸部发热。

处理：仍用前法，另加曲泽穴（补）。

十八诊（19 日）：患者感到热已止，但觉得有点肉跳。

处理：仍用前法，减去曲泽穴，另加间使穴（补）。

结果：患者到 9 月 8 日，共点穴 28 次，症状完全消失，停止治疗。

（2）患者陈某，女，21 岁。南关某店职工。1978 年 11 月 15 日初诊。

主诉：心慌，气闷，头昏。经医院检查，患有风湿性心脏病。

检查：脉浮滑兼数，心律不齐。按心脏病兼受外感治疗。

处理：取风池穴（泻）、内关穴（补）、太溪穴（补）、合谷穴（泻）、列缺穴（泻）、印堂穴（泻）、膻中穴（补），每穴平揉、压放各100次。

复诊（16日）：点穴后，感冒症状减轻。

处理：风池（泻）、内关（补）、太渊（补）、合谷（泻）、太冲（泻）、太溪（补）、膻中（补）、神堂（补）、肾俞穴（补），每穴平揉、压放各70次。印堂、百会穴，各压放70次。

三诊（17日）：各症状已经好多了，唯身感困疼。

处理：同上。

四诊（18日）：昨日下午3时，感到目眩，身冷，又有点感冒。

处理：内关（补）、合谷（泻）、列缺（泻）、风池（泻）、足三里（补）、太冲（泻）、肺俞（补）、心俞穴（补），每穴平揉、压放各70次。

五诊（20日）：头昏疼，心慌，吃得少，眼花，无力，手、足胀。

处理：内关（补）、太渊（补）、合谷（泻）、太冲（泻），太溪、足三里、膻中、百会、肺俞、心俞穴，均用补法。每穴平揉、压放各70次。

六诊（22日）：各症有所减轻。

处理：同前。

结果：患者经过点穴9次时，即1个月的时间，烦躁消除，精神舒畅，睡眠较好。以后，仍继续治疗。到1979年4月，点穴60余次，中间由于感冒或劳累，病情有反复。但比未点穴之前要好得多。由于患者调离文具店之后，停止点穴治疗。对此，当嘱其做些体育锻炼，切记结婚要过了25岁为好。1986年，有一次见面时，始知患者确在25岁后结得婚，且生一男孩。患者的身体比过去要好得多了。

第十三节　血虚（贫血）

病因：多数由失血过多，或慢性出血不止，以致脏腑虚损。尤其后天脾胃吸收营养不好，从而影响先天肾化生精血的功能减退或障碍所致。

症状：头昏，乏力，睡眠不好，全身有不舒服的感觉。妇女则兼月经不调，不是过多，便是极少。

辨证施治：血虚，即血量不足的贫血病。血不足当补之。但血虚，又与脏腑有很大的关系，它关系到五脏之间的生克制约功能。肺主气，"气为血之帅"；心主血，"血为气之母"。因而，补血必须补气。补则取其心经与肺经之原穴；又以肝藏血，脾统血之理论，则取背部俞穴。此外，则结合补肾，健脾胃，使先天肾化生精血，后天脾胃吸收营养的功能得到加强。

配穴与手法

取穴：神门穴（补）、太渊穴（补）、合谷穴（泻）、复溜穴（补）、隐白穴（补）、三阴交穴（补）、足三里穴（补）、太阳穴（补）、风池穴（补）、百会穴（补）、膻中穴（补）、巨阙穴（补）、中脘穴（泻）、气海穴（补）、天枢穴（补）、期门穴（泻）、膈俞穴（补）、肝俞穴（补）、脾俞穴（补）、肾俞穴（补），每穴平揉、压放各 50~70 次。

轻重标准度：应用轻度。

快慢标准度：应用慢度。

平揉圆圈大小度：应用中度。

揉圈，则应有间歇。即揉的过程，中度以应阳；间歇过程，以应阴。阳以生血，阴以藏血。

方义解释：神门穴为心经之原穴，太渊穴为肺经之原穴。取其原穴，则通于经脉，补其气血，则活于全身，而补益于虚损之各脏腑；补脏俞，则益脏；补腑俞，则益腑。故此，以肝藏血，取肝俞穴。以脾统血，取脾俞穴。以血会膈俞穴，血病则必须取此穴。取膻中、气海穴，以固气。取合谷、太阳、风池、百会穴，以安神。补先天之肾，取复溜、肾俞穴。补后天之脾胃，取中脘、天枢、足三里、三阴交、隐白穴。血虚病，多数因为久病抑郁，泻期门穴，以解郁。

小结：点穴治疗贫血病患者，如血色素在 10 克以下者，经点穴 3 次之后，化验检查血色素，就可上升到 10 克以上。对红细胞、白细胞及血小板减少者，经过 10 次点穴，也会有所好转。对贫血病的点穴，每日点穴 1 次。治疗 1 周之后，可于 1 周内点穴 3 次。点穴 12 次后，验血观察效果。

凡是贫血病患者，多有头昏、乏力等感觉。只要点穴 1~2 次，当即觉得头昏轻，精神较好。但是，精神虽好，也不宜过多地活动，否则会影响治疗效果。

验案例证：

患者肖某，女，32 岁。住四川省泸州通滩区。1984 年 5 月 28 日初诊。

主诉：头昏，身无力，睡眠不好，全身不适，胃胀，月经多，历时 10 年以上。曾经在当地医院检查：心电图正常；胃、十二指肠拍片，未发现器质性改变。血色素 7.5 克。经泸州医学院附属医院检查，怀疑为再生障碍性贫血。做过 2 次骨髓穿刺，均无结果。曾按贫血、神经官能症及胃神经官能症治疗，见效不显著。

检查：面色萎黄，精神倦呆，语言无力，情绪悲观。舌质淡，苔薄白。脉象沉细无力。此为气血两虚之证。

处理：补太渊、神门、心俞、膈俞、肺俞、膻中、巨阙、气海、太阳、风池、百会等穴，泻合谷、中脘穴；补天枢、足三里、三阴交、隐白、复溜、脾俞、肾俞等穴。每穴平揉、压放各 50 次。

当时，点穴之后，患者觉着精神好些。因此，要求每天点穴 2 次。患者因为从四川来此看病，借探亲假半个月的时间，是其母伴随而来的。对此，决定每天给予 2 次点穴。

复诊（28 日下午）：自称上午点穴后，下午就有了月经，且量多，两腿疼痛，有痛经史。

处理：同前。

三诊（29 日上午）：两腿疼痛减轻，精神好些；月经仍多，血色好些；痔出血，大便秘。

处理：前法另加承山穴（泻），以利大便，止痔出血。

四诊（29 日下午）：上午点穴后，一切很好。

处理：为了使月经量减少，按原配穴和手法，减去腹部穴，另加章门穴（补）。

五诊（30 日上午）：月经量减少。

处理：同上。

六诊（当日下午）：情况稳定。

处理：同上。

七诊（31 日）：月经已止（以往，每次月经止后半天，复来月经。这次，则完全止住）。

处理：按照第 1 次的方法。

结果：患者在开始治疗时，不敢步行过多，上一次二层楼，都觉着

中国医用点穴学

疲倦。经过点穴 10 天之后，患者曾登上了一次大雁塔。点穴 20 天之后，到临潼参观了兵马俑，由上午 8 时一直到晚上 8 时，才返回西安。游览一天，而且没有休息，回到住处只觉着身体有点疲乏，自我感觉比过去要好得多。患者经过 40 多次的点穴治疗，精神睡眠都很好。

第十四节　呕　吐

病因：伤食受凉，急性发作，胃痛剧烈者，为实证（即急性胃炎之类）。平时消化不良，胃内停食，遇到心情不愉快而引起的慢性发作者，为虚证。

症状：胃部闷而疼痛，呕吐急，口中渴，吐酸水，喜冷怕热，脉洪而数，为实证。四肢冷，不想喝水，呕吐缓慢，日期较长，饮食后呕吐，精神极度疲倦，脉象无力，为虚证。总之，不论慢性或急性呕吐，服药也易呕出，很难发挥药物的全部作用，而点穴治疗呕吐的效果较好。

辨证施治：凡是呕吐病，都应引导胃气下降。急性，有内热者，多用泻法；慢性，病属寒证，多用补法。扶助正气，以除邪气。

配穴与手法

1. 急性呕吐

（1）取穴：内关穴（补）、公孙穴（泻）、太冲穴（泻）、照海穴（补）、足三里穴（补），每穴平揉、压放各 100 次。解热止痛，引导胃气下降。

轻重标准度：应用重度。

快慢标准度：应用慢度。

平揉圆圈大小度：应用中度。

此手法，解热止痛，引导胃气下降。

（2）头部推运法、背部循压法，抑制胃气之上逆，有助于前穴的疗效。

（3）补膈俞穴，手法重；泻中脘穴，手法轻。而后，施行腹部振颤法。

点穴次序，按照以上排列顺序进行。

2.慢性呕吐

取穴：内关穴（补）、公孙穴（泻）、太冲穴（泻）、足三里穴（补）。背部用循压法。膻中穴（补）、中脘穴（泻）、气海穴（补）。腹部用振颤法。以上各穴，每穴平揉、压放各100次。

轻重标准度：上肢穴，应用轻度；下肢穴，应用重度。

快慢标准度：应用中度。

平揉圆圈大小度：应用中度。

方义解释： 以上两组配穴都是先点上肢的内关穴，补其穴者，顺其经脉，缓解其胸胃之苦楚。次则，取下肢阴经，用泻法。足阳明胃经足三里穴用补法，仍以顺阳逆阴，以引胃气之下降，缓解中焦之紧张。而背部循压与补膈俞穴者，以抑制气之上逆。实证，泻照海穴、中脘穴；虚证，补膻中穴、气海穴。并泻中脘穴，以降逆。此3个穴位的配合，为补中有泻之法。太冲穴，用泻法，能平肝止呕。对于阴虚者的照海穴用补法，能滋阴利便。

小结： 点穴治疗急性呕吐，每日可以点1~3次；病情缓解后，可每日点1次。二三日，即可愈。如果慢性呕吐者，每日点穴1次；症状减轻后，可于1周内点穴3次；10次左右，可治愈。还有需长期治疗，才能治愈的。

呕吐，不论是受凉引起，还是积食生气引起，都会影响肝胃，而转化为呕吐。因此，本病在治愈之后，既要注意饮食卫生，又要遇事不生气。这样，才可避免呕吐的复发。

验案例证：

患者胡某，女，50岁。住西安市某街450号。1958年12月23日入院（内科）。1959年1月6日内科通知会诊。

患者于1958年12月22日，吃饭后受凉，发冷，发热，头昏，心口疼，呕吐黄色苦水。门诊时，经服中药无效。入院后，给予治疗，也未见效。呕吐未止，口又发干。在1959年1月6日8时50分，发现呕吐物内混有血丝，精神极度不好，常作嗳气长叹，嗜睡。会诊时，做点穴治疗。

处理：由于患者翻身不便，使其侧卧，先以背部循压法抑制，使患者气不上逆，继以轻手法，平揉、压放膈俞（补）、中脘（泻）、气海穴（补）各 100 次；胃部微做振颤法。再点足三里（补）、公孙（泻）、照海穴（泻）（因患者便秘），手法略重。并点太冲穴（泻），以平肝，手法略重于前。

点穴后数小时，患者情况好转，第 2 日就能吃东西。

复诊（18 日）：呕吐停止，患者情绪安静，也不嗳气，能吃面条。

结果：本患者为急性发作的呕吐，由肝胃不和，兼受外感所引起。点穴治疗很快痊愈。

第十五节　脾虚泄泻

病因：脾虚泄泻，发病多在夏秋间湿盛之时，为脾虚不能胜湿所致。

症状：身重，口不渴，腹不痛或微痛，大便稀溏，1 日大便 5~10 次不等。

辨证施治：脾虚，应补脾。湿盛，应利湿。在补脾与利湿的基础上，则宜调理胃肠功能。健胃，以助脾之运化。固大肠，以止泄泻。

配穴与手法

取穴：内关穴（补）、曲池穴（补）、阴陵泉穴（泻）。每穴平揉、压放各 100 次。天枢穴，用五行联用法。中脘与气海穴，两穴配合，用五种手法。神阙与命门穴配合，用五种手法。取心俞、脾俞穴，用补法。每穴平揉、压放各 100 次。取肾俞穴，用五行联用法。

轻重标准度：应用不轻不重度。

快慢标准度：应用中度。

平揉圆圈大小度：应用中度。

手法中度者，以应脾胃之气化。

方义解释：本方补内关穴，调脉率，以安心神。并配合补心俞、脾俞穴，则有补脾与温脾之作用。因为心属火，脾属土，火能生土。调理胃肠功能，则天枢穴施以五行联用法。天枢穴既是足阳明胃经之经穴，又是大肠经之募穴，再配中脘与气海穴，用五种手法，更能促进胃肠之功能，且又能助中焦脾之运化。补曲池穴，此穴为大肠经之土穴。土能生金，补此穴者，取其虚则补其母之含义。再与补虚固脱的神阙与命门穴配合，行五种手法；肾俞穴用五行联用法。取阴陵泉穴，平揉、压放行泻法。此法对止泻有立竿见影之效。

小结： 点穴对脾虚泄泻病的治疗，每日点穴 1 次，或 1 周内点穴 3 次。1~2 次就可见效，3~5 次就可治疗痊愈。

验案例证：

患者周某，男，70 岁。西安市某学院教授。1987 年 1 月 5 日初诊。

主诉：拉肚子已半月，每日拉 4~5 次，白色水便，肚子不疼，仅觉胀一点，矢气多，肚子觉着凉。经校医给予止泻药物，第 1 次服药有些效果，以后服药则未见效果。

患十二指肠溃疡已 5 年，1980 年经某军医大学附属一院做过胃镜检查，确诊患有萎缩性胃炎，一直服胃乐宁。

检查：面黄，舌苔腻。脉象弦，关脉较显。

处理：取内关穴（补）、曲池穴（补）；阴陵泉穴用五行联用法，增强脾经的功能以利湿。天枢穴用五行联用法；神阙与命门穴，中脘与气海穴，均用五种手法。补心俞、脾俞穴，肾俞穴用五行联用法。其他每穴，平揉、压放各 70 次。

复诊（7 日）：点穴之后，肠鸣减少。昨日拉 2 次稀粪便。

处理：同前。

三诊（9 日）：点穴治疗 2 次后，大便每日 1 次已成形，一切恢复正常。

处理：同前。

结果：本病经点穴治疗 3 次后痊愈。

第十六节　慢性腹泻（肠炎、肠功能紊乱）

病因：急性胃肠炎久治不愈，或治愈后屡次反复，逐渐转为慢性肠炎。也有因患其他病证，在疗养中对饮食不够注意，以致引起慢性腹泻。

症状：肠鸣，腹胀，或腹疼，或腹内有难受感觉；大便次数多，每日便 3~5 次，便前肚疼，便后缓解。大便不成形，或稀糊便；吃了冷食或受凉之后，腹疼、腹胀更明显。

辨证施治：久泻，则脾肾虚寒，故怕冷。脾主运化，肾主二便。治此之法，则须补肾、补脾、健胃。

配穴与手法

取穴：内关穴（补）、合谷穴（泻）、隐白穴（补）、三阴交穴（补）、复溜穴（补），每穴平揉、压放各70~100次。天枢穴用五行联用法；中脘与气海穴，同时做五种手法；神阙与命门穴，同时做五种手法。心俞、肝俞、脾俞穴，均用补法。每穴平揉、压放各70~100次。

轻重标准度：应用不轻不重度。

快慢标准度：应用中度。

平揉圆圈大小度：应用中度。

方义解释：取内关、合谷、三阴交穴，以安神。取心俞与脾俞穴，以补脾；肝俞与隐白穴，起收敛作用；复溜与肾俞穴，则补肾；天枢、中脘、气海穴，则调理胃功能；神阙与命门穴，则强壮功能。

小结：点穴治疗慢性腹泻病，1~3次就能收效。但治愈，需根据不同的病情而决定。肠炎腹泻要治愈就慢一些。而功能性腹泻，就治愈较快。但是，该病又与年龄的老少、身体的素质有很大关系。总之，坚持点穴是完全可以治愈的。当然，也要患者在治疗中的配合，注意饮食卫生，不要贪吃冷食或油腻食物，更要注意腹部不能受凉。不仅在治疗中如此，在治愈后的半年时间内，也应该注意这些问题。否则会有反复的可能。

关于神阙与命门穴，同时用五种手法进行治疗。究竟应如何同时操作五种手法？神阙穴的部位在腹面，而命门穴的部位则在背面。可以采取侧卧位运用手法，或按照其部位面积的凹陷形态，相应地运用手法。关于点打法，可以改做点弹手法。摩推时，应以中指在肚脐的范围内进行。而命门穴的手法操作，也要相适应地灵活运用。

消化不好，大便不正常时，可以自己点天枢（补）、中脘（泻）、气海（补）等穴，每穴平揉、压放各70~100次。在入睡之前点穴也可以，每日点穴1~2次即可。连续点到消化好了即大便正常为止。

验案例证：

（1）患者高某，女，37 岁。某大学校办工厂工人。1978 年 4 月 7 日初诊。

主诉：大便不好，粪便内有黏液及少量血液，历时数年之久。几年来，经过中西医治疗只能稍有见效，没有治愈，经陕西省某医院镜检，确诊为结肠炎。

症状：大便每日 1~2 次，便内有黏液和少量血液，不能受凉，不敢吃冷东西及油腻和难消化的食物。

检查：腹肌软，无硬块。两手脉弱。为脾肾虚（结肠炎）。

处理：内关穴（补）、隐白穴（补）、复溜穴（补），每穴平揉、压放各 70 次。天枢双穴用五行联用法。中脘（泻）、气海（补）、神阙（补）、命门穴（补），每穴平揉、压放各 70 次。肾俞双穴用五行联用法。

结果：本病为慢性病，每周点穴 3 次，共治疗 24 次病愈。第 2 次点穴就收效，治疗 6 次后，大便就无血液和黏液了。以后，由于吃东西不小心又复发。到 5 月 24 日点穴 15 次，彻底治愈。为了巩固疗效，又点穴 9 次。10 月份，经过了解，患者已能吃油腻食物，大便正常。

（2）患者马某，女，46 岁。西安市某百货商店售货员。1977 年 9 月 25 日初诊。

主诉：拉肚子，腰痛，已经半年多。曾住某医院治疗，服中西药物未见效。

现症：肚疼，腰疼，每日大便 3~10 次不等。

处理：按脾肾虚进行点穴。天枢穴用五行联用法。腰俞、筋缩两穴用五种手法。脾俞双穴亦用五种手法。

复诊（29 日）：昨日大便 1 次。

处理：同前。

三诊（10 月 6 日）：大便已正常，肚疼、腰疼已止，面色红润，仅觉消化稍差。

结果：此后，又点穴 3 次而痊愈。

（3）患者蔺某，女，31 岁。西安市某职工医院干部。1986 年 11 月 24 日初诊。

主诉：拉肚子已 1 年多。去年 5 月份，闹过一次食物中毒性拉肚子，到了秋天又拉肚子。从此，继续闹拉肚子，经服中西药物，均未见效。

现症：每天夜里起来，拉 3~4 次大便，肚子疼，矢气多，头昏，恶心。化验大便仅发现有脓球。血压偏低。

检查：舌淡，苔薄白。脉象弦细，左寸脉短。肚脐及右侧压疼。

处理：安神、升阳及调理胃肠功能，并予增强脾肾。取内关（补）、合谷（泻）、三阴交穴（补），每穴平揉、压放各 70 次。天枢穴用五行联用法；中脘与气海穴用五种手法；神阙与命门穴亦用五种手法。在点完手足与腹部穴位之后，两手同时点关元（补）、百会穴（补），可使血压偏低者升高，这是以点穴次序作诱导。百会穴用补法，亦有升阳之效。心俞、膈俞、肝俞、脾俞穴，皆用补法；每穴平揉、压放各 70 次。肾俞穴用五行联用法。

复诊（26 日）：点穴后，肚子疼已止，当夜未起床拉便。第 2 日早上大便 1 次，呈条状，且感到有些干燥，矢气多。

处理：前法加泻三间穴。三间为大肠经之木穴，主对大肠收敛，泻之，则可缓解收敛与干燥。

三诊（28 日）：肚子一直未疼，大便成形，且不干燥。

处理：前法减去三间穴。

四诊（12 月 3 日）：从上次点穴之后，感到一切已恢复正常，食欲大增，连续 2 天吃了 2 次羊肉泡馍，结果又拉肚子。昨日，白天拉 3 次，夜里拉了 2 次，今天早上又拉便 1 次。

处理：同前。

五诊（5 日）：点穴后，大便又恢复正常。

结果：给患者隔日点穴 1 次，计点穴 2 次。全疗程，总共点穴 7 次而痊愈。

第十七节　胃酸过多

病因：多由饮食不节，或饭后受凉，或在吃饭前后生气。如此，陆续触犯，逐渐引起胃酸过多。

症状：头昏，胃胀，吞酸，吐酸水，不想吃，失眠，精神不佳。

辨证施治：胃酸过多，为肝邪伤胃，胃伤则累及脾，脾累则虚而为寒。点穴应健胃温脾。在此基础上，结合活血以增强其抑制胃酸过多之作用。

配穴与手法

取穴：内关穴（补）、合谷穴（泻）、三阴交穴（补）、足三里穴（补）、天枢穴（补）、中脘穴（泻）、气海穴（补）、膈俞穴（补）、脾俞穴（补）、胃俞穴（补），每穴平揉、压放各100次；膈俞与脾俞穴，可各平揉、压放200次。

轻重标准度：应用中度与重度之间度。

快慢标准度：应用中度与慢度之间度。

平揉圆圈大小度：应用中度。

方义解释：在配穴健胃上，取内关、足三里、天枢、中脘、气海、胃俞等穴。温脾，取膈俞、脾俞、三阴交等穴；并对膈俞、脾俞穴，手法增加为200次，以增强活血与温脾作用。手法的轻重标准，用中、重度，以起抑制之效；快慢标准，用中、快度，以起活血之效；平揉圆圈标准用中度，以应脾胃。

小结：本病点穴，可每日点穴1次，或1周内点穴3次。一般点穴，1~3次可见效，10次左右可治愈。另外，患者要注意食物卫生，防止腹部与背部受凉。如能坚持体育锻炼，对治疗此病有很大的帮助，也可起到预防作用。

验案例证：

患者张某，女，55岁。住西安市甜水井。1963年6月7日初诊。

主诉：不想吃，胃胀闷，吐酸水，精神不振，睡眠不好，头昏等。

检查：面青微黄，舌苔垢腻，口臭。脉弦无力。为胃酸过多症。

处理：补内关、足三里、三阴交穴；泻中脘穴；补天枢、气海、膈俞、脾俞、胃俞等穴。每穴平揉、压放各100次（膈俞、脾俞穴，各200次，手法宜重）。

结果：本病第1次点穴后，各症均减轻。以后，隔日治疗1次，或隔两三日治疗1次。共治疗8次痊愈。

第十八节　肝气犯胃（慢性胃炎）

病因：过饥，食饱，冷热杂食，进餐无定时，饮食无规律；或闹急性胃痛不忌食，或由急性胃炎反复发作之后，逐渐转为慢性胃炎；也有由于经常情绪不佳，致使肝气偏亢而犯胃。

症状：胃脘痛，吐酸。厌食，腹胀，大便不正常；或头昏、胁痛、易怒等症状。妇女则兼月经不调。

辨证施治：伤于饮食，应予调胃健脾。肝气偏亢，则宜舒肝解郁。在此基础上，并宜用舒经络，活血脉，以及安神止痛等法。

配穴与手法

取穴：内关穴（补）、合谷穴（泻）、列缺穴（补）、三阴交穴（补）、阴陵泉穴（泻）、足三里穴（补）、头维穴（补）、攒竹穴（补）、膻中穴（补）、上脘穴（泻）、中脘穴（泻）、气海穴（补）、天枢穴（补）、期门穴（泻）、膈俞穴（补）、脾俞穴（补）、胃俞穴（补）、肾俞穴（补），每穴平揉、压放各50~70次。

轻重标准度：应用中度。

快慢标准度：应用缓度。

平揉圆圈大小度：应用中度。

方义解释： 肝气犯胃，胃受损害。胃与脾，互为表里。因而，胃受其害，则影响着脾。所以，有胃痛、厌食等胃病之征象，又有腹胀、大便不正常等症状。即脾失去了运化的功能，这就应该兼顾调胃与健脾。调胃，取足三里、上脘、中脘、天枢、气海、胃俞穴；健脾，取三阴交、阴陵泉、膈俞、脾俞穴。安神，取合谷、内关、列缺、攒竹、头维穴。泻期门穴，以解肝郁。补肾俞穴，以助调理二便之效。

小结： 治疗本病，可每日点1次，或1周内点穴3次。总之，可根据情况而定。一般点穴1~3次就可见效，20次左右可以治愈。在治疗本病时，患者还应注意饮食等的调节，宁可少吃一口，切勿勉强多吃。此外，如能坚持体育锻炼，如打太极拳，对胃病的恢复是有好处的。

验案例证：

患者苏某，壮族，女，29 岁。广西壮族自治区柳州市某队干部。1986 年 7 月 7 日初诊。

主诉：胃疼已数年，由于自己出生是早产，先天略有不足。自小就觉着胃经常不好，老觉着胃里边热，经过 8 次驱虫。1973~1980 年的这段时间里，胃病曾经治好过。但是一直贫血，血色素为 10 克，血小板减少。1980 年以后，因渡过一次水，第 2 天月经来，就小腹痛。从此，每月痛经，时而胃疼。1983 年经过胃镜检查，诊断为浅表性胃炎。既往有肺结核史，腰扭伤史，并有过敏性荨麻疹。近来，经常胃疼，头昏，走路胃也疼。因而不能多走路。

检查：面黄，舌淡，苔薄白。脉迟缓。

处理：按脾虚胃寒及气血不足进行点穴。补内关、太渊穴；泻合谷穴，补列缺、太阳、风池、百会、隐白、三阴交、足三里、天枢、章门等穴，补膻中、巨阙穴；泻中脘穴，补关元、心俞、膈俞、肝俞、脾俞、肾俞穴。每穴平揉、压放各 70 次。在点毕关元穴后，另加腹部振颤法。

复诊（8 日）：昨日点穴之后，头昏轻，胃疼止。

处理：同前。

三诊（9 日）：连日来精神好，一直没有胃疼，候诊之间感到胃有点疼。

处理：仍按前法治疗，胃疼消失。

四诊（10 日）：从昨日点穴后，胃没有再疼，也没有发热。

处理：同前。

结果：患者经过 5 次点穴之后，活动、走路胃也不疼。7 月 12 日前往华山参观游览，返回西安时，虽然没有胃疼，但也受到一定的影响。所以，以后胃内又有轻微得疼。又继续点穴数次，痊愈后停止治疗。

第十九节 肝脾不和（胃、十二指肠溃疡）

病因：暴饮暴食，食后就寝；或空腹饮酒，或酒后发怒。劳动完毕即进食，吃饭完毕就劳动；饥不择食，食必极饱。日久，胃腹疼痛，又不及时治疗，再加情绪之不畅，久则肝脾不和。

症状：头昏，背疼，胃部胀，食欲差；或背部受凉，吐酸水。胃溃疡疼痛，多在饭后 1 小时左右。十二指肠疼，约在饭后 3 小时左右。疼痛持续 1~2 小时，逐渐减轻。疼止后，上腹部有不舒适感觉，兼有背部疼。在脾俞、胃俞穴等处有压疼。有时恶心，嗳气，多数兼有关节痛；或头闷，头疼，失眠等。

辨证施治：对肝脾不和，应以舒肝健脾胃为主，并宜助以补气血。

配穴与手法

取穴：内关穴（补）、太渊穴（补）、合谷穴（泻）、太冲穴（泻）、隐白穴（补）、三阴交穴（补）、足三里穴（补）、天枢穴（补）、中脘穴（泻）、气海穴（补）、膈俞穴（补）、脾俞穴（补）、胃俞穴（补），每穴平揉、压放各 100 次。

轻重标准度：应用重度。但膈俞、脾俞、胃俞穴，手法不宜重，可加倍手法次数，对治疗本病有决定性作用。但年老体弱的患者，则宜用中等度手法。

快慢标准度：应用慢度。

平揉圆圈大小度：应用中度。

如有呕吐症状，另加背部循压法，由上向下取穴。在上部的穴，手法轻；在下部的穴，手法重。头疼的，加头部推运法或压穴法。

如无呕吐者，可减去太冲穴。腹部疼痛者，可助以腹部振颤。兼有膝关节疼的，加局部压穴法（疼痛局部取穴，或取阿是穴）。

患者如有烦躁情况，平揉的圆圈要极小，压放的距离也要短。这样，就能引着"动"进入"静"，有抑制烦躁作用。

方义解释： 泻太冲穴，以舒肝。补太渊穴，即补肺气，亦具有补肾作用。因肺金生肾水，含有虚则补其母之义。太渊与合谷、期门穴配合，则增强舒肝作用。肺金能制约肝木。健脾胃，取内关、三阴交、足三里、天枢、中脘、脾俞、胃俞等穴。补气血，取太渊、气海、隐白、膈俞等穴。

小结： 按配穴排列的次序点穴，每日点 1 次，或 1 周内点穴 3 次。一般点 3~5 次可见效，10 次左右可减轻，3 个月左右可治愈。在治疗本病的过程中，应使患者保持良好的精神状态，即对病情要乐观，情绪要舒畅。否则，病情好转后还会反复的。更要注意食物卫生，忌吃生冷，忌吃油腻食物及刺激性食物，更应戒烟戒酒。如能坚持打太极拳、练气功，对疾病是有好处的。

验案例证：

（1）患者刘某，女，54 岁。住西安市某工会家属宿舍。1962 年 6 月某日就诊。

主诉：胃病已多年，不敢吃凉食，食欲不振，发病时，疼不可忍。连年曾服中西药治疗，并经某医生按摩多次，没有根治，如遇冷风，或吃冷食就犯病。大便干燥，有时二三日解大便 1 次。

检查：面色白而微黄，舌苔薄白。脉象沉弦无力。按胃寒疼痛治疗。

处理：泻合谷，补内关、足三里、三阴交，泻中脘，补天枢、气海、膈俞、脾俞、胃俞（背部这三穴手法各 200 次）等穴。每穴平揉、压放各 100 次。

结果：本病在第 1 次治疗后就见效，经治疗三四次基本好转，因路远停止治疗。到 10 月份，突然发病，经某医院检查，确诊为十二指肠溃疡。于 1963 年 1 月要求点穴，3 个月的时间，点穴 20 次，基本痊愈。患者过去经常穿着棉"暖腰"（北方衣服），不敢脱下，现时不但脱下棉"暖腰"，而且不怕凉风，敢吃瓜果及冷荞粉等食物。数月来，胃痛未发作。

（2）患者王某，男，54 岁。住陕西省工会。1963 年 5 月 1 日初诊。

主诉：呕吐，失眠，胸闷，历时半月。以往患十二指肠溃疡，于 1956 年某月某日，突然急性发作，经手术治愈。还患胃下垂，神经衰弱，关节炎已多年。最近呕吐，失眠，胸闷，影响头昏闷，烦躁不安，情绪不佳。经本市某医院透视检查，确诊为胃溃疡，兼肺气肿及神经衰弱等症。经服中西药物，未见效果。

检查：舌苔垢腻，脉象弦数而虚。为肝胃不和，阴虚阳越之证。

处理：以补肾，补气血，健胃，舒肝为主。补太渊、内关、肺俞（压放）、膈俞、脾俞、胃俞穴，每穴平揉、压放各 200 次。泻中脘穴，补气海、天枢穴，平揉、压放各 100 次。补足三里，泻太冲穴，平揉、压放各 200 次。

结果：每周治疗 3 次，第 1 次点穴后，失眠好转。第 2 次点穴后，呕吐减轻。7 次后，胸闷减轻，失眠已愈，呕吐已止。此后，各症均已好转。在治疗中，如相隔 7~8 天点 1 次，就有想呕吐的现象出现。一经点穴，想呕顿除。现时一切都好，接近痊愈。

第二十节　呃逆（膈肌痉挛）

病因：呃逆，是由于精神上受到刺激，情志不畅郁逆所致。

症状：呃逆是一阵一阵地发作。呃逆时，因为胃气的郁逆，腹部肌肉随着呃逆声抽动。活动时则显著，睡下后则减轻。入睡后，则停止；睡醒后，则呃逆声频频。因而饮食不得入，口唇干，只能喝少许水。小便少，大便无。

辨证施治：肝气郁逆而犯胃，胃气受郁则上逆，上逆则致阴阳升降受阻，受阻则呃逆频作，使胃腹形成阵阵的痉挛。治此之法，当以舒肝，安神，健胃，通便。

配穴与手法

取穴：内关穴（补）、合谷穴（泻）、列缺穴（补）、足三里穴（补）、承山穴（泻）、天枢穴（补）、期门穴（泻）、中脘穴（泻）、关元穴（补）。按上列次序点穴，每穴平揉、压放各100次。

轻重标准度：应用重度，以应纳气。

快慢标准度：应用慢度，使痉挛缓之。

平揉圆圈大小度：应用中度有间歇，以应胃气，间歇以应收敛。

方义解释：取合谷、列缺穴，配泻期门穴，以舒肝解郁。另配内关、关元穴而安神。取中脘、天枢、足三里穴，以健胃。另与承山、合谷穴配合，则通便。

小结：呃逆病来势急，应每日点穴1~2次。1次就可见效，数次就可治愈。本病治愈之后，短期间注意：不要受凉，不要冷食，不要生气、闹情绪，一般不会复发。

验案例证：

患者，女性，21岁。西北某学院学生。1985年11月28日初诊。

主诉：呃逆3日，不能饮食，口唇干，只喝少许水以润口唇。小便少，3日未大便，情绪不安。经中西医给予丸剂、汤剂及注射针剂，均未见效。又经某大夫给予手法治疗，仅收1小时的效果。现仍觉着气往上行，连续呃逆，腹肌随着也抽动，精神紧张。脉弦。

处理：内关（补）、合谷（泻）、列缺（补）、期门（泻），补足三里、天枢穴；泻中脘穴，补关元穴，泻承山穴。每穴平揉、压放各 100 次。

复诊（当日下午 7 时）：当第 1 次点穴之后，6 小时内很安静。入夜腹肌虽有时痉挛，但是已经轻得多了。

处理：同前。

三诊（29 日）：今天中午，患者想吃东西，当给流食吃。正吃间，有一点呃逆，旋即停食，呃逆也停止。

处理：同前。

结果：2 天来点穴 3 次，完全治愈。经调查，1 年多来，一直没有犯病。

第二十一节　肝气郁结（肝炎）

病因：生活上由于营养不够，加以极度疲劳，思虑过度，情绪不佳，以致气血郁结，或感受外邪所致。

症状：右胁肋部有疼痛感觉，时轻时重；休息则轻，活动则重。兼有头昏，腹胀，食欲不振；食后，肚子更胀满。精神疲倦，睡眠不好，烦躁，易怒，有时眼睛微发黄。小便黄，大便不正常。第七胸椎有压痛，第九胸椎两侧肝俞穴处也有压痛。

辨证施治：肝气郁结，疼痛多在胁肋部位，其部位为肝胆经脉循行之范围。由于肝木乘脾土，而影响脾胃的正常功能。故出现头昏、腹胀、不欲食、大便不正常等症状。治此之法，应以舒肝解郁，活血化瘀为主，并宜调脾胃之升降，清小肠之湿热。

配穴与手法

穴位：内关穴（补）、腕骨穴（泻）、合谷穴（泻）、太冲穴（泻）、三阴交穴（补）、阴陵泉穴（泻）、足三里穴（补）、中脘穴（泻）、至阳穴（泻）、肝俞穴（泻）。按上列配穴次序点穴，每穴平揉、压放各 100~150 次。

轻重标准度：应用中度。

快慢标准度：应用慢度。

平揉圆圈大小度：应用中度，有间歇。

手法要灵活不滞，以应活血；次数要均匀，以应化瘀。

方义解释： 取合谷、太冲、肝俞穴，舒肝解郁，结合手法的灵活与持续，则起活血化瘀之效。三阴交与足三里穴，调脾胃之升降。腕骨、至阳与阴陵泉穴，清小肠之湿热。内关与合谷穴，则有助于清热。泻中脘穴，则有助于开胃。

小结： 小儿肝炎，点穴 5~10 次可以减轻。成人患肝炎，一般治疗 2 个月左右可以减轻。患病及治疗期间，特别要注意禁忌房事，并应适当地休息和加强营养。最好打太极拳与练气功相结合地进行锻炼，对肝炎的痊愈，有极大的帮助作用。

验案例证：

（1）患者王某，女，27 岁。住西安市社学巷。1960 年 5 月 4 日初诊。

主诉：近 1 个月来头昏，疲倦，右胁下疼，肚子发胀，晚间肚胀如鼓；手足心发热，饮食不好，大便干，小便少而黄。4 月 18 日，经某医院检查为肝炎。肝功检查如下：

麝香草酚浊度	8 单位	硫酸锌混浊度	5 单位
脑磷脂	++	麝香草酚絮状	阴性

处理：取腕骨（泻）、至阳（泻）、肝俞（泻）、中脘（泻）、足三里（补）、三阴交（补）、太冲（泻）等穴，每穴平揉、压放各 100 次。

本病，每周点穴 3 次，共点穴 6 次后，化验肝功结果如下：

脑磷脂	−	磷脂麝香草酚浊度	1 单位
硫酸锌混浊度	5 单位	麝香草酚絮状	阴性

结果：患者经过点穴 10 次后，基本痊愈。以后，由于操劳过度而复发，又点穴 10 次后，逐渐见好。为了巩固疗效，又连续点穴 6 次，即告痊愈。

（2）患者陈某，女，3 岁。住西安市炭市街。

患儿于 1960 年 8 月经儿科检查为肝炎。面黄，没精神，不想吃，目黄。小便黄。肝功检查如下：

黄疸指数	20 单位	万登白氏	+++

处理：取腕骨（泻）、至阳（泻）、肝俞（泻）、足三里（补）、太冲（泻）等穴，每穴平揉、压放各 100 次。点穴 1 次后，患儿精神好转，饮食增加。连续点穴 5 次，复做肝功检查如下：

黄疸指数	6 单位	万登白氏	+

结果：患儿经过点穴 9 次，复查肝功，万登白氏为阴性，一切正常。

第二十二节　痢　疾

病因：痢疾，古人也叫滞下。流行于夏、秋季之间。暑热天气，多喜贪凉，或冷饮冷食不洁的饮食之后，或遇气候阴雨湿热的差异变化，以致时邪注于肠道，而转痢疾。

症状：腹痛，大便次数多而量少，粪色或白或红，俗称"红白痢"。白者，为白痢。红者，为红痢。大便时，里急后重；欲解大便而重坠，只能大便一点；便后不一会，又要解便。或肛门兼有灼热者。

辨证施治：按痢疾之特征，腹痛，里急后重，肛门灼热，为湿热夹滞。滞于脾，故腹痛。滞于大肠，则重坠。治此之法，调脾以利湿，利便以除热，并助以舒经活血，腹痛与重坠，则即可消除。

配穴与手法

取穴：内关穴（补）、合谷穴（泻）、内庭穴（泻）、照海穴（补）、承山穴（泻）、三阴交穴（补）、阴陵泉穴（泻）、足三里穴（补）、天枢穴（泻）、中脘穴（泻）、关元穴（补）、肾俞穴（补）、大肠俞穴（泻）。按上列配穴次序点穴，每穴平揉、压放各 70~100 次。

轻重标准度：四肢穴用重手法，腹部穴用轻手法，腰背部穴用中手法。

快慢标准度：应用慢度，缓其急。

平揉圆圈大小度：应用中度，则需手法灵活，以活血消其后重。

方义解释：内关、合谷、内庭等穴有调节阴阳，解内热之作用。而湿热夹滞，则取阴陵泉、三阴交、足三里、天枢、中脘等穴，以调脾运化功能。取肾俞、关元穴，调二便，以助利湿之效。取照海与承山穴，以利大便，促热从大便排出。并结合运用手法，发挥整个配穴的作用。

小结：点穴治疗痢疾，1~2 次可见轻，5~8 次可治愈。在治疗中，应注意饮食卫生，不宜吃油腻及刺激性食物。要很好地休息，不要过多地活动，以避免腹肌紧张，这样有助于康复。

验案例证：

患者曹某，男，35 岁。住西安市东关炮房街。于 1960 年 7 月 17 日，内科确诊为细菌性痢疾，转来治疗。

主诉：从 15 日开始泻肚，量少，下坠，肚子痛，每日泻 10 多次。次日，服药后，下坠见轻。但欲吐，不能吃，2 日多只吃了 4 两饼干。右少腹痛，肠鸣。17 日早晨至 10 时半，已泻肚 5 次，量少，粪液稀白。有里急后重感。下午发热，口苦。体温 37.2℃，舌苔微黄。脉象弦数。大便化验结果如下：

颜色	黄色	坚度	稀黏液
脓球	+++	赤血球	++

处理：取合谷（泻）、足三里（补）、肾俞（补）、大肠俞（泻）、腰俞（泻）、照海（补）、承山（泻）等穴，每穴平揉、压放各 100 次。

复诊（18 日下午）：昨日点穴后，稍有肚疼，大便 3 次，粪便内脓液减少。现在感觉右腹疼，胃如堵塞，不欲食，睡眠已好转，下坠轻微。

处理：取足三里（补）、中脘（泻）、关元（补）、大肠俞（补）、承山穴（泻）。点腹部天枢（泻）、水道穴（泻）。因右腹烧疼，再点右侧三阴交（补）、太溪穴（补）。每穴平揉、压放各 100 次。点后即觉轻。

三诊（19 日）：由昨日下午至本日早晨大便 1 次，粪已稠，右少腹仍疼。

处理：取合谷（泻）、内关（补）、足三里（补）、中脘（泻）、关元（补）、大肠俞（补）、承山（泻）等穴，每穴平揉、压放各 100 次。

四诊（24 日）：大便已正常，右少腹痛已止，胃部微烧疼，食欲稍增。大便化验结果如下：

颜色	黄色	坚度	软
脓球	少许	未消化食物	++

处理：取合谷（泻）、内关穴（补）。胃有灼热，加巨虚、上廉（泻）、承山（泻）等穴。每穴平揉、压放各 100 次。

结果：本病经点穴 4 次后病即痊愈。

第二十三节　便　秘

病因：便秘，即大便秘结解不下。在《伤寒论》中把便秘叫作"脾约"，就是说，脾的运化功能失调，气虚不能化津，以致肠中津液不足。因此，大便干燥失润，排便困难。患此病者，多数是老年人，或是坐着工作者。

症状：2~3 日大便 1 次，排便时间很长，虽然感觉有粪便想排出，但是排便很困难。

辨证施治：大便之所以秘结，主要是由于气虚，津液不足。对此，气虚应予补气，补气更须健脾，健脾与活血相结合，则可促进脾的运化功能。并予以补肾，以保持津液。膀胱主藏津液，则肾与膀胱相表里，故而调之。

配穴与手法

取穴：太渊穴（补）、合谷穴（泻）、三阴交穴（补）、足三里穴（补）、照海穴（补）、承山穴（泻）、天枢穴（补）、中脘穴（泻）、气海穴（补）、脾俞穴（补）、肾俞穴（补）。按配穴排列次序点穴，每穴平揉、压放各70~100次。

轻重标准度：应用轻度，活气血。

快慢标准度：应用慢度，以应肾，而保持津液。

平揉圆圈大小度：应用中度，以应脾，而促进运化。

方义解释： 取太渊、气海穴，以补气；取脾俞、三阴交、足三里、中脘、天枢穴，以健脾胃；补肾俞穴，以调便；取照海、承山穴，以润通大便。以上方法，对一般大便秘结者均有效果。若用此法后，见效不大，或不见效时，可运用辅助手法中的"润肠法"（请参阅手法部分润肠法）。

小结： 点穴治疗便秘，每日点穴1次。大便通畅之后，可1周内点穴2~3次。持续2~3周的点穴，以固疗效。一般性的便秘，点穴1~2次就可通便。便秘者，都是因为活动比较少。因而，坚持体育锻炼有好处。如果自我点穴，取合谷穴（泻），足三里穴（补），泻承山、中脘穴，补天枢、气海穴。每日点1次上列穴位，也可治疗慢性便秘。

验案例证：

患者李某，男，58岁。住西安市某进修学院。1960年12月17日初诊。

主诉：大便秘结已20多年，由于不注意，逐渐加重。1956年曾经北京某名医诊治，服中药未见效。近一两年，经西安市名中医连续治疗，亦未见效。最近住疗养院针灸、按摩多次，仍未见效。

症状：大便经常隔一两日解1次。如不解，就要服缓泻药通便（据说，已经医院检查为血管轻度硬化。其他正常）。

中国医用点穴学

处理：年久便秘，为气虚而无传导之力。补太渊穴、泻合谷穴，以清虚热。补足三里穴，以健胃助消化。补照海穴，泻承山穴，可生津润肠，以达通便之效。每穴平揉、压放各 100 次。

复诊（19 日）：昨日未服泻药大便 1 次，仅感大便困难些，自称点穴有效。

处理：同前。

三诊（21 日）：大便每日解 1 次。

处理：同前。

四诊（23 日）：昨日大便较好，便时不太困难，但感到肚胀。

处理：前法加中脘（泻）、关元（补）、天枢（补）等穴。

结果：本病经点穴 6 次后，大便每日解 1 次，情况很好，停止治疗。

第二十四节　遗　精

病因：遗精，也叫"遗泄"，或称"失精"。有梦遗精，叫"梦遗"。无梦遗精，叫"滑精"。该病由心肾不交，相火炽盛及肾关不固所致，也有劳累过度，或心情烦恼引起的。

症状：有梦遗精，或无梦滑精，1 个月犯病 4~5 次不等；也有两三日犯 1 次，或每晚犯 1 次，甚至白天也滑精。日渐头昏，眼花，身体疲乏，记忆力减退，四肢无力，腰腿酸痛等。

辨证施治：梦遗与滑精，主要为精关不固。而藏精者为肾，敛精者为元阴。因此，补肾之元阴以敛精，补肾之元阳以固气。相火炽盛者，泻肝脉之荥。心肾不交者，调脏之于背俞。

配穴与手法

取穴：心俞穴（补）、肾俞穴（补）、膻中穴（补）、气海穴（补）、关元穴（补）、会阴穴（补），每穴平揉、压放各 100 次。

轻重标准度：应用中度，以应脾土制约肾水。

快慢标准度：应用慢度，以应肾气。

平揉圆圈大小度：应用小度，间歇性揉，以起收敛之效。

滑精者，另加三阴交穴。气海、关元穴，另加点打法各 100 次。相火炽盛，泻行间穴。

方义解释： 补心俞、肾俞穴，调心肾之相交。补肾俞与关元、会阴穴，则起补肾之元阴作用；补肾俞与关元、气海穴，则补肾之元阳。补膻中穴，提气以固精。行间穴，为肝经之火穴。肝火为相火，泻行间穴，即泻相火之炽盛。补三阴交穴者，则针对无梦滑精，增强其敛精作用。

小结： 一般遗精证，可于1周内点穴3次。2~3次可见效，10次以上可以治疗痊愈。病势较重者延长治疗期。

患此病者要清心寡欲，戒吸烟，戒吃酒。晚饭勿饱，不宜临睡前洗澡，被子不宜盖得太厚。因为，晚饱洗澡及被子厚都易引起身热。热则满，满即外溢。这样就与收敛反而行之，故而犯病。睡觉应侧卧，下边的腿伸直，上边的腿屈曲，以防两腿夹住阴茎而遗泄。此外，在侧卧睡觉时，可用二三寸宽、四五尺长的布带将上屈的腿用布带套住；另端向上，与脖项相套。因为在遗精之前，将会有一伸腿的过程；由一伸腿，把自己拉醒，则可防止遗精。

验案例证：

患者孔某，男，28岁。陕西省华县人。1960年4月1日初诊。

主诉：梦遗时间已久，一般七八天遗精1次，最近连续遗精。

处理：取三阴交（补）、关元（补）、气海（补）、会阴穴（补），每穴平揉、压放各100次。

复诊（4日）：自称点穴2次后，3夜未遗精。

处理：由于患者不能连续门诊，当即教给点穴方法，让其回去每天点穴1次。

结果：4月10日患者来称，自从点穴后，再没有遗精。

第二十五节　阳　痿

病因：一般由于房事过度，或误犯手淫，致使泄精过多，损耗精气，导致肾阳肾阴亏损；也有思虑过多，遭受惊恐等，均会引起本病的发生。

症状：多见头晕神倦，腰足酸软，胆怯多疑，睡眠不好。入房时，性交迫切。而临交时，阴茎不举，或举而不坚，坚而不久，交即泄精。还有尚未性交，精已泄出，甚至见色流精及萎缩不举等。

辨证施治：阴虚则易举，阳虚则早泄，阴阳皆虚，故而阳痿早泄。

肾主恐，恐则气下。故临交畏恐则不举，或交而惊怕则早泄。对此，应
予补肾、补肝与补气。

配穴与手法

　　取穴：太渊穴（补）、太溪穴（补）、太冲穴（补）、气海穴（补）、
关元穴（补）、会阴穴（补）、肾俞穴（补）。按配穴次序点穴，每
穴平揉、压放、点打各 100 次。
　　轻重标准度：应用轻度，以应气血。
　　快慢标准度：应用慢度，以应肝肾。
　　平揉圆圈大小度：应用中度，揉中有间歇，动而生阳，静而生阴，
促进阴阳相生。

　　方义解释：补肺金之太渊穴，补肾水之太溪穴，补肝木之太冲穴，
即金能生水，水能生木之含义。补此 3 穴，则增强肝、肾脉之功能。而
肝经脉环绕阴器，肝脉主弦，肝肾功能的恢复，即阴茎硬度功能的恢复。
并配合气海、关元、会阴、肾俞等穴，具有收敛精气作用，精气得以收纳，
则性交就不会早泄。

　　小结：点穴治疗阳痿一证，一般治疗 10~15 次，可以痊愈。但在治
疗过程中，要禁忌一个时期的房事，以免影响治疗效果。点穴治疗本病，
不能性急，应 1 周内点穴 3 次即可。此病，治愈之后，要对性生活加以
节制，以免旧病复犯。如能保持正常的性交生活，一般来说不会发生阳
痿早泄。

　　性交生活，应注意以下几点：①大冷大热不同房；②身体疲倦，或
剧烈运动之后不同房；③酒后酒醉，心里烦恼与极不愉快不同房。

　　在同房时，不要有恐惧感，恐则气下，气下则早泄。不宜性急或心急，
心急如焚则散热，热散则阴茎易痿。因而，性交时要消除心急与恐惧感。
应该尽情性满，即阴阳相合，当即阴阳分位。这样不仅是性交的关键，
也是预防阳痿的关键。决不可勉强为之，强行房事，一再损伤精液，则
易导致阳痿病。如能坚持本书保健法中的击腹运动，确有防治作用。

验案例证：

　　患者王某，男，32 岁。住西安市西大街。1960 年 3 月 7 日初诊。
　　主诉：性交不能持久，没有快感，而且泄精少，历时已 4 个多月。

检查：面黄肌瘦，脉弱无力。为阳痿早泄病。

处理：点太渊（补）、太冲穴（补），每穴平揉、压放、点打各100次。关元（补）、会阴穴（补），每穴平揉、压放各100次。教给患者操作方法，让本人每晚睡觉前点穴1次，并嘱咐患者，在持续点穴10次后，再与爱人同床，以试疗效。

复诊（4月17日）：自称点穴以后就觉得身体已恢复正常。

结果：现时精神好，身体健壮，肌肉丰满，病已痊愈。

第二十六节　小便频数

病因：小便频数有急性与慢性之分。急性者为实热；慢性者为虚寒。小儿患者多属实，老年患者多属虚，成年患者则或虚或实。

症状：虚证，尿意急，排尿时，无难受感觉，尿色白，约1小时左右排尿1次。实证，尿意急迫，小便次数多量少，尿色黄，排尿时，尿道有难受感觉。

辨证施治：虚证，为肾气不足，应予补肾、补气。实证，为下焦湿热，应予利湿、解热。如气虚兼实者，则应补虚与泻实兼顾。

配穴与手法

1. 小便频数，虚证

取穴：取太渊穴（补）、复溜穴（补）、气海穴（补）、肾俞穴（补）、命门穴（补）。按上列次序点穴，每穴平揉、压放、点打各100次。

轻重标准度：应用轻度。

快慢标准度：应用快度。

平揉圆圈大小度：应用小度。

平揉圈小，以应补肾；轻与快，以应补气。

2. 小便频数，实证

取穴：列缺穴（泻）、行间穴（泻）、阴陵泉穴（泻）、中极穴（泻）。按排列次序点穴，每穴平揉、压放各100次。

轻重标准度：应用重度。

快慢标准度：应用慢度。重与慢，为阴属寒，以寒解热。

平揉圈大小度：应用中度，以应脾土胜湿之义。

方义解释：对虚证配穴，取太渊、气海、复溜穴，补气，补肾阴。取肾俞、命门穴，补肾与温肾。对实证配穴，取列缺与中极穴，以泻膀胱之热。列缺穴为八脉交会穴之一，通于任脉。中极穴为膀胱之募穴。二穴皆用泻法，故解膀胱之热。泻肝经之火穴行间，泻脾经之水穴阴陵泉，与前两穴配合，则湿热从小便解。

小结：成人患者，点穴一两次即见效，5 次可减轻；小儿患者，5~7 次可治愈。急性者，每日点 1 次；慢性者，1 周内点 3 次。少腹部应予保温，不宜冷饮冷食。

验案例证：

患者苟某，男，31 岁。西安市某中学书记。1959 年 12 月 3 日初诊。

主诉：小便次数多，白天更甚。1 日夜，小便 19 次，控制不住。

处理：取太渊穴（补）、偏历穴（补），每穴平揉、压放、点打各 100 次。气海穴，点打 200 次。

复诊（4 日）：小便次数大为减少，已能控制住。

处理：同前。

结果：本病经点穴 2 次后，即告痊愈。

第二十七节　脏躁（癔症）

病因：多属情志失调，精神忧郁，血燥肝急所致。

症状：情绪易激动，知觉过敏或迟钝，烦闷，急躁，叹气，悲伤；或头昏失眠，或悲喜无常，甚至发生四肢抽搐等情况。

辨证施治：脏躁，由于精神忧郁，症状有烦闷，急躁，叹气，悲伤，情志不畅，久则不只影响睡眠，也影响食欲，使精神处于不安状态。对此，则应镇静安神，舒肝解郁，并结合调心肾与健脾胃等法。

配穴与手法

取穴：内关穴（补）、合谷穴（泻）、列缺穴（补）、太冲穴（泻）、三阴交穴（补）、足三里穴（补）、太阳穴（泻）、风池穴（补）、百会穴（泻）、期门穴（泻）、中脘穴（泻）、关元穴（补）、肺俞穴（补）、心俞穴（补）、膈俞穴（补）、肝俞穴（泻）、肾俞穴（补）。
按上列穴位的次序点穴，每穴平揉、压放各50~70次。

轻重标准度：应用轻度，以应活气血。

快慢标准度：应用慢度，以应镇静。

平揉圆圈大小度：应用小度，以应安神。

方义解释：取肺俞、膈俞穴，以活气血。取心俞、肾俞穴，以调心肾。取合谷、列缺、内关、太冲、关元、太阳、风池、百会穴，以镇静安神。取期门、肝俞，并配合谷、太冲等穴，以舒肝解郁。取三阴交、足三里、中脘等穴，以健脾胃。

小结：本病运用点穴治疗，应1周内点穴3次。而且，患者要配合坚持治疗，并应注意在精神上能得到安慰，半年余可治愈。

验案例证：

患者傅某，女，40岁。西安市某门市部营业员。1976年某月某日门诊。

主诉：患癔症1年余，针灸3次，见效不显。又经精神病院给予电针治疗多次未愈。

现症：患者经常头疼，犯病时，心中悲恐，失眠，不多言，心情古怪，面微青。脉象弦。

处理：点穴可以镇静安神，舒肝解郁。取内关（补）、合谷（泻）、列缺（补）、后溪（补）、太阳（泻）、风池（补）、百会（泻）、太冲（泻）、三阴交（补）、足三里（补）、期门（泻）、中脘（泻）、关元（补）、肺俞（补）、心俞（补）、膈俞（补）、肝俞（泻）、肾俞（补）等穴，每穴平揉、压放各70次。轻重标准度：应用轻度。快慢标准度：应用慢度。平揉圆圈大小度：应用小度。

此病由于精神上受了极大刺激而引起。所以，发病则出现精神上的不正常现象。因此，通过手法和穴位的配合，能促使中枢神经由兴奋转化为抑制，使紊乱状态恢复正常。

结果：本病经每周内点穴3次，治疗半年后痊愈。

第二十八节　失　语

病因：胸怀狭窄，突然遭受刺激而昏倒。苏醒后，肢体活动正常，仅是失语。

症状：骤然昏倒，不省人事，牙关紧闭，四肢强直。经急救清醒后，失去言语能力，口张不大，但吃喝无困难，伸舌活动较差，听觉没有障碍，显然是哑而不聋。

辨证施治：失语是由于胸怀狭窄，突然发病，虽然是语言功能受到了损害，但也影响全身经脉的循行作用。从发病的全身症状看，必须采取通气，以开闭塞；疏经，以活血脉；除痰，祛风，以及舒肝解郁等方法。

配穴与手法

（1）取穴：先切十二井穴5次（一切一放），人中穴切12次，再切哑门、风府、百会穴，各12次。取合谷穴（泻）、列缺穴（泻）、风池穴（泻），每穴平揉、压放各50~70次。切关冲穴5次。取通里穴（泻）、足三里穴（泻）、太冲穴（泻）、期门穴（泻）、中脘穴（泻）、气海穴（补），每穴平揉、压放各50~70次。

以上按次序点穴，适用于突然发病的神志不清者。

（2）取穴：取合谷穴（泻）、神门穴（泻）、通里穴（泻）、颊车穴（泻）、哑门穴（泻）、风府穴（泻）、风池穴（补）、翳风穴（泻）等穴。按其配穴次序点穴，每穴平揉、压放各100次。

轻重、快慢及揉圈标准度：均应用中度。

以上方法适用于近期失语者。

方义解释：切十二井穴5次者，以应五脏之气化；切人中穴12次，以应十二经脉之气化。取三焦经之关冲穴，手少阴心经之通里穴，以解上焦与心中之热。取哑门、风府、百会等穴，以促进语言功能。取期门、太冲穴，以舒肝解郁。取合谷、列缺、风池穴，以除风热。取足三里、中脘穴，以除痰降气。

小结：单纯失语病点穴治疗，可每日点穴1次。1~2次就见效，数次可治愈。但患病时间已久的患者，治疗期需要延长。

验案例证：

患者李某，男，17 岁。陕西省礼泉县人。1961 年 3 月 25 日初诊。

主诉（姑父代诉）：患者于本月 17 日在赴校徒步中，突然倒地，昏迷不醒。经救治渐苏醒，但不能说话，其他都正常。经当地医院打针、服药，均未见效。

检查：面孔略发呆，口不能张大，舌头伸不出唇外，不能发音。询问时，不能作答，仅作摇头、点头示意。舌尖微红，苔薄白。脉象弦数。为肝火心热。

处理：取合谷（泻）、神门（泻）、通里（泻）、颊车（泻）、哑门（泻）、风门（泻）、风池（补）等穴，每穴平揉、压放各 100 次。循推泻手阳明大肠经 36 次（从曲池穴推至合谷穴），在颊车穴周围进行摩擦，循按项后。当时叫患者张口、伸舌，学说"不""李"等单音字，但声音不高。

复诊（26 日）：患者示意，舌头及颊车部轻松，仍不能说话。

处理：照昨日手法点穴，点后教给患者说话，由单音字改为双音字，数分钟的时间后，患者就完全能说话了。如姓名、年龄、住址等，均能一一做详细的回答，没有一点失语现象。

结果：本病经点穴 2 次后痊愈。

第二十九节　言语困难

病因：情绪不好，精神紧张；或疲劳、或受惊、或受风所致。

症状：口角抽，牙关紧，舌体活动不自如，舌根硬，唾液多，说话吐字不灵活。

辨证施治：言语困难，精神紧张，则舌体不灵。惊恐劳累，则牙关紧或抽。对此治法，应以安神补肾，舒肝健脾。

配穴与手法

取穴：内关穴（补）、合谷穴（补）、列缺穴（补）、后溪穴（补）、太溪穴（补）、三阴交穴（补）、阴陵泉穴（泻）、足三里穴（补）、太阳穴（泻）、风池穴（补）、百会穴（补）、廉泉穴（补）、翳风穴（泻）、颊车穴（泻）、承浆穴（补）、哑门穴（补）、中脘穴（泻）、关元穴（补）、天枢穴（补）、期门穴（泻）、肺俞穴（补）、膈俞穴（补）、肝俞穴（补）、脾俞穴（补）、肾俞穴（补）。按上列配穴次序点穴，每穴平揉、压放各50~70次。

轻重标准度：应用中度，以应脾。

快慢标准度：应用慢度，以应缓解精神紧张。

平揉圆圈大小度：应用小度，以应肾。

方义解释： 上列配穴是以补肾与健脾，培补先天与后天功能为基础，并将安神与舒肝解郁等穴位相结合，以缓解精神之紧张。并取颊车、翳风、廉泉、哑门等穴，以促进言语功能的恢复。

小结： 点穴治疗言语困难症，每日点穴1次，或1周内点穴3次。单纯性言语困难，1~3次可以见轻；长时间治疗可以治愈。如中风后遗症，言语困难者，则收效比较慢，治愈也要很长时间。前边的配穴手法对单纯精神紧张引起的言语困难，或中风后遗症者均可应用。

验案例证：

患者赵某，男，30岁。住甘肃省成县农牧区。1986年6月12日初诊。

主诉：说话困难将近3年。在3年以前，由于消化不好坚持练气功，开始时，身体是感到好些。以后，则出现精神紧张，说话困难。经过中医汤剂、针灸及服西药等治疗，未见效。

现症：唾液多，说话不自如，口角里边觉着抽。大便干，其他均正常。

处理：按此病，由练气功而得。拟理气，安神，补肾与健脾，促进其功能恢复。取内关（补）、合谷（泻）、列缺（补）、后溪（补）、太冲（泻）、三阴交（补）、阴陵泉（泻）、足三里（补）、太阳（泻）、风池（补）、百会（补）等穴，每穴平揉、压放各50次。翳风、颊车穴做穴位振颤法。承浆（补）、中脘（泻）、关元（补）、天枢（补）、期门（泻）、肺俞（补）、膈俞（补）、肝俞（泻）、脾俞（补）、肾俞（补），每穴平揉、压放各50次。

复诊（13日）：点穴之后，感觉口角抽已轻，唾液也减少，说话也好些。

处理：同前。

三诊（14日）：自己感觉各症逐渐减轻，说话已好多了。

结果：病已好转，返回甘肃。

第三十节 尿 床

病因：由于气虚体弱，先天不足，或受了惊恐，而引起尿床的；也有尾骶隐性裂而尿床。

症状：夜睡不醒，在梦中不自觉地尿在床上，或在梦中小便而尿床。1夜尿1次，或四五次不等。夏天汗多则轻，冬季天冷则重。轻症，数日尿床1次，或疲劳后尿床。

辨证施治：尿床，气虚者，应予补气。先天不足及受惊恐者，则应予以补肾。

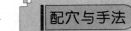

配穴与手法

取穴：太渊穴（补）、列缺穴（补）、三阴交穴（补）、气海穴（补）、关元穴（补）、肾俞穴（补）、命门穴（补）、膀胱俞穴（补）。按上列配穴次序点穴，每穴平揉、压放、点打各70~100次。

轻重标准度：应用中度至重度，以应收敛。

快慢标准度：应用快度，以起温补作用，促进膀胱之蒸发功能。

平揉圆圈大小度：应用小度。

方义解释：取太渊、气海穴，则补气。取肾俞、命门、关元穴，补肾与温肾。取三阴交、列缺穴，既能使患者睡得安，又可在紧尿时醒来，以安神醒脑。取膀胱俞穴，即对隐性骶裂尿床者有一定的疗效。上述方法也可用于各种尿床病。

小结：尿床病，每日点穴1次，或1周内点穴3次，10次左右可治愈。如果是小儿尿床，在治疗中须注意以下几点：①夜饭忌食流食，临睡前不要饮凉水，或吃凉的食物。口味应该淡一些，以免喝水太多。②小儿不要看恐怖电影、电视与戏剧，不要过度贪玩引起疲劳。③睡后，在2小时左右应唤醒小儿小便1次。

验案例证：

患者刘某，男，21岁。住西安市某专科学校。1960年5月9日初诊。

主诉：自小尿床，每晚必尿。由1959年9月开始针灸，前后治疗20多次，现在每隔两三天，就尿床1次。

处理：教给患者点穴方法，让其每晚临睡前，点三阴交、关元、列缺等穴 1 次。每穴平揉、压放、点打各 100 次。

复诊（15 日）：1 周内只尿床 1 次。

处理：仍嘱其继续点穴。

三诊（6 月 12 日）：2 周内，仅尿床 1 次。

处理：嘱其坚持自疗。

第十章

妇科疾病

　　黄帝曰："女子二七而天癸至，任脉通，太冲脉盛，月事以时下，故有子。"妇科疾病包括月经不调，经前期或经后期的月经量或多或少，以及痛经等，它们会影响女性正常的工作和生活。女性气血不足会影响容颜，如果经闭更容易提前衰老。点穴手法可以调理月经不调，既补气又补血，可使容光焕发，有美容养颜的作用。尤其治疗痛经有手到病除之效。对于崩漏能够加强子宫血管的收缩，有止血的作用。对于恶阻、保胎、恶露不绝等，点穴治疗也有突出的治疗效果。

第一节　月经不调

病因：由于思虑，劳累过度，或外感风寒，或房事不节，或行经期不能很好地注意卫生；用冷水，吃冷食，剧烈运动，以及生气行房等。此外，患其他疾病，也会引起月经不调。

症状：经来不顺，不是提前，便是推后。提前者，为月经先期，色深红，烦躁，脉数，为血热。如果血量多，色淡，神疲，头重眩晕，脉迟，为气虚。推后者，为月经后期，多属虚寒，或气血郁结。

辨证施治：月经不调，属于功能性疾病，则补肾与健脾。在此基础上，血热者，调经兼清血热。血虚者，调经兼以补血。气虚者，调经兼以补气。后期郁结者，调经兼以舒肝解郁。

配穴与手法

取穴：内关穴（补）、合谷穴（泻）、三阴交穴（补）、足三里穴（补）、天枢穴（补）、中脘穴（泻）、关元穴（补）、膈俞穴（补）、脾俞穴（补）、肾俞穴（补）。按上列配穴次序点穴，每穴平揉、压放各 100 次。

轻重标准度：应用轻、中度，以应血。

快慢标准度：应用慢度，以应肾。

平揉圆圈大小度：应用中度，以应脾。

方义解释：取肾俞、脾俞、关元、中脘穴，为补肾与补脾，以增强人体的功能。取三阴交、合谷穴，为调经之主穴。属血热者，加补太溪穴、膈俞穴用泻法。气虚，月经量多者，加补太渊、膻中、气海、隐白穴。月经量少郁结者，加泻期门穴，合谷穴用补法，三阴交穴用泻法，并加膻中、气海穴用补法，以控制其突然转为月经量多。取天枢、内关、足三里穴，以助调经之效。关于所加的穴位，应按配穴的排列次序，以及部位的先后次序进行，以便与配穴相一致。

小结：月经不调的点穴治疗，每日点穴 1 次，或 1 周内点穴 3 次。也可根据实际情况，灵活决定。一般性的月经不调，点穴治疗 1~3 次之后，症状可以减轻。治愈，则须观察第 2 次月经期是否已经正常。如未正常，尚须继续治疗。在行经量多的时候，应减去腹部穴位；并应把揉圈改小，揉中应有间歇以收敛。

验案例证：

（1）患者梁某，女，28 岁。住西安市东关。1963 年 3 月 22 日初诊。

主诉：月经不调已 1 年多，每月月经来 2 次，每次行经持续七八天。腹疼、腰坠、小肚子结疼时，就要小便。小便时，阴部烧热难受，经常白带多。经某医院检查，子宫颈糜烂，又经某医院检查为功能性出血。经 2 次住院刮宫，没有根治。最后决定，子宫如再出血不止，只有摘除子宫。曾服药、打针，月经仍是不调，并服中药数十剂，见效未愈。经本院妇科转来点穴治疗。

检查：患者自觉头昏，腰坠，腹疼，不想吃，精神疲困。这几日正在行经，咳嗽时，经血就由阴道流出。脉象：右寸浮洪，左寸沉，两关弦，两尺无力。为气血虚，月经不调之症。

处理：宜固气止血，点隐白（补）、三阴交（补）、合谷（泻）、太渊（补）、膻中（补）、膈俞（补）、脾俞（泻）、肝俞穴（泻），每穴平揉、压放各 100 次。隐白穴，加点打法 100 次。

结果：本病经点穴 3 次后，患者脉象缓沉细，经水渐少，食欲好转。此后，在行经期，每日点 1 次。经止后，1 周点穴 3 次。经治疗 2 个月而痊愈。

（2）患者丁某，女，25 岁。西安市某厂德语翻译。1984 年 6 月 22 日初诊。

主诉：月经不正常，这个月行经血量多，经注射及药物治疗不见效。经介绍西安市某名老中医诊治，服汤药 10 多剂，有一点见效。但是，行经已 50 天之久，仍未止血。头昏，精神不好。

检查：近几天，曾在某军医大学附属医院取血化验：血小板 8 万（以往牙龈常易出血）。面色白，有倦容。舌淡，苔薄。脉象细。

处理：按血虚、月经不调，给予点穴。取隐白（补）、太溪（补）、三阴交（补）、章门（补）、合谷（泻）、太渊（补）、膻中（补）、百会（补）、膈俞（补）、肾俞（补）、脾俞（补）、肝俞穴（补），每穴平揉、压放各 50 次。

复诊（24 日）：点穴之后，月经已少，精神好转。因此，回家痛快地洗了一次头。

患者第 3 次点穴之后，血已完全止住。但由于流血过多及血小板减少等原因，继续隔 1 日点 1 次穴。取内关（补）、太渊（补）、合谷（泻）、隐白（补）、太溪（补）、三阴交（补）、足三里（补）、膻中（补）、中脘（泻）、天枢（补）、关元（补）、百会（补）、肺俞（补）、心俞（补）、膈俞（补）、肝俞（补）、脾俞（补）、肾俞（补）等穴，每穴平揉、压放各 70 次。

结果：在继续点穴 1 个多月之后，月经未至。此后，患者自动停止治疗，时隔 2 个月后，患者已怀孕。翌年，产一男孩，身体健壮。

第二节　痛　经

病因：多由于气滞血瘀，寒凝，或气血虚寒所致。

症状：月经前下腹痛，痛连胁肋，或乳胀者，为气滞。月经将至，少腹刺痛拒按者，经水有血块，为血瘀。经期下腹冷痛，热敷则痛减，为寒凝。经后腰腹隐痛，月经量少者，为气血虚。

辨证施治：痛经也属于月经不调的范围。但它是以下腹痛，或是腰痛为主症。因而，在治法上仍以调经为主。气滞者，配以理气；血虚者，助以活血；寒凝者，温补下焦；气血虚者，兼补气血。

配穴与手法

取穴：内关穴（补）、合谷穴（泻）、三阴交穴（补）、足三里穴（补）、天枢穴（补）、中脘穴（泻）、关元穴（补）。按配穴次序点穴，每穴平揉、压放各 70~100 次。

轻重标准度：应用轻度，以应气血。

快慢标准度：应用慢度，缓则止痛。

平揉圆圈大小度：应用中度，以应脾胃。

方义解释：上列配穴调其经，当以合谷、三阴交为主；配以足三里、天枢、中脘、关元穴为辅。在此基础上理气，另加补列缺穴，泻期门穴。活血化瘀，另加补心俞、膈俞穴，泻期门穴，并应运用腹部振颤法。温下焦，则应补气海、命门、肾俞穴，并在少腹轻手法振颤。气血虚，另加太渊、膻中、心俞、膈俞、肝俞、脾俞、肾俞穴，均用补法。

小结：痛经，有在经前痛经的，有在经后痛经的，也有正在行经期痛经的。点穴治疗，不管是经前、经后、行经期痛经，只要正在痛经的时候进行点穴，则立即见效，痛缓解或痛立止。在痛经时点穴，或在未痛之前点穴，都要观察 2~3 次的月经期，才能断定痛经是否已愈。痛经患者，不敢受凉，不能生气。否则会影响病情。

验案例证：

（1）患者张某，女，38 岁。住西安市某街 26 号。1958 年 8 月 4 日初诊。

主诉：痛经已经多年，这次小腹剧痛，自觉怕冷，出汗，面色黄白，皮肤发凉。

处理：平揉、压放心俞（补）、膈俞穴（补），以强心。继补合谷穴，泻三阴交穴，以调经止痛。补膻中，以固气。并辅助以少腹振颤法，治小腹疼痛。

结果：经点穴后，患者情况逐渐好转，心里比较安适，疼痛随之减轻，反觉自汗，微乏。又灸合谷、三阴交穴各三壮，数分钟后，其痛苦消失。

（2）患者张某，女，20 岁。住西安市和平门外某工厂。1959 年 2 月 7 日初诊。

主诉：14 岁月经来潮，每次月经来前肚子痛，服些中药就好些。但今日月经来潮，吃中药后肚子仍痛，内科给止痛剂及注射剂，疼痛仍然不止。

症状：患者颜面色白，身体发冷，弯着腰，按着肚子，腿不能伸直。

处理：补合谷、天枢、足三里穴，压三阴交等穴，每穴平揉、压放各 100 次。腹部做振颤法，疼痛即减轻，并在腹部以热水袋热敷，患者随即睡着了。醒来后，仅有不舒适的感觉。

结果：患者回去后，当日再未疼。第 2 天（即春节）特地来医院告知肚痛已好。

第三节 经 闭

病因：由于身体虚弱，血脉不充盈，逐渐减少，或由于思虑愤怒，血脉瘀滞不行而引起。

症状：精神不愉快，少腹有胀感，腰酸，腿困，心中烦躁，手、足心发热。

辨证施治：经闭，愤怒而致血脉瘀滞者，应予舒肝活血。体弱血脉不充盈，渐渐减少，乃为血不足者，应予补血，兼以补气。

配穴与手法

补合谷穴，继之循推补 81 次；泻三阴交穴，继之循推泻 36 次；泻中脘、中极穴，继之循推泻肚脐下至中极穴 36 次，补水道穴。腹部用手掌摩擦 200 次。血虚者，另加神门、太渊穴，用补法。瘀滞者，泻期门、列缺穴。每穴平揉、压放各 70~100 次。

轻重标准度：应用中度。

快慢标准度：应用快度，以应促动血脉。

平揉圆圈大小度：应用中度，以和气血。

方义解释：经闭，即月经之闭止。通其闭止，故补手阳明经之合谷穴，使气血循行从足阳明经而下。泻三阴交穴，是逆着足太阴脾经的上行气血，使阳顺而阴逆，均可导致气血下行。泻任脉经之中脘、中极穴，是结合上面二穴的通经作用，以促气血下行。补水道穴及助以经络循推等方法，都是促动气血顺势而下。补血兼补气者，以"气为血之帅，血为气之母"，及心主血与肺主气的论点，故取心经之原穴神门穴，肺经之原穴太渊穴。活血郁结者，在调经穴的调经活血基础上，加泻期门穴，以解郁结；加泻列缺穴，以通任脉（列缺穴为八脉交会穴之一，通于任脉）。

小结：点穴治疗经闭，每日点穴 1 次，或 1 周内点穴 3 次。瘀滞者，见效快。血不足者，见效慢。连续治疗 2 个月，以月经来为见效。如果月经虽已来潮，但血量还少，仍需继续治疗一段时间。

验案例证：

患者宋某，女，23 岁。住西安市某染织厂。1961 年 3 月 13 日初诊。

主诉：从 1959 年 4 月以后，月经未来潮。结婚以前，月经正常。经妇科检查，认为子宫发育不良。在此以前，曾在某医院注射组织糊 10 次之多。此后，曾服中药，注射组织糊、普鲁卡因等，均未见效。

症状：头昏疼，睡眠不好，梦多，经闭，少腹胀疼，白带多。

处理：取合谷（补）、太渊（补）、神门（补）等穴，每穴平揉、压放、点打各 100 次。循推补手阳明经，再泻三阴交、中脘、中极穴，补水道穴，每穴平揉、压放各 100 次。循推泻足太阴脾经，摩腹 200 次（摩腹，用手掌在患者腹部做环状摩擦，范围相当于肚以下至横骨处，包括足阳明经与足太阴经部分），揉腹 100 次（揉腹，用手掌揉少腹，范围与部位与摩腹相同）。

结果：每周治疗 3 次，15 次之后，停诊半月，月经即来潮。数月后，患者来告知月经已正常。

第四节　崩　漏

病因：由于愤怒伤肝，肝病犯脾，致肝不藏血，脾不统血；或因经期误犯房事，子宫受伤所致。总之，因子宫内膜增生，血管破裂，不易收缩，形成崩漏。

症状：月经忽然来得多而不止，谓之"血崩"；月经淋漓不断，谓之"漏下"。血崩者，则面色白，有头昏、心悸等虚脱的征象。漏下者，由于下血淋漓不止，身体渐至虚弱。

辨证施治：崩漏，即子宫出血，或多如崩，或少如漏。按此，实际为血病。统血者脾，藏血者肝。据此论证，必须治脾而统血，并以补气血，调经脉，引血循经藏于肝。这样就使气血正常循环，漏可止。

配穴与手法

取穴：隐白穴（补）、太溪穴（补）、三阴交穴（补）、章门穴（补）、合谷穴（泻）、太渊穴（补）、膻中穴（补）、膈俞穴（补）、肾俞穴（补）、脾俞穴（补）、肝俞穴（补）。按穴位排列次序点穴，每穴平揉、压放各 70 次。

轻重标准度：应用轻度（隐白一穴，应用中度），以应气血。

快慢标准度：应用慢度，以缓其紧张。

平揉圆圈大小度：应用小度，以收敛之。

头昏者，点膻中穴时，加点百会穴，用补法。有恶心及不欲食者，在点完三阴交穴时，加点足三里穴，用补法。

方义解释：子宫出血，血气下行，点穴次序，则从足往上点，意在引其经脉中的气血，从下往上行，通过补膻中穴之气以摄血。按脾统血，即血行于血管之内，脾主肌肉，肌肉就是血管所组成。肝主筋，能收缩与伸张，肝木克脾土，即筋能使血管保持着伸缩功能。一旦出血，即肝木失去制约脾土的作用。因而脾统血与肝藏血，要统一起来认识。首先取脾之隐白穴，隐白穴为脾经之木穴，这一穴正是肝脾统一的穴位。临证证明，对于一切出血症，隐白穴均可起到止血作用。而章门一穴，也是肝脾统一的穴位。章门穴属于肝经穴，但又是脾脏之募穴。所以这两穴在治疗崩漏方面最为重要。此外，崩漏仍为月经病。所以，调经取三阴交、合谷穴；补气，取太渊穴；血病，取膈俞穴。取肾俞、脾俞、肝俞穴，以增强止血功能。血热者，肝俞、脾俞穴用泻法。

小结： 一般子宫出血，治疗 1~2 次即可见效，5~10 次可治愈。但是，也有这个月治愈，而下个月却来经多的，再经点穴后，很快就痊愈了。治愈后，应注意卫生，不要生气，经期不宜做剧烈活动。

验案例证：

（1）患者王某，女，23 岁。1959 年 4 月 10 日住本院妇科。

会诊（18 日）：患者子宫出血 1 个月，经过刮子宫及服中药治疗，仍然继续出血。卧床不敢动弹。因为病情不见好转，患者情绪不佳。

处理：取隐白（补）、三阴交（补）、合谷（泻）、膈俞（泻）、脾俞（补）等穴，每穴平揉、压放各 100 次。隐白穴，加点打法 100 次。

复诊（20 日）：点穴后，当日晚上出血减少，今日又感到有点出血。

处理：同前。

三诊（22 日）：昨日下午，就感觉下血逐渐减少，今日极少。取隐白、三阴交、膈俞、脾俞、肝俞、合谷等穴，每穴平揉、压放各 100 次。隐白穴，加点打法 100 次。

结果：本病经隔日点穴 1 次，共点穴 5 次即痊愈。

（2）患者徐某，女，39 岁。住西安市建国路和平巷。1953 年 3 月 16 日在本院妇科初诊。3 月 26 日，来本科就诊。

主诉：月经不调，2 个月来，行经断断续续。月经相隔，只能停三五日，兼有肚胀疼及腰疼。以往月经还好，一次行经三四天。

检查：舌淡。肝肾脉沉弱，右关脉弦。为阴虚不养血，气虚不摄血之证。

处理：隐白穴，平揉、压放、点打各 100 次。补三阴交穴，泻合谷穴，补膈俞、脾俞、肝俞等穴，每穴平揉、压放各 100 次。

复诊（28 日）：点穴后无变化。

处理：仍点前穴。

三诊（30 日）：肚胀好些，腰疼止，精神好转，饮食转佳，有时头昏。

脉象缓，右寸浮，两尺沉弱。

处理：以补肾、补气为主，兼调气血。补太溪、三阴交穴，泻合谷穴，补太渊、膈俞、膻中等穴，每穴平揉、压放各 100 次。

结果：每周治疗 3 次，各症状逐渐好转，至 6 月底，月经恢复正常而痊愈。

第五节　恶露不绝

病因：产后恶露不绝，主要因为身体虚，血不收摄，气虚不能摄血（即子宫内血管收缩功能损害），以致恶露淋漓不断；少数有因瘀血不尽的。

症状：气虚的，面色苍白或微黄，精神不振，身体疲倦，小肚子有胀坠感觉，恶露是淡色血液。瘀血不尽的，面色紫暗，小腹疼痛，恶露色深有血块。

辨证施治：因气不摄血，则需补气与止血。有瘀血者，则应活血与止血相结合。二者均应调经。

配穴与手法

取穴：隐白穴（补）、三阴交穴（补）、足三里（补）、合谷穴（泻）、太渊穴（补）、章门穴（补）、天枢穴（补）、膻中穴（补）、气海穴（补）、膈俞穴（补）、脾俞穴（补）、肾俞穴（补）。按上列次序点穴，每穴平揉、压放各 70~100 次。

轻重标准度：应用轻度，以应气血。

快慢标准度：应用慢度，以缓止之。

平揉圆圈大小度：应用小度，以应收敛。

如果瘀血不尽者，加泻期门、列缺穴；平揉圆圈大小度改用中圈，快慢标准改用中度。

方义解释：上列配穴调经，以合谷、三阴交穴为主，并配以天枢、肾俞穴。止血，以隐白穴为主，并配以章门、膈俞、脾俞穴。补气，取膻中、气海穴。补足三里穴，健胃气，并助调经作用。泻期门穴以解郁；泻列缺穴以通任。与各穴配合，则起活血止血作用。

小结：点穴治疗恶露不绝，2~3 次可止。

中国医用点穴学

验案例证：

患者赵某，女，29 岁。1959 年 10 月 24 日初诊。

主诉：产后八九个月之后，月经不断，曾在武汉治疗未愈。最近 1 个月，经某医院中医科给服汤药 10 多剂，亦未见效。现时仍不断有少量经水。

处理：补隐白、三阴交、关元、肾俞穴，泻合谷穴，每穴平揉、压放各 100 次。隐白穴，另加点打 100 次。

复诊（11 月 1 日）：点穴见效大，仅有一点淡黄经水。

处理：泻合谷穴，补足三里、三阴交、肾俞等穴，每穴平揉、压放各 100 次。

三诊（5 日）：恶露再未下，有少许黄色液体。

处理：同前。

结果：本病经治疗 3 次后，即告痊愈。

第六节 恶阻（妊娠呕吐）

病因：在怀孕 2 个月前后，由于胎气上逆，影响胃气不和，胃气不降，上逆而致呕吐。

症状：脘闷，呕吐，不能食，口淡无味，甚则头晕头重；吐酸水，或食入即吐，四肢倦怠等。

辨证施治：按妊娠呕吐，为胎气上逆所致。上逆则头晕，呕吐则心神恍惚。因此，先安心神；继之，以诱导由上而下进行手法，抑制上逆之气而下行；再以补肾安胎，并予健胃泻肝，引气下降。

配穴与手法

（1）内关穴（补）；

（2）头部推运法；

（3）背部循压法；

（4）膈俞穴（补）、肾俞穴（补）、太冲穴（泻）、足三里穴（补）。

按上列次序点穴，每穴平揉、压放各 100 次。

轻重标准度：应用中度，以应和胃气。

快慢标准度：应用慢度，以应抑制。

平揉圆圈大小度：应用小度，以应肾安胎。

方义解释：胃气上逆则恶心，取内关穴，以抑之，助以背部循压法；并补膈俞穴，促动太阳经脉之气血顺经而下；继补肾俞穴，既相应太阳之经脉下行，又可安胎止逆。呕，则为肝逆；吐，则为胃逆。故泻太冲穴，补足三里穴，引肝胃之逆气下降。

小结：妊娠呕吐，为胎气反应。轻者，逐渐减轻而后愈。重者，既影响母体健康，也影响胎儿成长。因此，应予及时治疗。点穴 4~5 次，即可治愈。

验案例证：

患者吴某，女，21 岁。因患阑尾炎住本院外科。

主诉：妊娠呕吐已 50 多天，因患阑尾炎住入医院。住院 10 多天来，每夜仍呕吐，经妇产科治疗未愈，转来点穴治疗。

处理：补内关、膈俞穴，每穴平揉、压放各 50 次。手法轻而缓。继循压背部，补肾俞穴，每穴平揉、压放各 100 次。手法略重。又泻公孙、太冲穴，补足三里等穴，每穴平揉、压放各 100 次。手法比前更重。

结果：本患者经点穴 1 次而痊愈。

第七节　先兆流产

病因：在受孕之后，由于气虚体弱，胎气不够牢固，往往在日常生活中，有因用手探取东西而流产，或踏步不慎闪绊摔跌等而引起先兆流产。也有因第 1 次怀孕流产，第 2 次怀孕 1 个多月，或 3 个月流产的，成为习惯性流产。

症状：开始小腹胀，下坠，或小腹疼，腰疼，阴道有少量血液流出等。

辨证施治：按气虚体弱，应以补肾、补气、升提等原则医治，并予止血。

配穴与手法

取穴：隐白穴（补）、复溜穴（补）、章门穴（补）、太渊穴（补）、膻中穴（补）、百会穴（补）。按上列次序点穴，每穴平揉、压放各 100 次。

轻重标准度：应用轻度，以应气血。

快慢标准度：应用慢度，以应肾。

平揉圆圈大小度：应用小度，以应收敛，揉中间歇，使阳动阴静统一起来。

方义解释：取隐白、章门穴，促进脾统血与肝藏血而止血。取复溜与太渊穴补肾，复溜穴为肾经之金穴，金生水。补此二穴，具有虚则补其母之含义。补气，取膻中穴。上提，取百会穴。两穴配合，对胎则起升气上举之效。先兆流产，即尚未流产，在此之时，如仍恶心欲呕者，加补膈俞、肾俞穴。

小结：头胎发现先兆流产，点穴 3~5 次，即消除症状，可使胎安。如果习惯性流产，就要继续点穴保胎。每周可点穴 2~3 次，没有任何不良感觉后，每周可点穴 1 次。到 6 个月以后，停止点穴。

验案例证：

（1）患者肖某，女，成年。住陕西省某剧团。1970 年某月初诊。

主诉：怀孕 40 多天阴道出血，住入某医院妇产科，经注射及服药而血止。出院不久，又发生出血，又住入医院治疗，症状虽然减轻，但未完全止血。

处理：点穴保胎，按照前边所列穴位，每日点穴 1 次。

结果：止血以后，1 周点穴 3 次，逐渐减为 1 周点穴 1 次，6 个月以后，停止点穴治疗。患者怀孕 7~8 个月时，由于又出血，住入西安市某人民医院，产一男孩，身体健壮。

（2）患者高某，女，30 岁。西安市某小学教师。1978 年 5 月 10 日初诊。

主诉：以往曾怀孕 2 次，都是 40 多天之后流产。这次怀孕，已经 45 天，近 2 日，小腹觉着胀坠、微疼，有像过去流产的象征，特此前来要求点穴。

处理：隐白穴（补）、复溜穴（补）、章门穴（补）、太渊穴（补）、膻中穴（补）、百会穴（补），每穴平揉、压放各 100 次。

复诊（11 日）：点后症状减轻。

结果：第 1 周，每日点穴 1 次。第 2 周，隔 1 日点穴 1 次。1 周之后，小腹胀坠，微疼则完全消失。由于以往为习惯性流产，在点穴 1 个月之后，每周仍点穴 1 次，第 4 个月，停止点穴。到预产期时，顺利地生下一个男孩，身体很好。

第十一章

儿科疾病

　　小儿脏腑娇嫩，易于生病，也易于康复。对于治疗小儿的一般常见病及多发病，点穴临床治疗既无痛苦又无副作用，患儿不仅容易接受，而且见效快。如：发热、吐泻、消化不良、小儿受惊等，点穴治疗效果显著，症状立刻就会缓解。如清热解表，体温就会下降；降逆止吐，则引胃气下行；祛风镇惊，神安则不惧。

第一节　小儿发热

病因：小儿发热，一般属于外感，即风寒感冒。或由于食积，即食积化热。此外，临证往往有查不出原因的发热。

症状：常见的伤风感冒发热，热在皮肤。小儿头痛，鼻塞，或流清涕，手背发热。食积发热，皮肤不太热，手心发热，时热时止，伴有不想吃，消化不良等现象。不明原因的发热，前半天轻，后半天重，夜间更甚，有发热10余日不愈的，有服磺胺类药，或注射盘尼西林等药而热仍不退的。

辨证施治：按外感，为表病。主表者是肺，与肺相表里者，手阳明大肠经。外感，属于风寒。主风者，足少阳胆经。因而，治感冒发热，则取手阳明大经与足少阳胆经。热甚，则伤阴，须泻阳补阴兼顾。

配穴与手法

1.风寒发热

取穴：取合谷穴（泻）、风池穴（泻）、足三里穴（泻），治疗风寒感冒，及发热不太高者。按上列穴位次序点穴，每穴平揉、压放、点打各100次。如发热比较高者，加泻大椎穴，补内关穴。手法宜轻，并减去点打法。

2.食积发热

取穴：内关穴（补）、大椎穴（泻）、足三里穴（补）、中脘穴（泻）等穴。

3.不明原因发热

取穴：合谷穴（泻）、内关穴（补）、大椎穴（泻）、陶道穴（泻）、尺泽穴（泻）、内庭穴（泻）。以上两种证型的选穴，可按次序点穴，每穴平揉、压放各100次。采用一般手法即可。

方义解释：

风寒发热：泻手阳明大肠经合谷穴，以治表。泻足三里者，以驱手阳明大肠经传来之邪。泻风池穴，以祛风邪。热重者，加泻大椎与陶道穴。补内关穴者，以维护诸阴。

食积发热：取内关、大椎穴，以退热。取中脘、足三里穴，以促进消化。

不明原因发热：高热不退，热易犯肺，故泻尺泽、合谷穴，以清肺热。

泻大椎、陶道、内庭穴，补内关穴，以退热。

小结：小儿发热，轻症，每日点穴 1~2 次，1~2 日可治愈。重症，每日点穴 3~4 次，3~4 日可退热，1 周左右即痊愈。

以上配穴，还可用于感冒预防。在感冒流行期，1 周内点穴 3 次，连续点 2~3 周，就可达到预防效果。

验案例证：

患者贺某，女，7 岁。1959 年 9 月 1 日初诊。

主诉（父代诉）：发热已经 8 天，经儿科检查，发现扁桃体肿大，给服硫酸钙及荆防合剂，未退热。8 月 31 日住院治疗，热亦未退。体温在 38~39℃，呈波状热。检查透视，未发现异常，小儿神志清醒，皮肤烙手。

处理：取合谷（泻）、内关（补）、大椎（泻）、三阴交（补）等穴，每穴平揉、压放各 100 次。

复诊（2 日）：点穴后，入夜体温上升为 39.5℃，第 2 日又降为 38℃。

处理：泻大椎、陶道穴，补内关、三阴交等穴，每穴平揉、压放各 100 次。

三诊（3 日）：患儿精神好转，体温下降为 37℃，仅皮肤还有点发热。大便 2 日 1 次。取大椎（泻）、陶道（泻）、内关（补）、三阴交（补）、中脘（泻）、关元（补）、天枢（补）等穴，每穴平揉、压放各 50 次。并在腹部做振颤。继点足三里穴（补），每穴平揉、压放各 100 次。

结果：在治疗中，因大便 2 日 1 次，故另加天枢、关元等穴，及腹部振颤法。共点穴 3 次，即痊愈。

第二节 吐 泻

病因：由于饮食不节，吃了不洁之食物，致使胃受伤，或受凉发热引起吐泻。

症状：急性吐泻，吃奶或吃别的食物，均食入即完全吐出。或呕吐很难进食，饮水也呕吐。日夜连吐带泻 10 多次，很快面部皮肤松弛干燥，眼下陷，呈现脱水状。慢性吐泻，呕吐少，日夜下泻3~5次不等。

辨证施治：呕吐，则气上逆。上逆，则头昏，心神不安。神不安，则小儿易受惊恐。小儿呕吐之治法先以安神镇静，抑制上逆之气下降为主，并调整胃肠功能。

配穴与手法

内关穴（补）；头部推运法、背部循压法；内庭穴（泻）、三阴交穴（补）、阴陵泉穴（泻）、足三里穴（补）、天枢穴（补）、中脘穴（泻）、气海穴（补）、膈俞穴（补）、肝俞穴（补）、脾俞穴（补）、肾俞穴（补）。按排列次序点穴，每穴平揉、压放各70~100次。

方义解释：取内关穴，以安神。继之头部推运与背部循压，以抑制上逆之气。取内庭、三阴交、阴陵泉、足三里等穴，调脾胃，以止泻。取中脘、气海、天枢穴，调理胃肠功能。膈俞穴治呕，肝俞穴收敛，脾俞穴健脾，肾俞穴调便。

小结：点穴治疗急性吐泻，每日点1~2次，1~2日可见效，3~4日可治愈。慢性者，每日点穴1次，1~2次可见效，3~5日可治愈。如果呕吐腹泻，致患儿脱水严重时，宜配合输液较为妥当，以免病情恶化。以上配穴及手法，除用于吐泻之外，也可对消化不良者用之，以防吐泻的突然发作。

验案例证：

（1）患者张某，1岁2个月，为儿科住院患儿。1959年6月26日，儿科通知会诊。

主诉（母代诉）：患儿上吐下泻，于6月21日入院，每日吐泻七八次之多，并且发热。经过服药、打针及针灸，发热有些减轻。6月25日，突然急剧吐泻，饮水即吐。

检查：精神不好，眼睛塌陷，两目无光，呈半昏迷状，肌肤摸之发凉，烦躁，不哭闹。

处理：补内关，泻合谷，补足三里，泻内庭等穴，每穴用极轻的手法，平揉、压放、点打各100次。

当日下午 4 时到儿科探问，情况很好，也没有吐泻。

复诊（27 日）：患儿自昨日点穴后，大便仅 1 次，没有呕吐。精神好转，两眼有神，有时还爬起玩耍，已能进饮食，仅有轻度发热。

处理：照前法治疗，加泻大椎穴。

结果：第 1 次点穴，收效出乎意料。共点穴 2 次，即痊愈出院。

（2）患者黄某，女，9 个月。住西安市某学院家属楼。1986 年 11 月 4 日初诊。

主诉（母代诉）：上吐下泻已数日，经打针、服药，仍是吐泻。日夜吐泻没次数，水入口即吐。

检查：面黄肌瘦，皮肤干燥，两目下陷，烦躁不安，夜睡不好。

处理：内关穴（补），背部循压；内庭穴（泻）、三阴交穴（补）、阴陵泉穴（泻）、足三里穴（补）、天枢穴（补）、中脘穴（泻）、气海穴（补）、膈俞穴（补）、肝俞穴（补）、脾俞穴（补）、肾俞穴（补），每穴平揉、压放各 100 次。

四诊（7 日）：点穴 3 次，只是饮水不吐，吃奶后仍吐出，睡眠好些。

处理：头部推运，背部循压。补内关穴，泻太冲穴、公孙穴，补三阴交穴、足三里穴，泻中脘穴，补气海、不容、梁门、天枢、膈俞、脾俞、肾俞穴，每穴平揉、压放各 100 次。

五诊（9 日）：呕吐已减轻多了，腹泻 1 日 3~4 次。

处理：同前。

结果：本病经第 5 次点穴后，呕吐止，腹泻 1 日 2 次。第 6 次点穴后，腹泻止。点穴 10 次后，一切恢复正常。小儿面容白中含红而有光彩，神态活泼。家属考虑小儿经常闹此病，为了保险起见，又继续点穴一段时间，也收到了预期的效果。

第三节　小儿消化不良

病因：消化不良，多由伤食所致，也有因受惊引起的。

症状：不思食，不吃牛乳、糕点，或只吃少量食物。大便次数多。

辨证施治：不想吃，为胃口不开。吃得少，而大便次数多，为脾运不快。对此，应予开胃健脾，调理胃肠功能。受惊者，宜兼安神。

配穴与手法

内关穴（补）、合谷穴（补）、内庭穴（泻）、三阴交穴（补）、阴陵泉穴（不想吃用补法，大便稀用泻法）、足三里穴（补）等。每穴平揉、压放各 100 次。循推背部，从三、四腰椎两旁，即膀胱经第一线，用两拇指侧向上推至相当于第七胸椎为 1 次，推 36 次。然后，用拇指、中指在脾俞、胃俞穴部位，把肌肉捏住提起，提住一上一下为 1 次，提 36 次，为泻法。继用拇指侧，压住脾俞、胃俞二穴，一压一松为 1 次，压 54 次。然后，用两拇指侧，从第七胸椎两旁第一线，向下再推至三、四腰椎两旁处，推 54 次，为补法。

方义解释：取内关、合谷穴，以安神。并与合谷穴配合，则健胃及调理胃肠功能。而循推背部，有增强消化的作用。

小结：点穴治疗小儿不想吃，每日点穴 1 次，或 1 周内点穴 3 次。2~3 次即收效，5~10 次可治愈。在治疗中，开始见效时，则食欲突然增加，须控制由少逐渐增加进食量，以免吃多了，则又引起不思饮食。

验案例证：

患者须某，男，8 岁。国棉某厂家属。1974 年 7 月 15 日初诊。

代诉：不想吃，大便稀，已经 5 年。每天大便 1~3 次，3 岁多患过肝炎，经治疗好转。吃饭不好，大便仍不好。患儿面色微黄，肌肉松弛，西医处方止泻消化药治疗未见效。

处理：内关（补）、合谷（泻）、阴陵泉（补）、足三里（补）、天枢（补）、中脘（泻）、气海穴（补），每穴平揉、压放各 100 次。循推背部足太阳膀胱经（见前节）。

复诊（24 日）：效果不明显。

处理：同前。

三诊（26 日）：第 2 次点穴后，吃饭见好，大便也好。

处理：同前。

结果：患者到 8 月 20 日，共点穴治疗 10 次，食欲大增，精神活泼，体重增加 2 公斤。

第四节　小儿受惊

病因：小儿受惊，多由奇怪声音来之突然，或是嬉笑，或是喧嚷，听之震耳。也有看了恐怖电影、电视及戏剧，或是猛烈撞碰跌倒后所引起。

症状：面部表情呆滞，两眼呆视，视线直。或看人东张西望，有害怕情绪，精神紧张，手乱指，时哭时止，入夜更甚，不能安眠，有的两手抽掣。

辨证施治：小儿正在发育时期，则易受惊恐。恐，则神志呆；呆，则无所适从，故紧张而张望。张望，为心神不安。恐则伤肾，应予补肾。心神不安，应补心神，兼以镇静。

配穴与手法

神门穴（补）、合谷穴（泻）、太冲穴（泻）、太溪穴（补）、印堂穴（补）、百会穴（补）。按配穴排列次序点穴，每穴平揉、压放各50~100次。采用一般手法即可。

方义解释：取合谷、太冲穴，以镇静。取神门穴，配印堂、百会穴，补心安神。补太溪穴，以补肾。综合以上作用，该方镇静、安神，适用于紧张不安，夜睡不宁或抽掣等。如用上述配穴，见效不显时，夜不安者，另加三阴交穴用补法。抽掣者，另加尺泽穴用泻法，阳陵泉穴用补法。

小结：小儿受惊点穴，每日点穴1次。1~2次可见效，5~7次可治愈。

验案例证：

（1）患者惠某，男，1岁。住西安市某办事处。

病历摘要：前几天摔倒后，前额皮肤跌破，经门诊外科注射破伤风血清，引起过敏反应。当时出现高热、抽风症状，经急救见好而住院。

症状：体温、饮食、二便均正常。唯有时哭闹不止，如恐惧状，夜里更为厉害。因而，不得安眠，虽不断给予镇静药剂，均无效。

检查：患儿面部发红，看人斜视，有时两眼发直，印堂部隐有青筋，此为受惊所致。

处理：泻合谷、太冲穴，补三阴交穴，每穴平揉、压放各100次。当日下午8时，又点穴1次。

结果：本病连续点穴 4 次而痊愈。

（2）患者姚某，男，2 岁。住西安市灞桥某厂。1960 年 7 月 3 日初诊。

主诉（母代诉）：小儿口抽，眼上吊，四肢抽搐，间歇发作。经某医院检查，查不出原因。又经本院儿科门诊治疗，因其四肢抽搐，转来针灸。我们认为系受惊所致，故不做针刺，给予点穴。

处理：取两侧尺泽穴（泻），切列缺穴，泻合谷、太冲穴。先点左侧，后点右侧。每穴平揉、压放各 100 次。

复诊（31 日）：症状减轻。

处理：同前。

结果：7 月 3 日至 8 月 4 日，共点穴 4 次而痊愈。

（3）患者孟某，女，40 天。住西安市东五路义和巷。1962 年 5 月 17 日初诊。

主诉（母代诉）：10 多日来，小孩睡后约半小时左右，突然大声哭，两目上视，哭过一阵后眼又闭合。1 夜反复发作 10 多次，服药无效。

检查：营养发育一般，精神欠佳。心、肺正常，腹稍胀，其他未发现异常。

处理：泻合谷，补神门，泻太冲，补丘墟、太溪穴，每穴平揉、压放各 50 次。

复诊（18 日）：点穴后，小孩哭闹次数减少。

处理：同前。

结果：共点穴 3 次，即痊愈。

第五节　小儿多动症

病因：多动症，主要为受惊。而受惊却又来自于好多方面：胎育期受惊，母体不慎摔跌，或遇特殊事件恐惧，或休息中突闻怪声，或生产时为难产；婴乳期受惊，怪声干扰或摔跌；儿童期受惊，突遭大孩子的恐吓，或父母教育孩子给予打骂，使处在发育期的孩子心灵上受到创伤；或摔跌脑部，轻度震荡。

症状：不管到了什么地方，不安稳地到处乱跑，动动这，弄弄那。入学后，不安心听讲，与邻座同学说闲话。或脚手不停地做小动作，影响别的同学听讲。不按时上学，或不按时回家，或随意登高爬低，或跌爬滚翻等。烦躁，不听话，夜里或尿床。

辨证施治：惊则生风，风性为动，动属阳，头为诸阳之首，故多动症在于脑。脑髓属于肾，肾为先天之本，先天功能，即人体的遗传功能。因而，治疗多动症，在补肾、健脑、安神的基础上，并应调理胃肠功能。

配穴与手法

取穴：合谷穴（泻）、列缺穴（补）、通里穴（补）、太溪穴（补）、复溜穴（补）、三阴交穴（补）、足三里穴（补）、印堂穴（补）、百会穴（补）、太阳穴（补）、风池穴（补）、巨阙穴（补）、中脘穴（泻）、关元穴（补）、肺俞穴（补）、厥阴俞穴（补）、膈俞穴（补）、脾俞穴（补）、肾俞穴（补）。按上列配穴次序点穴，每穴平揉、压放各50~70次。手法缓，轻重以中轻。

轻重标准度：应用轻与中度。

快慢标准度：应用慢度。

平揉圆圈大小度：揉圈要清楚，有间歇。

方义解释：补肾取肾俞、太溪、复溜、关元等穴，配以头部数穴，则起健脑作用，并与合谷、列缺、通里穴配合，则兼安神。在此基础上，配其余各穴调肠胃与活气血以促进功能的恢复。

小结：在治疗小儿多动症方面，像已经入学的儿童，须配合家长的教育。否则，单靠治疗，痊愈是比较困难的。

1984年，曾经给一个一年级的男孩治疗多动症，有半年之久。此儿童不认生，初来乍到，即到处乱转，不得安生。而且睡觉不安，不想吃。点穴每周3次，2周之后见效，3个月之后好多了。但是由于家庭教育不得法，多动则有反复。

家教情况：祖父对孩子溺爱，不让孩子在父母面前受一点委屈；父母则趁祖父外出时，狠狠地喊打教育。多动症的反复，就是这样造成的。

验案例证：

患者唐某，男，13岁。住西安市吉祥村某研究所。1986年4月就诊。

主诉（母代诉）：平时喜小动作，学习成绩不好，在学校不好好地听老师讲课，影响其他同学听课。经儿童医院按小儿多动症治疗，服药有2年之久，仍不见效。

中国医用点穴学

检查：面容呆，语言迟缓，吐字不够准确，发育不好，智力也差。

处理：合谷（泻）、列缺（补）、通里（补）、太溪（补）、三阴交（补）、足三里（补）、巨阙（补）、中脘（泻）、关元（补）、百会（补）、期门（泻）、肺俞（补）、厥阴俞（补）、膈俞（补）、脾俞（补）、肾俞（补）等穴，每穴平揉、压放各70次。

结果：本病1周内点穴3次，在治疗的同时，曾询问其父母对孩子平时的教育方法，并要求家长在治疗中进行配合，不要给孩子施加压力，减少其精神上的恐惧感。因而，治疗5次后，大为好转。由于家长着重教育，故停止治疗。

第六节　痄腮（腮腺炎）

病因：肺、胃有热上壅，外受时邪侵袭，邪热结滞于耳下部分，以致腮腺肿胀而发炎。

症状：由于邪热的轻重不同，因而在临证所见的症状也不同。初期，有发热，又有发冷的感觉，或有精神不振，头痛，呕吐，不想吃等症状。约一两天后，一侧或两侧腮腺肿胀，局部微红，疼痛。体温在38~40℃之间。

辨证施治：腮腺炎，为邪热结滞于耳下。而耳下部位，则为手少阳三焦经循行之范围，其热邪是由手阳明大肠经所传。按肺热，传于手阳明大肠经，为相互表里的联络传经；足阳明胃热上壅，则逆传于手阳明大肠经。对此治法：结滞，则宜散；热壅，则宜清解。着重点则为泻上焦之热，即对手阳明与手少阳两经而泻，并应补肾引水制火。

配穴与手法

取穴：合谷穴（泻）；切商阳穴：先从三间穴，推向商阳穴为1次，连续推6次，使指端充血。然后，切商阳穴6次。切少商穴：先从鱼际穴，向少商穴推6次，使少商穴充血。继之，切少商穴6次。泻阳池、液门穴。切关冲穴：先从液门穴，向关冲穴推6次，使之充血。然后，切关冲穴6次。泻大椎，补内关、太溪穴，按上列配穴次序点穴。凡补与泻的各穴位，每穴平揉、压放各100次。

轻重标准度：应用轻度。

快慢标准度：应用慢度。

平揉圆圈大小度：应用小度。

方义解释： 退热，以泻大椎穴，补内关穴为主。再与泻合谷穴、阳池穴，补太溪穴配合，则有清解上焦热壅之作用。泻液门穴，以助泻阳池穴之效。切推商阳、少商、关冲等穴，以起散结的作用。

小结： 对腮腺炎点穴，每日点穴 1~3 次，3 日左右治愈。本病为热邪所致，故多发生于春天，有传染性。一般只患 1 次，多为小儿。也偶有成年人患此病者。

验案例证：

患者王某，女，4 岁。住西安市某机关。1960 年 3 月 7 日初诊。

主诉（代诉）：发热 4 天，两腮肿胀，入夜睡眠不安，经服药无效。体温：38.5℃。

处理：泻大椎穴，补内关穴，每穴平揉、压放各 100 次。循按手少阳三焦经，微切关冲穴，泻液门穴，每穴平揉、压放各 100 次。循按手太阴肺经，切少商穴，泻两合谷穴，每穴平揉、压放各 100 次。循按手阳明大肠经。

复诊（7 日下午）：患儿体温与上午同。

处理：按上法点穴，另加太溪穴，用补法。平揉、压放各 100 次。

三诊（8 日）：昨夜睡眠很好，今日天明时有微痛。体温为 37.2℃。

处理：同前。

结果：本病经连续点穴 4 次后痊愈。

第七节　顿咳（百日咳）

病因：感受时邪所致，得此病者，多为小儿。

症状：起初同感冒一样，有发热、鼻塞、喷嚏等征象。咳嗽，为主症。阵发性咳嗽，一连咳嗽数十声。咳嗽时，鼻涕、眼泪交加；喉中有痰，不利，咳极兼呕，吐出的痰发黏。由于咳嗽，拘得面赤眼红，有时鼻中出血，或痰中带血。同时，两臂有如抽风似地抽动（随着咳声而抽动）。

辨证施治：按顿咳，即阵发性咳嗽。咳痰不出，为肺气不足。肺气不足，则肺失肃降，故呕吐。对此，调肺经与大肠经的阴阳表里，借以舒经活血，恢复肺气之功能，并予健脾胃而化痰。

配穴与手法

取穴：太渊穴（补）、偏历穴（泻）、尺泽穴（泻）、足三里穴（补）、中脘穴（泻）、气海穴（补）、身柱穴（泻）、膈俞穴（补）、肺俞穴（补）、肾俞穴（补）。按上列配穴次序点穴，每穴平揉、压放各100次。

轻重标准度：应用中度。

快慢标准度：应用中度。

平揉圆圈大小度：应用中度。

方义解释：泻尺泽，补太渊，泻偏历穴，调理肺气，以和阴阳表里，具有解热及抑制痉挛性阵咳。取中脘、气海、足三里穴，则健胃化痰。取肺俞、膈俞穴，以活气血。再与肾俞穴配合，则增强肺的肃降功能。因为肾主纳气，且顺着足太阳膀胱经，由上而下点穴，这就诱导肺气下降。

小结：百日咳，属于传染性疾病。一般治愈后，不会复发。点穴治疗此病，需2~3周，可以治愈。

验案例证：

患者刘某，男，4岁。住西安市西二道巷。1959年3月23日初诊。

主诉（父代诉）：咳嗽已经2个多月，经过某医院治疗，确诊为百日咳。注射链霉素10针以上，较前见轻，仍未愈。咳嗽多在半夜，咳嗽时眼泪、鼻涕俱下。

处理：点太渊（补）、偏历（泻）、尺泽（泻）、肺俞（补）、身柱（泻）、膈俞（补）、中脘（泻）、气海（补）、足三里（补）等穴，每穴平揉、压放各100次。肺俞穴，另加点打法100次。

结果：隔日点穴1次，共治疗3次而愈。

第八节　小儿痿证（小儿麻痹）

病因：由于外感时邪而致经络气滞，血脉失养，肝、肾先为受病。继而转为麻痹证，且多为下肢麻痹。

症状：小儿麻痹，一般发现在发热以后，也有在发热中就发现的。主症，一侧下肢不能站立，或不会活动。也有两侧下肢不能站立，或不会活动的；或一侧下肢轻，一侧下肢重。腰腹麻痹，则身软无力，不能坐，腹肌不平衡（病轻的，一侧腹肌鼓起；病重的，一侧腹肌凹陷）。一侧下肢麻痹的，有时累及腹部麻痹。重病日久，则下肢膝部或足踝部成为畸形，也有两膝相近，呈"X"形的；也有两膝远离，呈"O"形腿的。有的足腕外踝前下及附近肌肉松弛而长，足内踝前下及附近肌肉发紧，形成足掌内翻。有的足拇趾也麻痹，往往呈现足拇趾端低下，趾关节上屈等现象。按病情的新久、轻重的不同，所表现的各种症状也不同。轻症时，患儿的足腕及膝盖无力，能沿着走路，或是走路显跛。

辨证施治：小儿下肢麻痹证，主要表现在骨、筋、肌肉。肾主骨，骨软则无力，不能立，此乃骨之功能病也，责之以肾。肝主筋，筋无力则不能屈伸，此乃筋之功能病也，责之以肝。脾主肌肉，肌肉无力则不能鼓荡，此为肌肉之功能病也，责之以脾。这些征象，都表现于外。外属阳，阳主动。阳经受病，故而失去或减弱了活动能力。按经络表里关系：肾属里，膀胱属表；肝属里，胆属表；脾属里，胃属表。按以上论点，治疗此病，应取足太阳膀胱经、足少阳胆经、足阳明胃经等，足三阳经循行于下肢部的穴位。如麻痹累及腹肌，则在腹部选配穴位。如病邪传于手经，则应在上肢手三阳经关节部取穴。

配穴与手法

1. 下肢麻痹

（1）使患儿俯卧，先点肾俞穴（补）、次髎穴（补）、委中穴（补）；次点环跳穴（补）、阳陵泉穴（补）、丘墟穴（补）等穴，每穴平揉、压放、点打各70~100次。

（2）使患儿仰卧，做搓捻法数次。先搓腿的正面阳明经，及后面的太阳经（拇指搓捻前面，食、中二指搓捻后面），再搓捻腿外侧的少阳经，及腿内侧的厥阴经，以舒通经络气滞（在操作上是经络的纵向活动）。

（3）两手合搓腿的两侧，往返数次。先由足至大腿上部，再由大腿上部至足（操作上，是从横向活动患肢的一切组织）。

（4）再用两手合压患肢的肌肉数次，以压迫肌肉组织，呈现扩张与收缩，使得血脉循行通畅而活跃。

（5）做下肢摇运法八九次。即一手执足，另一手执膝，使屈回再伸直（促使胯、膝等部关节伸屈功能恢复），再做屈伸外转，及屈伸内转各八九次。

（6）用一手托足跟，同时，可用指端切。压足跟附近局部麻痹的穴位；另一手托足掌部，同时，用指端切压太冲穴，使足腕做正面外转和内转活动各八九次，再切足缝。

（7）点解溪穴（补）、足三里穴（补）、膝眼穴（补）、鹤顶穴（补）等穴，每穴平揉、压放、点打各70~100次。

（8）凡皮肤和肌肉萎缩者，均可在局部加点打法，以促进局部肌肉的机能恢复。最后，用手掌摩擦患肢的皮肤往返数次。

以上方法，用于下肢麻痹。两侧下肢麻痹，或一侧下肢麻痹，俯卧点穴，取足少阳经与足太阳经的穴，都取双穴。如仰卧点穴，双侧麻痹取双侧穴，单侧麻痹取单侧穴。不论双侧麻痹，还是单侧麻痹，只要腹肌是麻痹状态，则另加中脘（泻）、气海（补）、天枢穴（补），每穴平揉、压放各70~100次。

下肢麻痹，第二种配穴手法：

内关穴（补）、合谷穴（泻）、太冲穴（泻）、阳陵泉穴（补）、足三里穴（补）、天枢穴（补）、中脘穴（泻）、气海穴（补）、肝俞穴（补）、脾俞穴（补）、肾俞穴（补）、次髎穴（补）、委中穴（补）。以上所列穴位，除任脉经穴为单穴外，其余都是双侧穴位，每穴手法各做100次。环跳穴（病侧）、承扶穴（病侧）、髀关穴（病侧），均施用五行联用法。

2.上肢麻痹

　　上肢麻痹者，取合谷、曲池、肩髃、肩井、大杼、臑俞等穴，每穴平揉、压放、点打各70~100次。并配合予以合搓、合压、摇运、摩擦等法。

　　施用手法的经脉：手太阳小肠经与手阳明大肠经。

　　施用手法的部位：手腕关节经肘关节到肩关节，往返施用手法，每一手法，各操作八九次（具体操作，可见前对下肢麻痹所做的各种手法）。

方义解释：

　　方法（1）着重为治疗骨病（脊髓前角灰白质炎后遗症），故取足太阳膀胱经之肾俞、次髎、委中穴。次取足少阳胆经之环跳（髋关节）、阳陵泉（膝关节）、丘墟等穴（足腕关节）。因为，肝主筋，筋主收缩功能。肾主骨，骨主伸张功能。上列两经的配穴，再结合点穴手法，则能促进筋骨的收缩与伸张功能。

　　方法（2）以搓捻法舒通经络。按照筋、骨、肌肉等病的所属经络配穴，故循着足阳明胃经、足太阳膀胱经、足少阳胆经与足厥阴肝经，进行搓捻，可促进筋、骨、肌肉的功能恢复。

　　方法（3）以合搓法活动肌肉，能增强筋、骨、肌肉的功能恢复作用。

　　方法（4）以合压促进肌肉组织的收缩与扩张。此法，不仅促进肌肉组织的功能恢复，且可由压迫作用于筋骨，而压迫松弛作用于血脉。所以，本法是与第（2）（3）方法相互结合使用的手法。同时，起相互促进的作用。

　　方法（5）摇运法和方法（6）切穴法，此二法，主要可辅助前三法之不足，能促进患肢关节活动功能。

　　方法（7）除取足阳明胃经之足三里穴、解溪穴之外，另取经外奇穴，膝眼与鹤顶穴，以促进关节的功能恢复。

　　方法（8）若皮肤及肌肉松弛或萎缩时，另加局部性点打，可增强肌肉的弹力。

　　此外，在患肢的环跳、承扶、髀关等穴位上，使用五行联用法，以促进其功能的恢复。

　　小结：点穴治疗小儿麻痹，每日点1次，或1周内点穴3次。一般

1~2次即见效，5~10次可见轻，20次左右可治愈。新病易治，久病较难。轻病见效与治愈都比较快，重病则相反比较慢。

验案例证：

（1）患者吴某，男，14岁，学生。住西安市和平门外某仪器厂。1962年1月11日初诊。

主诉（兄代诉）：1961年10月14日发热后，第2天早上两手腕关节不能活动，两手不能抓物，两臂不能高举，两下肢不能动，坐起困难。曾在市传染病院检查，确诊为脊髓前角灰白质炎，住院治疗2个月，效果不大。于1962年1月8日出院，11日来此就诊。

检查：营养发育中等，神志清楚，心、肺正常。两上臂活动困难，两手腕下垂，手指不能伸屈，呈爪形手。两上肢三头肌、二头肌及腕关节反射消失。而肱二头肌、肱肌电反应兴奋降低，两肘关节下诸肌有萎缩，尤以手掌为重。两下肢瘫痪，两足下垂、内翻、肌张力差，两膝反射消失，提睾反射迟钝，电反应肌兴奋消失，未发现其他异常。诊断为小儿麻痹。

处理：小儿麻痹点穴治疗，隔日1次，点5次后两手腕、手指可活动，两下肢有力，腿能屈回，自己能坐，扶物可走几步。15次后，两臂活动比前灵活，手指能伸展，两臂可上举，但不能持久；两下肢能抬举、伸屈、左右转动，两足能踏实，可单独行走200多步，可扶拐杖来院看病，但感到四肢乏困。

结果：患儿前后共治疗33次，每次均有不同程度的进步。现单独可来回行走，基本恢复正常。

（2）患者孙某，女，1岁6个月。1961年1月13日初诊。

主诉（家属代诉）：1月8日前发热2天，热退后，发现左下肢软弱无力，不能活动；右下肢正常。

检查：营养发育中等，神志清楚，左下肢肌肉松软，张力低落而下垂，不能伸屈和站立，膝反射消失；右下肢正常。诊断为小儿麻痹。

处理：小儿麻痹点穴治疗，隔日1次。点穴3次后，左下肢有力，能活动，并可扶物跛行，检查膝反射存在。

结果：继续治疗8次后，患儿完全恢复正常，行走自如。

（3）患者梁某，男，1岁10个月。住广西壮族自治区柳州市某职工医院。1986年6月12日初诊。

主诉（母代诉）：左腿跛行，已经5个月。曾经医院检查，诊断为小儿麻痹后遗症。特地从广西前来西安，寻求点穴治疗。

检查：左腿比右腿略细，肌肉松弛。走路时左足外撇。

处理：按小儿麻痹第二配穴手法，点穴治疗。

复诊（13日）：经过昨日1次点穴，现在走路左足踏地外撇已经减轻。

处理：同前。

三诊（14日）：正面走路时，左足已不甚外撇了。

处理：同前。

结果：每日点穴1次，在治疗到14次时，一般走路已经看不出外撇。继续点穴治疗，共27次，基本治愈。

第九节　小儿摇头症

病因：小儿摇头症，是不自主地头部摇动。头为诸阳之首，阳主动，头摇动不稳定，亦即阳动的功能规律失去了平衡性，是属阳气不足所致。

症状：头摇动，是有时间的阵阵摇动，也有持续的摇动，或轻或重，或是前后摇动，或是左右摇动。

辨证施治：头为阳，头摇者，为阳气不足之病。而督导诸阳者，为督脉。头之内部为脑髓，脑属于肾。按此治法，除着重于补督脉之外，相应地并予补肾。

配穴与手法

百会穴（补）、大椎穴（补）、陶道穴（补）、后溪穴（补）、肾俞穴（补）、太溪穴（补）。按排列次序点穴，每穴平揉、压放各100~200次。

方义解释：百会与大椎穴，为手、足三阳交会穴，配奇经八脉之一的后溪穴，以通督脉，则起督导诸阳之作用。取陶道穴者，以增强其上述之疗效。取肾俞与太溪穴，则补肾健脑，以助疗效。

小结：一般小儿摇头症，每日点穴1次，或1周内点穴3次。点穴1~2次可见效，5~10次可治愈。

验案例证：

患者崔某，女，3 岁。住西安市小东门齐家巷。1959 年 4 月 15 日初诊。

主诉（母代诉）：小孩由于发育不好，头不时地摇动。现在虽已 3 岁，还不能走路。有时能站立，有时不能站立。去年 5 月开始，就不断治疗，先后经过中西医给服药、针灸和打针，均未收效。

三诊（21 日）：初诊、复诊，给予针刺合谷、太冲等穴后，仅收微效。由于小儿不宜接近针刺，且恐受惊，改为点穴治疗。

处理：按摇头不能走路为督脉病。当取后溪（补）、大椎（补）等穴，每穴平揉、压放各 200 次。

四诊（5 月 2 日）：点穴后，大为好转，小儿基本不摇头了。昨日就能长时间在地上走动，但连日有微热，手心也发热。

处理：照前法，并加点内关（补）、大椎穴（泻）。

五诊（7 日）：5 月 2 日点穴后，热就退了，能较长时间地走路。但头有时微摇，食欲不好。

处理：取后溪（补）、大椎（补）、陶道（补）、中脘（泻）、关元（补）、足三里（补）等穴，每穴平揉、压放各 100 次。

据患儿母亲说："患儿在 1 岁多时，就学会走路。由去年 5 月发生摇头病，就逐渐不会走了。在其他医院经过多次治疗，都没有见效。做点穴 2 次，完全会走路了。"

第十二章

外科疾病

　　本章所讲的外科疾病主要为颈项肿块、脱肛、疝气、扭伤、落枕、瘿气、阑尾炎及局部红肿等的一些疾病，在点穴的治疗中都有很好的效果。例如：脱肛，常见于年老体弱中气不足者，也有因拉肚子虚脱而致，或小朋友因大便干结，用力努劲排便而致肛门脱出。如果家中遇到老人或孩子脱肛不需惊慌。只要你学会了点穴的平揉法和压放法的补泻手法，就可以及时应对。

第一节　颈项肿块

病因：颈项肿块，多由情绪不畅，以致内火上升，郁结于脖项。按此征象，属于淋巴腺炎。

症状：耳下颈项前后之间，出现疙瘩，大如杏核，或红肿疼痛，或是不红，疙瘩摸之发硬。

辨证施治：耳下部位，为足少阳胆经循行范围，内火郁结于此，应引之下行，并应调理肺的肃降功能，以平抑其上升之势。还须酌情补肾，以水制火。

配穴与手法

取穴：合谷穴（泻）、列缺穴（补）、肩井穴（补）、风池穴（补）、太溪穴（补）。按上列次序点穴，每穴平揉、压放各100次。手法轻而缓。

轻重标准度：应用轻度。

快慢标准度：应用慢度。

平揉圆圈大小度：应用小度。

方义解释： 取合谷与列缺穴，以调肺气，并在手阳明经助以循按。取风池与肩井穴，即引郁结之火顺着胆经自上而下。补太溪穴者，则引肾水上行以制火。但是，宜用于疙瘩红肿时。

小结： 点穴治疗没有化脓的颈项疙瘩，10次左右，即可治愈。

验案例证：

患者曹某，女，1个月。陕西户县人。1960年9月28日初诊。

主诉（母代诉）：左侧颈项部，有一鸡卵大的长形硬块，不红，也不发热，已经10多日了。曾经在某医院治疗，由于患儿年龄太小，不能进行手术，经注射盘尼西林6次，未见效。今日在本院外科治疗，介绍给予电疗，因其年龄太小不能处理，特转来点穴。

检查：白细胞总数为12 600。

处理：取合谷穴（泻）、列缺穴（补），每穴平揉、压放各100次。由肩髃至合谷穴，以拇指循按。

结果：每日治疗1次，点穴4次后，硬块已逐渐缩小。共治疗10次，即痊愈。

第二节 脱 肛

病因：脱肛，均由中气不足，气虚下陷所致。小儿脱肛，多数则由久痢所引起。

症状：大便时间长，肛门脱出收不回，只有用手托扶，才能回收上去。

辨证施治：大便不畅，蹲的时间长，则属气虚肾虚。气、肾两虚，故而大便不畅，用力努便，则导致肛门脱出。对此，应予补气上举，并应结合补肾通便与调理胃肠功能。

中国医用点穴学

配穴与手法

取穴：合谷穴（泻）、足三里穴（补）、照海穴（补）、承山穴（补）、膻中穴（补）、中脘穴（泻）、气海穴（补）、腰俞穴（补）、命门穴（补）、肾俞穴（补）、百会穴（补）等穴。按上列次序点穴，每穴平揉、压放各 100 次。百会穴，多一点打法。

轻重、快慢及揉圈大小标准度：均采用中度，以应中气。

方义解释： 取膻中、气海穴，补气。点百会穴则有补气上举之效。由于中气虚，在补气上举的基础上，取中脘、合谷、足三里穴，则起补中气的作用。由于大便不畅，则取照海、承山穴，以通便。补肾俞穴，对通大便有控制之效。取腰俞与命门穴者，则有助于提举脱肛。

小结： 点穴治疗小儿脱肛，效果较好。病程不久的，点穴 3~5 次，即可治愈。久病者，经治疗数次后，肛门脱出即能自己收回。

验案例证：

患者屈某，男，3 岁。住西安变压器厂。1959 年 8 月 16 日初诊。

主诉（家属代诉）：因患痢疾引起脱肛，现时已半月，每次大便肛门就脱出，过一会儿才能收回，有时收不回去，就要用手托扶上去。

处理：泻合谷穴，补足三里、肾俞、腰俞、百会等穴，每穴平揉、压放各 100 次。百会穴，加点打法 100 次。

复诊（18 日）：本日大便时，肛门未脱出。

处理：同前。

结果：患者点穴治疗 2 次后痊愈。

第三节 疝气（狐疝）

病因：疝气，即七种疝气的总称。本文所说的疝气，单指狐疝。本病，因寒湿下注，以致小肠坠入阴囊。

症状：小肠坠入一侧阴囊，时上时下；卧床时，则向上入腹；站立时，又坠下于阴囊。有如狐之出入无常，故称为狐疝。

辨证施治：小肠下坠，属于虚寒，亦即小肠收缩功能减退。收缩功能是筋的作用，主筋者为肝，肝生心火，心与小肠为表里，小肠筋虚，则应补肝母，即虚则补其母也。在补肝的基础上，相应地取任脉穴及治疗疝气的特效穴。

配穴与手法

取穴：大敦穴（补）、三阴交穴（补）、关元穴（补）、三角穴（补）、阳陵泉穴（补）等穴。按上列次序点穴，每穴平揉、压放、点打各100~200次。

轻重标准度：应用中度，以应和气血。

快慢标准度：应用快度，以应热，以热胜寒。

平揉圆圈大小度：应用小度，以应收敛。

方义解释：上列配穴，以大敦穴为治疝气之主要穴。此穴为肝经之木穴，肝木主收敛，而大敦穴就具有很强的收敛作用。肝经循行环绕着阴器，所以小肠疝气及睾丸下坠，大敦穴就是治疗的特效穴。因而，治疗小儿疝气，如病在右侧，仅点打左侧大敦穴200次。治疗数十次，就可治愈。三阴交穴，为足三阴之交会穴，有助于大敦穴的作用。况且，三阴交穴为治疗男女生殖器病的重要穴位。所以，不仅对睾丸偏坠疗效好，对小肠坠入阴囊也是有相当效果的。补关元穴，可补元气。三角穴，为经外奇穴，亦叫疝气穴，为治疝气专用穴位。

小结：一般性疝气是属轻症，治疗2~3次即可见效，10多次可痊愈。如果病情严重，可由外科手术治疗。患此病者，应忌食猪肉及猪下水，因其属于寒性，对疝气是不利的。

验案例证：

患者孙某，男，29 岁。住西安市东仓门。1960 年 3 月 9 日初诊。

主诉：左侧睾丸偏疼已 3 年，经常下坠。平时坐坐疼痛显著，且抽疼。经内科检查，为小肠疝气。治疗无效。

处理：大敦穴，点打 200 次。补三阴交穴，平揉、压放、点打各 100 次。补关元穴，平揉 100 次，点打 200 次。

每日由患者照法点穴 1 次。1 周后前来检查。

复诊（28 日）：已见轻，抽疼也减轻。补太冲、三阴交、关元、阳陵泉等穴，每穴平揉、压放各 100 次。三角穴，平揉、压放、点打各 100 次（患者自己点打本穴，由 100 次增加为 200~300 次）。

结果：患者兼有梦遗病，以往 1 周左右即遗精 1 次。经过点穴治疗后，据说 40 天遗精 1 次，疝气也痊愈。于 1960 年 6 月 6 日调查时，患者的 2 种证病，均已痊愈。

第四节 扭 伤

病因：扭伤，多数是在运动时，或劳动中，一时不小心，用力过猛或不适当，以致筋肉扭伤，影响经脉中的气血正常运行。

症状：扭伤，多发生在活动较为多的关节处。如手腕、足腕、肘、膝等关节部。患处发青、肿胀，压之疼痛，活动时也疼痛。

辨证施治：根据损伤部位及所属经脉的循行范围，选取穴位，进行补法与泻法，以减轻扭伤部位的压力。

配穴与手法

如肘关节扭伤，其部位在手阳明大肠经，则取合谷穴，"迎夺"以泻；另取肩髃穴，"随济"以补。每穴平揉、压放各 100 次。并助以经络循按或循推（即一手从肘以上，向肩髃穴循推；另一手则从肘以下，向合谷穴循推。这样，有助于两穴的作用）。其他关节部位扭伤，均可按此类推选穴配方。

方义解释：根据病灶所属的经脉，从病灶两端取穴，有舒经络及活血脉的作用。所以，"迎泻"与"随补"实际是一种分散的补泻方法。这种方法，能减轻扭伤部位的压力，以达活血、消肿、止痛等效果。

小结：扭伤，多数为新病。点穴治疗 1~2 次就可见轻，数次可治愈。

验案例证：

患者周某，女，26 岁。住西安市碑林区人民委员会。1960 年 2 月 23 日初诊。

主诉：在打字中不慎将右手腕扭伤，现时右手腕疼痛。经外科检查，为拇桡侧肌腱发炎，拇指不能活动。

处理：取尺泽（泻）、太渊（泻）、手三里（补）、合谷（泻）、阳池（切）等穴，每穴平揉、压放各 100 次，并辅助以循按法。

复诊（25 日）：疼痛大减，拇指已能活动。

处理：同前。

结果：点穴治疗 2 次后痊愈。

第五节　落　枕

病因：由于被子厚，盖不好，且枕头又高，或是头在枕头以外，脖子在枕头上，睡熟时受到风寒侵袭所致。

症状：起床后，感觉颈项强痛，有轻有重。轻症，在勉强活动时，疼痛显著；重症，则头项不但不能左右活动，低头或仰视均感到困难。

辨证施治：落枕，多为风寒所袭。受风，则由颈项而传至肩、背等处，而这个部位，是手太阳小肠经与足太阳胱经脉的循行范围。所以，头不得前俯后仰者，病在足太阳经；头不得左顾右盼者，病在手太阳小肠经。但手足太阳经都与督脉交会。按此，取督脉穴很重要。但必须区别病情，侧重所属的经脉，循经酌情取穴。

■配穴与手法

（1）少泽、后溪穴，两穴配合，施以切摇法。风池穴（泻）、项强穴（泻），每穴平揉、压放各 100 次。

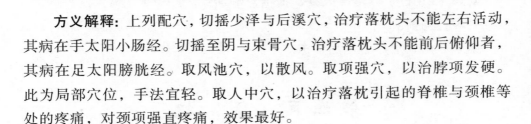

（2）臑俞穴，施以五行联用法。配少泽穴，点打；配阳谷穴，摩推；配前谷穴，深压放；配后溪穴，振颤；配少海穴，左右揉。风池、项强穴，每穴平揉、压放各100次。

（3）少泽、后溪二穴，施以切摇法；至阴与束骨穴，同样施以切摇法。风池穴（泻）、项强穴（泻）、人中穴（泻）、承浆穴（泻）等穴，每穴平揉、压放各100次。

轻重标准度：应用轻度。

快慢标准度：应用中度。

平揉圆圈大小度：应用小度。

方义解释： 上列配穴，切摇少泽与后溪穴，治疗落枕头不能左右活动，其病在手太阳小肠经。切摇至阴与束骨穴，治疗落枕头不能前后俯仰者，其病在足太阳膀胱经。取风池穴，以散风。取项强穴，以治脖项发硬。此为局部穴位，手法宜轻。取人中穴，以治疗落枕引起的脊椎与颈椎等处的疼痛，对颈项强直疼痛，效果最好。

小结： 点穴治疗落枕，1次即可见效，2~3次即可愈。经常闹落枕病，久则影响颈椎，可能成为颈椎综合征。对此治法，取两侧臑俞穴，均使用五行联用法。另取颈综穴（即第七颈椎与第六颈椎之间两侧），用五行联用法。深压放，配通谷穴；振颤，配束骨穴；点打，配至阴穴；摩推，配昆仑穴；左右揉，配委中穴。并在筋缩、大椎穴，平揉、压放各100次。

验案例证：

（1）患者安某，男，43岁。住西安市东大街。1959年5月28日初诊。

主诉：项背疼，头不能左右看，不得俯仰，活动即痛，颈项强硬，历时2天。

处理：泻承浆、项强、风门等穴，每穴平揉、压放各100次。项背部，往返摩擦，并循按承扶至承山穴部。继补委中穴，平揉、压放各100次。再循按承扶至承山穴部。

结果：点穴毕患者即觉疼痛消失。

（2）患者孙某，男，60岁。住西安市东郊火电新村。1977年12

月 22 日初诊。

主诉：项背疼、脖子疼已 9 年，胸也疼。经过拍片，颈椎、胸椎、腰椎都有增生，诊断为颈椎综合征、腰椎增生病。

处理：臑俞穴用五行联用法。颈综穴用五种手法。大杼穴用五行联用法（取足太阳膀胱经，五输穴配合）。肾俞穴用五种手法。

结果：每周点穴 3 次。点穴 4 次后，症状大减；点穴 10 次后，就减轻多了。春节休息 10 多天，又感到有些疼，但比以前疼得轻。又点穴数十次，症状减轻很多，停止治疗。

第六节　瘿　气

病因：瘿气，俗话叫大脖子。多因郁怒，忧思过度，以致气血郁滞于颈部。

症状：脖子肿，不红不痛，伴有胸闷，气促，心跳，或觉咽东西不舒服。

辨证施治：郁怒，则伤肝；忧思，则伤脾。肝气横逆，脾气不升，影响胃气不降。因而，在胃经循行范围的脖颈部位气血郁滞。对此治疗，除以疏通手、足阳明经之外，并宜舒肝、理气、安神，及配以脖项局部的穴位。

> **配穴与手法**
>
> 取穴：内关穴（补）、合谷穴（泻）、列缺穴（补）、照海穴（补）、太冲穴（泻）、足三里穴（补）、气舍穴（泻）、天突穴（泻）、膻中穴（补）、巨阙穴（补）、中脘穴（泻）、关元穴（补）、肺俞穴（补）、心俞穴（补）、肝俞穴（补）。按配穴次序点穴，每穴平揉、压放各 100 次。并应在脖项肿胀周围，给予振颤法。
>
> 轻重、快慢及平揉圆圈大小度：均宜用中度。

方义解释：取合谷穴，以泻手阳明大肠经之热；补足三里穴，泻中脘穴，引胃气下降。泻太冲穴，补肝俞穴，舒肝解郁。补肺俞、膻中、列缺等穴，以理气。补巨阙、心俞、关元、内关等穴，则起安神之效。局部泻气舍、天突穴，并给予振颤法，以解气血结滞。

小结：点穴治疗瘿气，每日点穴 1 次，或 1 周内点穴 3 次。一般治疗三五次之后症状可以减轻，10 次左右可好转，治愈须根据病情而决定。

验案例证：

　　（1）患者马某，女，38 岁。住西安市芦进士巷。1959 年 5 月 26 日初诊。

　　主诉：病由 1958 年发生，心跳，惊恐，失眠，并且逐渐加重。先后经过几个医院检查，诊断为甲状腺功能亢进，窦性心动过速，曾服中西药物无效。

　　症状：头脑疼，心慌，失眠。

　　处理：补太渊穴，泻合谷穴，补心俞、膈俞、肝俞、胆俞、巨阙、膻中、关元、太冲、丘墟等穴，每穴平揉、压放各 100 次。

　　结果：起初每日点穴 1 次；1 个月后，1 周内点穴 3 次，病情逐渐好转。停止治疗 1 周以上，又感心慌。因而，断断续续地治疗半年以上而痊愈。

　　（2）患者梁某，女，16 岁。住西安市某师范学校。1961 年 10 月 27 日初诊。

　　主诉：甲状腺肿大已 2 个月，咽物困难。先后经本市几家医院中西医治疗多次，见点效。确诊为甲状腺肿大。

　　处理：取合谷（泻）、列缺（补）、足三里（补）、照海（泻）、风池（补）、气舍（泻）、天突（泻）等穴，每穴平揉、压放各 100 次。

　　复诊（30 日）：脖子肿胀略消，自觉咽物轻快。

　　处理：同前。

　　结果：经连续点穴治疗 5 次而痊愈。

第七节　注射引起的局部肿胀

　　病因：注射时消毒不严，或注射后由针孔感染所致。

　　症状：起初，仅感注射针孔的局部微疼，逐渐加重，红肿，发热。如在臀部引起的感染发炎，则病侧的腿也不敢活动，如不及时治疗，肿胀就逐渐化脓或扩大。

　　辨证施治：按肌肉注射部位为足少阳胆经环跳穴之附近，而此穴与足太阳膀胱经交会。注射感染之肿胀，均为实证。因而，宜于病灶所属经脉的上、下两端远距离取穴，使肿胀分散之。

方义解释： 上列配穴的治疗方法，主要是分散以减轻肿痛部位的充血。因而，向上逆其经泻之，向下顺其经补之。前者使气血来得慢；后者使气血去得快。目的在减轻对病灶部位的压力，以达到消肿止痛的作用。泻内庭穴，补太溪穴，可达到消炎之效。再与内关、大椎穴配合，就能退炎症之发热。

小结： 注射引起的肿痛都是属于新的病证。因而，点穴治疗：重症，每日点穴1~3次；轻症，每日点穴1次，半个月左右可治愈。

验案例证：

患者陈某，男，15岁。陕西富平县人。1960年10月10日初诊。

主诉：由于患风湿病，右胯疼痛。在右臀部注射治疗后，反而引起臀部肿胀，自觉发冷，发热，走路跛，不能多走。

检查：右臀部红肿，发硬，摸之皮肤灼热，微按即痛甚，且有跳动感觉。

| 白细胞总数 | 19 000 | 中性粒细胞 | 88% |
| 淋巴细胞 | 20% | | |

处理：取丘墟、阳陵泉、绝骨等穴，每穴平揉、压放各100次；辅助以呼吸泻法（即使患者做深长呼吸），患者当时感觉疼痛减轻。经点穴治疗后，复查白细胞分类如下：

| 白细胞总数 | 12 000 | 中性粒细胞 | 78% |
| 淋巴细胞 | 21% | | |

复诊（11 日）：疼痛减轻，局部热度也减轻。但脱裤子及右腿伸屈时，仍觉不便和疼痛。走路跛，不灵活。

处理：泻阳陵泉、丘墟、补蠡沟等穴；并辅助以循按法；再点京骨（泻）、大钟（补）、委中（泻）等穴；循按泻京骨至委中穴，做深长呼吸 6 次；再循按补大钟至阴谷穴，做深长呼吸 9 次。

三诊（12 日）：昨日点穴后，感到轻快。上街慢走，患处又引起抽疼。休息后，疼痛即减轻。

处理：同前。此后每日点穴治疗 1 次。

四诊（17 日）：一切较前为好，肿胀消除，疼也减轻，走路活动有进步。复查白细胞分类如下：

白细胞总数	9 100	中性粒细胞	78%
淋巴细胞	21%		

结果：治疗半个月之久，完全治愈。

第八节　肠痈（阑尾炎）

病因：肠痈，即阑尾炎。多由饮食不节，或受寒邪，或受湿热，因而气滞、血郁所致。

症状：恶心，呕吐，腹痛，为主要症状。或寒热，自汗，逐渐地右下腹剧痛，右腿屈曲难以伸直。

辨证施治：肠痈，为大肠内气血郁结。泻之，以舒通大肠经脉，并相应地健胃与清利湿热。

配穴与手法

取穴：合谷穴（泻），助以循按手阳明大经（曲池至合谷穴）；三阴交穴（泻），助以循按足太阴脾经（阴陵泉至三阴交穴）；阑尾穴（补），助以循按足阳明胃经（阑尾至内庭穴）。按上列配穴次序点穴，每穴平揉、压放各 100 次。

轻重标准度：应用中度。

快慢标准度：应用慢度。

平揉圆圈大小度：应用小度。

方义解释： 上列配穴，泻大肠经之原穴合谷，助以循按，以增强泻法的作用，则可舒通经脉，以解气血之郁结。泻三阴交穴，助以循按足太阴脾经，以增强清利湿热之作用。补阑尾穴，助以循按足阳明胃经，以做诱导而止痛。以上补足阳明胃经与泻足太阴脾经，意在引气血下行，以解郁结。

小结： 对一般性肠痈点穴治疗，每日点穴 1~2 次，10 次左右可治愈。如果疼痛剧烈，出现脉搏频弱，血压下降，体温减低，腹肌紧张力增强，则应转外科治疗。

验案例证：

（1）患者侯某，男，8 岁。1961 年 7 月 21 日初诊。

症状：右少腹剧疼。

检查：外科诊断为急性阑尾炎。

处理：取合谷（泻）、阑尾（补）、三阴交（泻）等穴。每穴平揉、压放各 100 次。阑尾穴，另加点打法 100 次。循按泻手阳明大肠经与足太阴脾经。点穴后，腹痛即减轻。

结果：每日点穴 1 次，连续治疗 3 次即痊愈。

（2）患者魏某，男，37 岁。1951 年 11 月 7 日初诊。

主诉：右少腹疼，外科确诊为阑尾炎。曾服中西药物见轻，但未愈。以后又经某医院针灸 5 次，见轻未愈，特来点穴。

处理：取合谷（泻）、阑尾（补）、三阴交穴（泻），每穴平揉、压放各 100 次。阑尾穴，另加点打法 100 次。并辅助循按法。

复诊（8 日）：疼痛显著减轻。

处理：同前。

结果：点穴治疗共 6 次即痊愈。

第九节 蜂窝组织炎

病因：由化脓性细菌，引起皮下组织发炎。

症状：发热，全身疲倦，食欲不振，兼有头痛。并出现局部红肿，但界限不明显。疼痛有时引起淋巴结发炎。严重者，可能转为全身性化脓性感染。

辨证施治：蜂窝组织炎，是以热、肿、痛，为其特点。热为阳盛，则应泻阳。阳盛伤阴，则宜补阴。在此基础上，循经取穴，以达清热、消肿、止痛等治疗之目的。

配穴与手法

取穴：合谷穴（泻）、手三里穴（泻）、风池穴（泻）、内关穴（补）、内庭穴（泻）、太溪穴（补）、大椎穴（泻）、陶道穴（泻），并助以循按（泻）等手法。每穴平揉、压放各100次。并可推切商阳、少商、厉兑等穴（从每穴手指及足趾本节，推至该穴处6次，继而切穴6次。这样，可使指端的穴位充血）。

轻重标准度：应用中度。

快慢标准度：应用慢度。

平揉圆圈大小度：应用小度。

方义解释：泻合谷、手三里穴，以泻手阳明大肠经之阳热。因为手阳明大肠经，由手走头，故热多上升，泻则夺其阳热。取内庭穴，以泻足阳明胃经之胃热。补风池穴者，则顺其经引热下行。补内关与太溪穴者，则为滋阴补肾以保阴。泻大椎与陶道穴，则有助于以上配穴泻热的不足。因为二穴属于督脉，而大椎一穴，又属手、足三阳之交会穴，泻之则可增强解热的作用。

小结：对蜂窝组织炎的治疗，点穴1次即可见轻。可每日点穴1次，5~10次可治愈。

验案例证：

患者黄某，男，63岁。住西安市长东西坊。1962年6月19日初诊。

主诉：在七八天以前，由于在太阳暴晒下劳动后，引起头、面部肿胀，经注射盘尼西林肿胀渐消。数日后，右面部红肿、热疼。经某医院治疗，未见效。医生建议针灸治疗，特来就诊。

检查：右眼下，局部红肿，摸之发热，压之疼痛；右颈淋巴结肿胀，颈项发红，鼻内干，外科会诊为蜂窝组织炎。

白细胞总数	14 200	中性粒细胞	83%
淋巴细胞	17%		

处理：以清热、解毒、止痛为主。取左侧合谷（泻）、手三里穴（泻）；循按泻手阳明大肠经手三里至合谷穴，推食指，切商阳穴；推拇指，切少商穴。继点风池（补）、内庭（泻）、太溪（补）等穴。每穴平揉、压放各 100 次。点穴后，各症状即减轻。

结果：每日点穴 1 次。连续治疗 3 日，红肿退，疼痛止，基本痊愈。第 5 日，复查血液结果如下：

白细胞总数	8 200	中性粒细胞	75%
淋巴细胞	25%		

第十三章

五官科疾病

点穴治疗五官科疾病，如耳鸣、慢性中耳炎、外耳道炎、鼻衄、咽痛、牙痛等，一般 1~3 次见效，5~8 次可治愈。咽痛治疗中的辅助手法抑制咽喉疼痛法，不仅用于临床的治疗，还可用于慢性咽炎的保健。针对口张不大、唇吻痉挛，张不开嘴，或口张不大，通过点穴效果也显著。

第一节 耳 鸣

病因：肾虚，或上焦火盛，以及肝、胆之火上升所致。

症状：耳中自觉有鸣声，时作时止，久则逐渐影响听觉。

辨证施治：肾虚，则肝、胆之火易于上升。因而，邪由足少阳胆经逆传于手少阳三焦经，也相传于手阳明大肠经。按此，除取手阳明经与手、足少阳经穴清热，降火，祛邪之外，并应补肾。

配穴与手法

取穴：合谷穴（泻）、翳风穴（泻）、听会穴（泻）、耳门穴（泻）、风池穴（泻）、胆俞穴（泻）、肾俞穴（补）、足三里穴（补）。按上列次序点穴，每穴平揉、压放各 100 次。

轻重标准度：应用轻度。

快慢标准度：应用慢度。

平揉圈大小度：应用小度。

方义解释：上列配穴以热传手阳明大肠经。故取合谷穴泻之；逆传于手少阳三焦经，故取耳门、听会、翳风等穴。这 3 个穴位则为治疗耳病的局部穴。泻风池、胆俞穴，以驱肝、胆之火。补足三里穴，则可引气血下行，促使余热下降。补肾俞穴，则是引水制火。如心虚者，加补通里穴。胆实者，加泻腕骨穴，此穴为手太阳小肠经之原穴；泻此穴，取实则泻其子之义。

小结：单纯性耳鸣的点穴治疗，1 周内可点穴 3 次。病程为时不久的，治疗 10 次左右可痊愈。如果是由于其他病引起的，则须结合治疗其他疾病，其他病治愈时，而耳鸣也随之治愈。

验案例证：

患者李某，男，27 岁。住西安市柏树林街。1961 年 3 月 17 日初诊。

主诉：1955 年，患过 1 次重感冒，引起急性中耳炎。经某医院检查，为右耳膜穿孔。数年来，无啥感觉，右耳听力不及左耳。最近 2 周耳鸣，不流水，口中微苦；走路时，耳鸣显著。

检查：舌苔淡白，脉象弦缓，左关有力。为胆热所致。

处理：取腕骨（泻）、通里（补）、合谷（泻）、听宫（泻）、风池（补）等穴，每穴平揉、压放各 100 次。

结果：隔日点穴 1 次，连续点穴治疗 3 次，基本痊愈。

第二节　耳疳（慢性中耳炎）

病因：耳疳，古人认为是上焦火盛所致。一般由鼻、喉感染发炎而引起。

症状：初起发热，耳翼发赤，外耳道肿疼，听力减退。如耳膜穿孔，则脓液从耳内流出。久治不愈者，则转为慢性中耳炎。

辨证施治：按中耳炎，则由邪热所致。除泻手阳明大肠经之热外，并应在耳部附近的手少阳三焦经与足少阳胆经取穴，以泻之。

配穴与手法

取穴：合谷穴（泻）、风池穴（补）、液门穴（泻）、翳风穴（泻）、耳门穴（泻）、百会穴（泻）、脑空穴（泻）、颊车穴（泻）、率谷穴（泻）等穴。按上列次序点穴，每穴平揉、压放各 100 次。急性者，每日点穴 1~2 次；慢性者，加补胆俞穴，可隔日点穴 1 次。

轻重标准度：应用轻度。

快慢标准度：应用慢度。

平揉圆圈大小度：应用小度。

方义解释：泻合谷穴，去手阳明大肠经之热。补风池穴，引热随经下行。泻液门、翳风、耳门等穴，能散上焦之热，且有止痛作用。取百会与脑空穴，对急性者，用泻法；慢性者，则用补法。此二穴配合可治疗中耳炎引起的头疼。

小结：急性者，容易治愈。慢性者，治愈比较困难。

验案例证：

患者李某，女，22 岁。住东羊市小学。1960 年 5 月 31 日初诊。

主诉：患中耳炎已七八个月之久，左耳内断断续续地流脓。1 个月前，经耳科检查为乳突发炎。耳内曾有瘤子已动过手术。近 10 天，耳道内流水，右耳后与头部疼痛。

处理：取合谷（泻）、风池（补）、脑空（补）、颊车（切）、率谷（切）、胆俞（补）等穴，每穴平揉、压放各 100 次。

复诊（6 月 3 日）：点穴后，耳内已不流水了。经耳科检查，耳内已干。

处理：同前。

结果：连续点穴 8 次，即告痊愈。

第三节　耳疮（外耳道炎）

病因：上焦火盛，胆热郁结于外耳道内。

症状：挖耳搔腮，烦躁不安，睡觉不宁，兼有发热现象。数日后，耳腮之间即红肿。如不及时治疗，很快耳道内破裂，脓汁外流。

辨证施治：按上焦火盛与胆经有热，则应泻手阳明大肠经及足少阳胆经。热则伤阴，因而，除泻阳脉之外，并应滋阴补肾。

配穴与手法

取穴：合谷穴（泻）、风池穴（泻）、大椎穴（泻）、内关穴（补）、太溪穴（补）等穴。在点完合谷穴之后，应接着助以循按（泻）手阳明大肠经。在点完大椎穴之后，接着做背部循压法。按上列次序点穴，每穴平揉、压放各 100 次。

轻重标准度：应用轻度。

快慢标准度：应用慢度。

平揉圆圈大小度：应用小度。

方义解释：泻大椎穴，以泻阳经之热。配内关穴（补），则为泻阳补阴退热法。补太溪穴，则引水上行以制火。泻手阳明大肠经合谷穴，助以循按；泻大椎穴，继以背部循压法。此两法对外耳道炎有散热解结之作用。

小结：外耳道炎，属急性病。应于每日点穴 1~3 次。一般可在一两日内即能治愈。

验案例证：

　　患者白某，女，33 岁。住西安市尚德路。1960 年 3 月 1 日初诊。

　　主诉：左耳内肿胀，流脓水，左耳附近疼，张口时更为疼痛。因此，不能嚼物，并影响睡眠。

　　检查：左耳周围红肿，摸之发热，脓水由耳道内外流，为外耳道炎。

　　处理：泻合谷穴，循按手阳明大肠经（由肩至手）10 次。泻右风池穴，循按左侧背部，由上向下做数次。补左太溪穴。每穴平揉、压放各 100 次。

　　复诊（当日）：点穴后，即觉轻松。

　　处理：约于下午 4 时，再来点穴。

　　三诊（2 日）：经昨日连续点穴 2 次后，疼痛、肿胀均已见轻，嚼物也较之好转，当晚已能入睡。

　　处理：同前。

　　结果：连续点穴 5 次，疼痛止，肿胀消，耳道已无脓水，已告痊愈。

第四节　牙　痛

　　病因：有因胃热，引起牙痛；或因大肠有热，引起牙痛；也有肾虚牙痛的。此外，还有虫牙（龋齿）痛的。

　　症状：以一侧臼齿疼为多数，或牙龈肿胀。如肾虚牙痛，则牙不肿，而疼痛感觉在牙根部分。如是虫牙疼，牙齿部有黑点或烂伤。

　　辨证施治：牙痛病，多数为上火。而上火，则由胃肠有热所引起。上牙痛，为胃经之火；下牙痛，则为大肠经之火。故治疗牙痛病，首先应泻手阳明大肠经，次则取足阳明胃经为辅，并酌情局部给予配穴。肾虚或火旺者，补肾。虫牙痛者，宜泻风火。泻风火，则取之于足厥阴肝经。

配穴与手法

　　取穴：合谷穴（泻）、内庭穴（泻）、太溪穴（补）等穴。按上列配穴次序点穴，每穴平揉、压放各 100 次。

　　轻重标准度：应用中度。

　　快慢标准度：应用慢度。

　　平揉圆圈大小度：应用小度。

方义解释： 按上列配穴可治一切牙痛。夜晚睡觉牙痛者，为胃热（内庭穴，即可去胃热）；大便干燥，为大肠有热。若上列配穴，见效不显著者，另外加泻二间、手三里穴。上下牙都痛，局部取颊车、大迎穴，做压穴法。如上牙痛，掣着同侧的头部也痛，则加耳门、丝竹空穴，做压穴法。但做压穴法时，不宜手重，应以压穴时感到牙痛轻松为标准。并可加补列缺、风池穴。如果是虫牙痛，则宜加泻足厥阴肝经的太冲、行间穴。

上列配穴是双侧穴位，应同时点双侧穴。此外，还可以交叉取穴，以诱导法止痛。如左侧牙痛，泻右合谷、左内庭穴，补左太溪穴。每穴平揉、压放各 50~70 次，即可达到疗效。如右侧牙痛，取穴与此相反，手法则相同。轻重标准度：应用重度。快慢标准度：应用慢度。平揉圆圈大小度：应用小度。

小结： 点穴治疗火牙疼，或阴虚牙疼，1~2 次即可治愈。如牙龈化脓，则须放脓。虫牙痛，一般仅能收一时之效。

验案例证：

患者金某，男，30 岁。住西安市东木头市。1962 年 6 月 12 日初诊。

主诉：左侧牙疼，已有七八年之久。每次牙痛，牵掣左侧头部也疼。这次牙疼已 3 天，上牙床肿胀，不敢嚼物。

处理：取右侧合谷（泻）、手三里（泻）、列缺穴（补）等穴，每穴平揉、压放各 100 次。继点两风池穴（补）。再点右太溪（补）、右内庭（泻）、左太溪（补）、左内庭（泻）等穴，每穴平揉、压放各 100 次。轻重标准度：应用重度。快慢标准度：应用慢度。平揉圆圈大小度：应用小度。

结果：点穴后，即觉牙痛减轻。第 2 日牙床肿胀渐消，已不疼痛，嚼物也不疼，1 次而痊愈。

第五节 鼻 衄

病因：鼻衄，即鼻出血。多由肺热，或胃热熏蒸所致。但是，也有因鼻腔干燥、作痒，用指甲搔破血管，而引起的鼻出血，多数为儿童。也有成人因肝火偏旺，而引起鼻出血。

症状：鼻腔干燥，咳呛，痰少，烦渴，口臭，头痛，目赤。在鼻子出血时，堵住鼻孔，血就从口内流出。有的隔几天出一次血，量也很少。

辨证施治：肺开窍于鼻，肺与大肠相表里。肺热火盛，则血上溢于鼻。泻热，则应取手阳明大肠经。统血者脾，则应加强脾的统血作用。藏血者肝，亦应调之。调者，血虚补之，血热泻之。但是，鼻出血多因血热上壅，鼻腔血管破裂不易收缩。所以，就不断地反复出血。对此，除泻肺胃之热外，还须补肾阴之水，引热下行，则血管就易收敛，则血可止。

配穴与手法

（1）合谷穴（泻）、膈俞穴（泻）、脾俞穴（泻）、肝俞穴（泻）、隐白穴（补）等穴。按上列次序点穴，每穴平揉、压放各100次。隐白穴，另加点打法100次。

（2）内关穴（补）、合谷穴（泻）、列缺穴（补）、太阳穴（泻）、风池穴（补）、百会穴（泻）、太溪穴（补）、行间穴（泻）、隐白穴（补）、足三里穴（补）、膻中穴（补）、巨阙穴（补）、中脘穴（泻）、关元穴（补）、期门穴（泻）、肺俞穴（补）、膈俞穴（补）、肝俞穴（补）、脾俞穴（补）、肾俞穴（补）等穴。按上列次序点穴，每穴平揉、压放各100次。

轻重标准度：应用中度。

快慢标准度：应用慢度。

平揉圆圈大小度：应用小度。

方义解释：

第一组配穴：取合谷穴有泻肺胃之热的作用。合谷穴为大肠经之原穴。因与肺经为表里，泻此穴，则肺热可泻。胃热上逆，则必传于手阳明大肠经，泻此穴，不但可泻由经所传之热。而且可泻由腑所传之热，因为胃肠相联系，胃主纳，大肠主出，胃腑有热，则可由大肠腑排出。由于血热，所以对膈俞、脾俞、肝俞穴而用泻法。补隐白穴，则有收缩血管之作用，为止血之主要穴。

第二组配穴：取内关、合谷、列缺、太阳、风池、百会等穴，则起安神止痛作用。取隐白与膈俞、脾俞、肝俞、膻中、巨阙、肺俞、肾俞、关元等穴，则可止血与补血。泻期门穴，可解郁；泻行间、肝俞穴，补太溪穴，有凉血之效。补足三里穴，泻中脘穴，除健胃之外，还可引热下降。本组配穴，既可应用于肝火偏旺的鼻出血者，也可用于反复鼻衄的患者。

两组配穴，都是按照排列次序点穴，每穴平揉、压放各70~100次。轻重标准度：应用轻度。快慢标准度：应用慢度。平揉圆圈大小度：应用小度。

小结：鼻出血多数为儿童或青年患者。治疗此病，每日点穴1次，或1周内点穴3次。点穴之后，即可止血，数次可治愈。病情复杂的，治愈则疗程略长。凡是鼻出血的，鼻腔干燥时就要注意，应涂以薄荷油使其润泽，不要用指甲去搔。否则，搔破血管，就会反复出血的。

验案例证：

（1）患者何某，女，54岁。1962年3月22日初诊。

主诉：昨日鼻内突然出血，1日连续出血数次，每次约有1碗。塞住鼻孔，则由口内流出。昨日在内科门诊，打止血针后仍然出血，每次约1茶碗多，头昏。

处理：血热则妄行，及肺开窍于鼻的理论，应泻合谷穴，以清肺热。取膈俞、脾俞、肝俞等穴，行泻法。补足太阴脾经之隐白穴。每穴平揉、压放各100次。隐白穴，加点打法100次。约患者下午再来治疗1次。

复诊（22日下午4时）：上午点穴后2小时，流鼻血1次，血量较前少些。4时又流鼻血1次，量很少。

处理：即照前法点穴，当时血即止。

结果：23、24日，各点穴1次，症状逐渐减轻。26日又点穴1次，基本痊愈。

（2）患者曹某，男，15岁。住西安市兴庆路八通路。1984年10月30日初诊。

主诉（其父代诉）：在不到1岁的时候，就发生流鼻血。一般情况下，相隔8天左右，就要流1次鼻血。相隔两三个月，就闹1次鼻子大出血。每年由于好几次大的流鼻血，因而，也就好几次住院输血治疗。1984年，住某军医大学医院治疗，经确诊为假性血友病。在住院期间，仅收一时之效（1982年，经陕西省某老中医给以汤剂治疗达一两年之久，仍然犯病）。

检查：面黄，鼻孔塞着止血纱布。舌淡，苔薄白。脉滑兼数，两尺脉浮而无力。为阴血虚。

处理：拟以补气，养血，止血，补肾与健脾。取内关（补）、太渊（补）、合谷（泻）、隐白（补）、太溪（补）、三阴交（补）、章门（补）、膻中（补）、巨阙（补）、中脘（泻）、关元（补）、肺俞、膈俞、肝俞、脾俞、肾俞等穴，均用补法。每穴平揉、压放各50次。手法轻，揉圈极小、间歇。

复诊（31日）：昨日点穴后，鼻子再未出血。自觉右侧鼻孔已好，左侧鼻孔尚有一点出血。原来患者两鼻孔出血，左侧较重。

处理：同前。

三诊（11月1日）：经过2次点穴之后，2个鼻孔均已止血。同时，鼻孔也不用堵塞纱布了。

处理：同前。

四诊（2日）：按以往每次鼻出血的时间，都是在早上起床以后，经连日点穴，一直没有出血。

处理：同前。

结果：患者由于住的地方较远，因而改为每周治疗3次。到12月21日，点穴20次，一直没有出血。精神很好，面色白中含红。到1985年1月9日，又来复诊。据称："在12月24日，鼻子有少量的出血，并没有在意。到第3天时，鼻出血就多了，当即前往医院鼻科检查，确诊为鼻腔毛细动脉血管破裂，住院10多天。"从此，患者继续点穴20多天，仍未出血。

第六节　咽　痛

病因：多由肺、胃积热及外受风邪，以致咽喉部气血凝滞，引起咽喉的局部红肿疼痛。急性发作者为实证；慢性发作者为虚证。

症状：咽喉部疼痛，下咽饮食时，则疼痛更为显著。有的伴有恶寒、发热等现象。

辨证施治：咽通于胃，及喉通于肺之理论，而咽喉疼痛，即内热与风寒所结。因而，对此治法，除清热与风寒外，并应补肾水以制火。在此基础上，取局部穴，以达止痛之效。

配穴与手法

取穴：合谷穴（泻）、列缺穴（泻）、少商（切）、商阳（切）、关冲穴（切）。每穴切时都是循着每穴的经脉手指根部，推至穴位处6次；继之，切穴6次。液门穴（泻）、中渚穴（泻）、照海穴（补）、内庭穴（泻）。另外，取颊车、翳风、百会、廉泉穴，交换压穴。每穴压10次，交换5次，即各压50次。按上列次序点穴，每穴平揉、压放各100次。

轻重标准度：应用中度。

快慢标准度：应用中度。

平揉圆圈大小度：应用小度。

方义解释： 上列配穴广泛应用于咽喉疼痛病之急性与慢性者。合谷与列缺穴有清肺热与驱外邪之作用。急性者，列缺穴用泻法；慢性者，列缺穴用补法，并减去少商、商阳、关冲切穴法。再与照海、内庭、液门、中渚等穴配合，不仅清肺热之作用较强，而且对咽喉疼痛有消炎止痛之效。此外，不论急性与慢性，均可应用咽痛交换压穴法。

小结： 点穴治疗咽痛，急性者，每日点穴1~2次，1次可见效，数次可治愈。慢性者，可隔1日点穴1次，三五次即减轻症状，完全治愈则须根据病情而决定。

验案例证：

（1）患者王某，男，33岁。住西安市雁塔区文化局。1960年6月初诊。

主诉：在参加夏收劳动时咽痛、牙痛，左耳也痛。

处理：泻合谷、液门、风池穴，补太溪等穴，每穴平揉、压放各100次。切少商、太冲、临泣、丘墟等穴。

复诊（当日下午2时）：疼已止，急于参加夏收，要求再点穴1次。

处理：同前。

结果：点穴治疗2次而痊愈。

（2）患者余某，女，22岁。住西安市。1963年8月25日初诊。

主诉：在八九天以前，突然感到咽部咽物时难受发痒。睡了一夜，说话就发不出声来。因此，不能下乡演出。连日咳嗽，咳则感到声带难受和咽部疼痛。经某门诊部注射青霉素，每日 2 次，确诊为急性咽炎。并给内服药与吹喉药物治疗，仍无多大效果。

检查：患者说话音极低。舌尖红，苔腻微薄。脉象沉数，两尺脉无力。为内热郁结。

处理：补照海穴，平揉、压放各 200 次，引肾水至咽喉（患者当时感觉咽喉发凉，舌下生津）；继点打百会穴 100 次，引内热外出。再泻合谷、阳池穴，清上焦之热。每穴平揉、压放各 100 次。并切少商、关冲穴，以助清热止痛之效。再泻风门穴，补肺俞穴，以清热止咳。

复诊（26 日）：上次点穴后，各症均见轻，说话能发出声音来。

处理：同前。

三诊（27 日）：咳嗽减轻，咽物舒服。但上颚疼，头疼，喷嚏。这两天小便黄，大便正常。说话声音已高。

检查：舌尖红，苔薄白，脉浮弦数，有感冒现象。

处理：泻合谷穴，补列缺穴，泻外关穴；切液门、关冲穴；泻风门穴，补肺俞穴，泻百会穴，补照海穴。每穴平揉、压放各 100 次（照海穴，各 200 次）。

四诊（29 日）：患者各症均减轻，基本痊愈。

处理：同前。

结果：点穴的第 2 天，停止药物治疗。本病经点穴 4 次而痊愈。

第七节　口张不大

病因：由于胃热及风邪，以致牙龈肿胀，牙齿疼痛等，引起张口困难。

症状：牙关拘急，牙龈肿胀，牙齿疼痛，口张不开，或张口仅能容入筷子。因此，只能吃少许流食，不能嚼东西。

辨证施治：张口活动的部位，为手、足阳明经脉的循行范围。因而，对此病的治法，则须从这两经选取穴位。在此基础上，并配少阳经穴翳风止痛，再配补肾，以清内热。

配穴与手法

> 取穴：合谷穴（泻）、手三里穴（泻）、风池穴（泻）、翳风穴（泻）、手阳明大肠经，助以循按泻法（在点完手三里穴之后，由肘至手腕循按）。并推切商阳、少商穴；压颊车穴、太溪穴（补）。按上列次序点穴，每穴平揉、压放各50~100次。
>
> 轻重标准度：应用中度。
>
> 快慢标准度：应用中度。
>
> 平揉圆圈大小度：应用小度。

方义解释：取合谷、手三里穴，以泻手阳明经之热。并切商阳、少商穴，再加循按手阳明经。继之，泻颊车穴，以增强其泻热的作用。取风池、翳风穴，以祛风。取太溪穴，以补肾阴。如兼头疼者，加补列缺穴。胃热显著者，加泻内庭穴。消化不良者，加中脘穴用泻法，加足三里穴用补法。

小结：口张不大，必然影响嚼东西，嚼东西差，也就妨碍着消化。因而，治疗此病，应取健胃的穴位。本病点穴，每日1次，数次即可治愈。

验案例证：

患者刘某，女，21岁。住西安市圪塔寺某幼儿园。1961年6月15日初诊。

主诉：上星期四，高热后左侧牙关紧，口张不大而且痛，左手食指与拇指不得力，不能拿取小的东西，牙科检查牙齿无病。

检查：本病为手阳明大肠经有热，气血滞于口颊部。

处理：取合谷（泻）、手三里（泻）、列缺（补）、颊车（泻）、风池（泻）等穴，每穴平揉、压放各100次。

复诊（16日）：今日很疼，局部肿胀，张口困难。

处理：取合谷（泻）、商阳（推切）、少商（推切）、风池（泻）、太溪（补）等穴，每穴平揉、压放各100次。

三诊（17日）：痛已减轻，张口较大，昨夜鼻内出血。

处理：仍用前法点穴。鼻出血，加补隐白穴，平揉、压放、点打各100次。

四诊（18日）：局部疼痛加重，咽喉也疼，大便未解。患者舌红，脉数，仍属阴虚火盛。

处理：根据患者病情，以清热、止痛、滋阴、通便为主。泻合谷穴，补列缺穴，泻风池、翳风穴，补照海、太溪等穴，每穴平揉、压放各100次。并循按手阳明大肠经，推切商阳、少商穴。

五诊（20日）：前日点穴后，症状减轻，口能张大，能吃食物，昨日一次就吃了3个油饼。而且，大便已不干燥，轻松、轻快。

处理：同前。

结果：点穴6次而痊愈。

第十四章

杂病

　　杂病有常见病，也有疑难杂病。例如脱发属于常见病，也属疑难杂病的范畴。点穴治疗就需要一个阶段的治疗，才能逐渐恢复机体的功能，达到生发的效果。而先天与后天气化功能失调，实际是免疫功能低下的一种疾病。点穴治疗的目的是提高免疫功能，就是培补先天肾和后天脾胃，使身体的功能得到恢复。对于乳痛、口眼歪斜、瘾疹、肩周炎、胸背、腰腿疼痛等，点穴治疗一般1~3次就有效果，有的5~10次可治愈，有的则时间更长些。

第一节 脱 发

病因：本病多发生在童年时期，由于肾气尚未充足，一旦白昼突受惊恐，则头皮紧张，心神不安，由此而伤阳。尤以心阳与肾阳受伤显著，头为诸阳之首，阳伤则脱发。由于心阳肾阳受损，故脱发多，而再生少。

症状：头部脱发，是一片一片地脱落，精神抑郁，有恐惧感。由于头部脱发，致使全头部成了花斑状。脱发后的头皮，如皮肤样光滑，看不到发根，形如毛囊坏死。

辨证施治：头发之生机，而源于肾气。但其营养，来源于血。古人云："肾者……其华在发""发为血之余"。这就说明头发之脱落，与肾有很大关系。所以，惊恐则伤肾，发为血之余。主血者心，但统血者为脾。按此，对脱发之治法，不但在配穴上选取先天肾与后天之脾胃，且应补气补血；并结合手法，发挥其伸张与收缩的作用，才能促进头发之再生。所以，在头部除选配穴位之外，还宜在脱发部位施以点弹手法。

配穴与手法

取穴：内关穴（补）、太渊穴（补）、合谷穴（补）、列缺穴（补）、隐白穴（补）、太溪穴（补）、复溜穴（补）、三阴交穴（补）、足三里穴（补）、膻中穴（补）、巨阙穴（补）、中脘穴（泻）、关元穴（补）、天枢穴（补）、期门穴（泻）、攒竹穴（补）、丝竹空穴（补）。按以上配穴次序点穴，每穴平揉、压放各70次。攒竹至丝竹空穴的眉毛部位，用拇指端随压随放，随着移动，共压放9次。此为压放眉毛部位1回，照法共压27回。再补头维、风池、天柱、百会穴，每穴平揉、压放各70次。另外，在脱发部位点弹70次。点弹时，用两手的五指端进行。再补心俞、膈俞、肝俞、脾俞、肾俞、委中穴。每穴平揉、压放各70次。压放法在操作的过程中，压放由血脉至筋的部位，压与放都要含着弹性。这样具有加强营气与卫气的功能作用。

轻重标准度：应用中度。

快慢标准度：应用中度。

平揉圆圈大小度：应用小度。

方义解释：取内关、合谷、列缺、百会、关元、巨阙、心俞等穴，补心安神。取隐白、三阴交、太渊、肺俞、心俞、膈俞、膻中等穴，则有补气血的作用。取太溪、复溜、肾俞穴，以补肾。在补气血的基础上，配以足三里、天枢、中脘等穴，则补后天。由于脱发不易治愈，久则成为患者的精神负担，情绪则多抑郁。故泻期门穴，以解郁。在头部取穴及运用点弹手法外，并配以委中穴，用补法。因委中为土穴，补土则生金，以增强头发的再生功能。

小结：凡是青年或儿童，突然大片头发脱落，大多数是惊恐造成，影响经脉中的气血循行，使营气与卫气功能受到损害。由于损害的程度不同，而脱发的病理发展也有所区别。所以，轻症脱发治疗数次即可痊愈，也有不治而头发逐渐再生的。但是，也有由于年龄、体质及受惊情况的不同，久治而不得痊愈。

在治疗本病的同时，让患者每天早晨起床之前，坚持做保健法中的梳头法。该法不仅对脱发有帮助治疗的作用，而且有预防脱发的效果。

验案例证：

患者刘某，男，20岁。住西安某学院。1985年2月22日初诊。

主诉：脱发已10年之久，10岁的时候，受过一次惊恐。之后，逐渐发生脱发，而脱发部位渐渐增多。从此，想方设法给予治疗。经西安市某医院针灸施治。医生说："扎针后，觉着头皮痒就有效。"但扎针1个半月后，一点也没感到头皮痒。又服某名老中医汤剂数十剂3个月，也未见效。脱发处有时长起细毛发，而别处头发又脱落，两鬓及头顶后头部脱成花斑头。而且脱发部位皮肤没有发根，眉毛、眼睫毛全部都脱落。虽经各大医院检查，结果得不出是什么原因引起的脱发。

检查：面色黄，微青，脉象平和。两鬓处脱发部，如鸡卵大，特别明显。后头部，脱发如花斑，每个斑部约有杏核那么大。前头部，有三四处脱发斑部有拇指大。两眉全脱，细看仅有几根细毛，眼睫毛脱得仅有几根白色短毛。因而致经常两眼流泪，闹眼病；常年戴着帽子，以遮头部的脱发。

处理：补肾，健脾胃，活气血。取内关（补）、太渊（补）、合谷（泻）、列缺（补）、隐白（补）、太溪（补）、三阴交（补）、足三里（补）、膻中（补）、巨阙（补）、中脘（泻）、关元（补）、天枢（补）、期门穴（泻），每穴平揉、压放各70次。取头部攒竹（补）、丝竹穴（补），每穴平揉、压放各 70 次。再由两眉尖到两眉梢，用两拇指端侧压放，即随压随放，随移动，在上述范围内，继续往返压放。在两鬓及前头部的脱发处，做点弹法。再补风池、天柱、心俞、膈俞、肝俞、脾俞、肾俞、委中等，每穴平揉、压放各 70 次。

本病在点穴 10 次之后，两眉毛处有稀细的短眉毛长出。治疗 18 次之后，发现前顶脱发处长出新发。到 4 月 30 日已经点穴 36 次，感到头皮作痒，大部分脱发处，有少许的头发出现。前头部，有 2 块脱发处，长出的新发与未脱发部位的头发长得相差不多。到 7 月 16 日点穴 70 多次，当时正值热天，让患者暂停治疗。

结果：1 个月之后，前来复诊，患者前头部又出现 2 处脱发。继续点穴到春节时，两鬓脱发处长出少许新发。继续点穴约 100 次，逐渐在脱发部生长新发，不再脱发，基本治愈。于 1987 年 5 月份，停止治疗。

第二节　先天后天，气化失调

病因：重病之后，元气未复，而在生活上注意不够，使先天元气继续受损。久病反复，情绪不佳，思虑多等。从而影响后天之本脾胃的功能。由于以上情况，出现抗病力的减退。

症状：低热，关节痛，皮肤出现红斑或丘疹，食欲减退，精神疲倦，睡不好，有恐惧感等。

辨证施治：按先天受损，后天失养，则必影响其气化失调。因而，对外邪之侵袭，丧失其抵抗之能力。应以补先天之肾为主，恢复本来之功能。继补后天之脾胃，以供营卫气血之所需。在此基础上，并给予补气血，退低热，安精神，解郁结，以及加强表皮之功能。

配穴与手法

取穴：内关穴（补）、太渊穴（补）、合谷穴（泻）、曲池穴（补）、大椎穴（泻）、太冲穴（泻）、太溪穴（补）、复溜穴（补）、三阴交穴（补）、血海穴（补）、足三里穴（补）、天枢穴（补）、膻中穴（补）、巨阙穴（补）、中脘穴（泻）、关元穴（补）、期门穴（泻）、太阳穴（补）、风池穴（补）、百会穴（补）、肺俞穴（补）、心俞

中国医用点穴学

穴（补）、膈俞穴（补）、脾俞穴（补）、肾俞穴（补），每穴平揉、压放各 50 次。

　　轻重标准度：应用轻度。

　　快慢标准度：应用慢度。

　　平揉圆圈大小度：应用小度，有间歇。

　　方义解释： 本方在以补肾与健胃的基础上，加补隐白、膻中、太渊、肺俞、心俞、膈俞等穴，以补气血；加泻期门、太冲穴，以解郁结；取合谷、内关、太阳、风池、百会、关元等穴，以安神。本方配穴，加上手法的配合，则可达到恢复正气，及产生抵抗疾病的能力。

　　小结： 按先天与后天的气化失调，实际相当于人体免疫力低下。此种病近年来，在西安市发现过 2 例，一例在某医院按皮肤病收院治疗，结果是误了病情；另一例是某医院用激素药物维持病情，达 2 年之久未愈。点穴对本病治疗，应每日点穴 1 次。病情明显好转后，可于 1 周内治疗 3 次。持续治疗半年之后，可望治愈。

验案例证：

　　患者汪某，女，60 岁。住西安某学院。1986 年 1 月 27 日初诊。

　　主诉：得病已 3 日，始于正在午睡中，因为有客叩门声紧，没有来得及穿棉裤，披着棉衣就去开门，当时就感觉到门外有楼道风吹入。第 2 日即感到下肢疼痛，走路困难，卧床休息 2 日，病情继续发展。在休息的时间里，曾在痛处贴麝香风湿膏，但没有见效。同时四肢皮肤出现红疹，尤其贴膏药的附近较为显著。连日来饮食减少，精神不佳。走路时，感到两下肢酸胀无力，需要人扶才能走。

　　检查：面色黄青，面容倦色，面颊部有豆粒大红色疹，口唇里糜烂伤疼，呼吸气促。脉象细数，体温 38℃左右，四肢有大小不等的红色斑疹。右肘曲池穴外有一红斑，右天井穴后有疖肿，两膝关节以下也有疖肿。而疖肿处，皮肤不红，摸之皮下有结块，大如杏核。左肘关节肿痛，不红，摸触则痛甚；右膝以上稍外侧，即阴市穴处肿痛，摸之皮下有疖肿；左足腕外侧有结节，疼痛。

　　从此病的症状看，得之于午睡发热，未及时穿裤失于防护，突然遭受风寒所致。因为盖被午睡则必身热，身热虽未出汗，则汗液已从毛细血管渗出。这时，汗液正贮留在皮肤之下，将要由皮肤毛孔排出之际，而突遭风寒的侵袭。这样，此病见皮肤斑疹及皮下结节，肿块，疼痛等症状。肘、膝活动关节也疼痛，且附近出现结节。在检查右肘处的红斑时，已经化脓，显然为气血不足及皮下湿结化热所致。

处理：以安神，活血，祛风湿及止痛等法取穴。内关（补）、合谷（泻）、列缺（补）、风池（泻）、太冲（泻）、阴陵泉（泻）、足三里穴（补）。以上均用双侧穴，每穴平揉、压放各50次。再取肺俞、心俞、膈俞、脾俞、肾俞穴，均用补法。每穴平揉、压放各50次。

复诊（28日）：点穴后，两下肢疼痛减轻。但结节仍痛，而皮肤红斑尚在继续发展。

处理：治以祛风、活血、止痛及补血等法取穴。补内关穴，泻合谷、列缺穴；补曲池穴，另加点打法。补隐白穴，泻太冲、阴陵泉穴；补足三里与血海穴，另加点打法。补膻中穴，补巨阙穴，泻中脘穴，补关元穴，补天枢穴，泻期门穴，补带脉穴，补肺俞、心俞、膈俞、脾俞等穴。肾俞穴用五行联用法。

三诊（30日）：患者曾经在西安某附属一院检查，尚未确诊。患者当时贫血，血沉快，尿中有红细胞。初步怀疑为：免疫力低下、结节性红斑。该院接诊医生认为，口内已经斑疹糜烂，眼内黏膜也将会出现斑疹，发展较快。而且，此种病症极为少见。所以在没有确诊之前，不宜予以药物治疗，否则会影响检查。

处理：按照第二诊配穴方法及手法，依次进行点穴。

结果：本病到2月4日，共点穴6次，低热退，结节及红斑也消退，尤其右肘处的化脓红斑，脓疱已结痂，肿胀消，红色退，皮肤（斑疹周围）已恢复为本色。患者在每次点穴之后，都觉精神状态改善，治疗效果明显。在开始治疗过程中，患者需要由人扶着上楼，经过10次点穴之后，就不需要人扶了。但每次就诊，均由人陪着。3个月之后，自己一人前来就诊。在治疗的1年之间里，由于精神上的刺激及劳累与不慎遭受风寒，因而低热、并出现少许红色丘疹，曾有过短时间的反复。

第三节　乳　痛

病因：本病多发生于女性，多由情绪不畅，气刺乳痛，或气血郁结

中国医用点穴学

所致。

症状：乳房局部有结块，持续疼痛，时轻时重，不敢触及或用手抚摸、接触，摸则痛更甚。

辨证施治：女性乳痛，除哺乳期诱发炎症者外，一般为气血郁结疼痛，皮下有结块，皮肤不变色，此为气滞痰结。点穴治疗以调经为基础，并结合理气活血。哺乳期乳痛为湿热相结，故而肿胀发热。治此病宜利湿解热。结块不红为气滞痰结。要利湿理气，以达化痰舒结。

配穴与手法

（1）取穴：大椎穴（泻）、内关穴（补）、合谷穴（泻）、列缺穴（补）、太溪穴（补）、内庭穴（泻）、三阴交穴（补）、阴陵泉穴（泻）、足三里穴（补）、期门穴（泻）、肺俞穴（补）、膈俞穴（补）、脾俞穴（补）、承山穴（泻），每穴平揉、压放各70次。

轻重标准度：应用中度。

快慢标准度：应用慢度。

平揉圆圈大小度：应用间歇性小度。

（2）取穴：内关穴（补）、合谷穴（泻）、列缺穴（补）、太溪穴（补）、三阴交穴（补）、阴陵泉穴（泻）、足三里穴（补）、膻中穴（补）、巨阙穴（补）、中脘穴（泻）、关元穴（补）、期门穴（泻）。乳根穴，用五行联用法。肺俞穴（补）、膈俞穴（补）、脾俞穴（补）、肾俞穴（补）。每穴平揉、压放各50~70次。

轻重标准度：应用中度。

快慢标准度：应用中度。

平揉圆圈大小度：应用间歇性小度。

以上两组配穴，均按排列次序进行点穴。

方义解释：

第一组配穴：应用于乳痛，湿热凝结者，即乳腺有化脓者。取合谷、三阴交穴，以调经。合谷配列缺穴及肺俞、期门等穴，则可舒肝解郁。取三阴交、太溪、内庭、阴陵泉、内关、大椎等穴，则有利湿解热之效。配以肺俞、膈俞、脾俞、承山穴，兼可活血，泻热，并引热下行，而从大便排出。本组配穴活血化结，利湿解热。结散，热除，其痛即去。

第二组配穴：应用于气滞痰结的乳痛。取内关、合谷、列缺穴，安神镇痛。太溪配三阴交及阴陵泉穴，利湿解热。膻中、中脘配足三里穴，则可化痰。泻期门穴，乳根穴用五行联用法，能舒解乳房之郁结。此外，巨阙、关元、肺俞、膈俞、脾俞、肾俞等穴，既有活气血之效，又可增强全组配穴的作用。

小结： 点穴治疗乳痛症，炎症乳痛点穴 3~5 次，可见好转，10 次左右可治愈。乳痛结块时间久者，止痛须点 5~10 次，治愈则须 30 次左右。开始治疗应每日点 1 次，10 次之后，可在 1 周之内点 3 次。在点穴时，要求患者消除思想顾虑，保持乐观情绪，并让其默念"乳痛已经好"5 个字。这样可使患者思想集中，有锻炼其意志和战胜疾病的精神作用。

验案例证：

（1）患者谢某，女，25 岁。西安市南关某文具店售货员。1979 年 12 月 12 日初诊。

主诉：左乳房痛已半年，经过某医院外科检查，诊断为乳腺增生。现左乳房痛，影响左臂也痛；早起恶心，头昏，例假期症状尤为显著。

检查：左乳头以上，摸之有结块，为扁平蛋圆形。为气血郁结（乳腺增生）。

处理：内关（补）、合谷（泻）、列缺（补）、复溜（补）、三阴交（补）、屋翳（泻）、天枢（泻）、期门（泻），肺俞、膈俞、肝俞、脾俞、肾俞穴，均用补法。每穴平揉、压放各 70 次。

复诊（12 日）：点穴后感到左臂疼减轻。

处理：前法。

三诊（14 日）：这两天，有些头疼、恶心。

处理：前法加泻风池穴，平揉、压放各 70 次。

四诊（17 日）：乳房结块缩小，左臂疼渐轻。

处理：前法。

五诊（19 日）：每天早晨有干恶心，乳房结块摸之缩小，较初诊时缩小 1/2。

处理：前法加背部循压法。

结果：经过点穴 10 次之后，停止治疗。半个月后了解时，自称"经外科复查，增生已消失。"

（2）患者李某，女，24 岁。住陕西省某艺术剧院。1986 年 2 月

25 日初诊。

主诉：乳痛，咽腔痛，低热，历时已经 4 个月之久。曾经用中西药物治疗，迄今未见效。也曾因乳腺增生而外敷中药及注射针剂多次，都未收到效果。

检查：体温早晚不同，一般在 37.5℃左右。面色白、微青。舌淡，苔薄白，咽腔红。脉象弦。乳房部有大小不等的结块，皮肤不红。

处理：取大椎（泻）、内关穴（补），以退低热。取合谷（泻）、列缺穴（补），并推切少商、商阳穴。从拇指本节外侧，向少商穴推 9 次，切少商穴 6 次，此为补泻兼施；从食指本节外侧，向商阳穴推 6 次，切商阳穴 6 次，以泻阳明经之热。再切关冲、液门穴。取隐白、三阴交、太溪、照海穴，均用补法。内庭（泻）、乳根穴用五行联用法。期门（泻）、膻中（补）、巨阙（补）、中脘（泻）、气海（补）、天枢（补）、肺俞（补）、膈俞（补）、肝俞（补）、脾俞（补）、肾俞穴（补）。每穴平揉、压放各 70 次。

结果：每日点穴 1 次，到 3 月 1 日，共点穴 5 次。在每次点穴时，让患者默念"烧退疼痛轻"5 个字。复诊时，体温已降为 35.8℃。患者兼有胃下垂，前穴另加胃俞与百会穴，均用补法。患者每月月经量多，加隐白穴（补）。行经期点穴，不用腹部穴位。在点穴 30 多次之后，乳痛止，乳房结块消失。但是还能摸到豆粒大的小块。咽腔痛减轻，遇到感冒有反复。由于工作忙，停止治疗。

第四节　口眼歪斜（颜面神经麻痹）

病因：脾经、胃经气虚，络脉空虚，在夜里熟睡中，邪风乘虚侵入。受邪部位多在一侧的脖颈处，因而风邪向同侧的颜面部传入，使面部呈现瘫痪。所以也称做面瘫。青年人易得此病，主要因为睡醒外出解手而受风。

症状：患者病侧面部表情减退，眼睑闭合不拢，流泪，口向健侧歪斜，鼓起嘴来病侧口角合不住，跑气，因而漱口时水从口角流出。人中歪向健侧，病侧鼻唇沟不显。张口、说话及发笑时，口与人中歪斜更为显著。有患者的病侧额部及面部有疼痛点。

辨证施治：口眼歪斜,歪左者,病在右; 歪右者,病在左。此病得之突然,古人称之为中风，俗叫歪嘴风。由于得之突然，因而病灶局部活动功能受到损害，丧失了外来刺激的反应。所以，在得病近期内治疗是不会收到满意效果的。应在病情稳定之后，再予治疗较为妥当。治疗原则为镇静祛风，舒通经络，并将远道与局部配穴相结合。必要时，还可结合全身配穴。

配穴与手法

（1）取穴：合谷穴（泻）、风池穴（泻）、太冲穴（泻）、足三里穴（补），每穴平揉、压放各100次。

轻重标准度：应用中度。

快慢标准度：应用缓而慢度。

平揉圆圈大小度：应用小度。

（2）取穴：地仓穴（补）、颊车穴（补）、下关穴（补）、迎香穴（泻）、四白穴（补）、阳白穴（补）、丝竹空穴（补）、瞳子髎穴（补）、攒竹穴（补）、头维穴（补）、头临泣穴（补），每穴平揉、压放各50~70次。

轻重标准度：应用轻度。

快慢标准度：应用中度。

平揉圆圈大小度：应用中度。

（3）取穴：内关穴（补）、合谷穴（泻）、列缺穴（补）、太冲穴（泻）、足三里穴（补）、中脘穴（泻）、气海穴（补）、天枢穴（补）、太阳穴（补）、风池穴（补）、百会穴（补）、迎香穴（补）、人中穴（补）、承浆穴（补）、肺俞穴（补）、心俞穴（补）、膈俞穴（补）、脾俞穴（补）、肾俞穴（补）。按排列先后次序点穴，每穴平揉、压放各50次。

轻重标准度：应用轻度。

快慢标准度：应用中度。

平揉圆圈大小度：应用中度。

方义解释：

第一组配穴：应用于面神经麻痹病的1周之内。

第二组配穴：应用于第一组点完1周之后，即第一、二组穴结合起来，进行点穴。

第三组配穴：应用于麻痹病时间久者，或应用于麻痹病治疗到最后阶段，即收效很缓慢的时期。

总之，三组配穴的共同特点为：以合谷、风池、太冲、足三里等穴为治疗歪嘴风的基础穴位。肝主风，肝经原穴之太冲。肝胆相表里，风池为表，属受风之穴位。合谷与足三里穴属手、足阳明经穴，两经循行及相交于面部。所以，以上数穴为治本病之主穴。局部穴位则根据症状而选配。而第三组配合着全身穴位，主要有调动人体内部功能，活气血、舒经络及驱邪扶正之作用，从而使口眼歪斜逐步恢复。

小结： 点穴对本病的治疗，开始应每日点穴1次，1周之后即可见效。以后可于1周内点穴3次，轻症10多次可治愈，重症则须治疗两三个月之久。如果已经用其他方法治疗多次未愈的，点穴也需治疗3个多月，或更多的时间才能治愈。

验案例证：

（1）患者曹某，男，11岁。于1986年10月7日初诊。

主诉（母代诉）：口眼歪斜已经2个月之久，开始得病就针灸治疗，治疗到现在也没有见好。

检查：左眼睁不大，闭眼后，左眼睑发胀；合住口时，人中偏向左歪，张口时，下口唇向右拉。按此，显然是由针刺多次所致。如果继续针刺就有可能出现面神经痉挛。前额部，左侧额纹不显，与右侧额纹对比，有明显区别。

处理：内关（补）、合谷（泻）、列缺（补）、三阴交（补）、足三里（补）、天枢（补）、中脘（泻）、气海（补），太阳、风池、百会、地仓、颊车、瞳子髎、阳白、迎香、人中、承浆、肺俞、心俞、膈俞、脾俞、肾俞穴，均用补法。以上各穴，除人中穴、承浆穴之外，都用双侧穴。每穴平揉、压放各70次。

复诊（11日）：点穴后，尚无变化。

处理：前法加左侧头维穴、头临泣穴。

三诊（12日）：点穴2次已见效，合口时，人中已正。张口时，下口唇右拉也见好。

处理：仍照复诊的治疗方法。

结果：每日点穴1次，连续点穴9次痊愈。

（2）患者翼某，女，50岁。住洛南县某机械厂。1987年10月23日初诊。

主诉：口眼歪斜已20天，10月2日下午，发现自己口眼歪斜，当即前往当地职工医院进行针灸治疗。连续每日1次，针灸15次。不但未曾见效，反而觉着心跳过缓，出现头昏，走不成路。经住院检查，为心肌供血不足。住院治疗后恢复正常。但是口眼仍歪斜。

检查：右眼睑闭合不全，口向左歪；张口时，下口唇向右下方拉。舌淡，苔薄白，脉象弦细。

处理：内关（补）、合谷（泻）、列缺（补）、风池（补）、太冲（泻）、太溪（补）、三阴交（补）、足三里（补）、百会（泻）、太阳（泻）、下关（补）、地仓（补）、颊车穴（补），以上皆用双侧穴。瞳子髎（补）、迎香（补）、头维（补）、头临泣穴（补），以上各穴为右侧穴。膻中（补）、巨阙（补）、中脘（泻）、关元穴（补）。肺俞、心俞、膈俞、脾俞、肾俞穴，皆取双侧穴位，均用补法。每穴平揉、压放各50次。

复诊（24日）：点穴后，感到见效，仍按前法。

三诊（25日）：右眼闭合好一些。

处理：前法。

四诊（26日）：口歪比之前见好。

处理：前法。

结果：每日点穴1次，连续点穴12次，基本上治疗痊愈。12月份接到患者的来信告知说"口已完全正常，只是感到右眼下的肌肉活动尚差。"

第五节 瘾疹（荨麻疹）

病因：由于胃肠功能消化差，或是皮肤过敏，也有受了风寒，或风热、风湿所引起。

症状：皮肤出现大小不等的风疙瘩，大如豆，小如疹，或成片，或成块。有疙瘩的部位就感到痒，用手搔之就越搔越痒；或是觉着皮肤发痒，搔后出现风疹疙瘩。丘疹色白为寒，鲜红为风热，微红为风湿，临证多见过敏性疙瘩，或风疙瘩。

辨证施治：瘾疹虽由风寒等引起，但总的症状出现在皮肤。而皮肤为表，肺主之，与肺相表里者为手阳明大肠经。所以，肠胃吸收功能差，则易出现本病。因而，治疗瘾疹，取手、足阳明经穴。在此基础上，风寒者，散风祛寒；风热者，散风解热；属于湿者，则利湿。

配穴与手法

（1）取穴：合谷穴（泻）、曲池穴（补）、血海穴（补）、足三里穴（补），每穴平揉、压放、点打各100次。或仅用点打一法，每穴可以点打150~200次。

轻重标准度：应用重度。

快慢标准度：应用快度。

平揉圆圈大小度：应用中度。

（2）取穴：合谷穴（泻）、曲池穴（补）、风池穴（泻）、血海穴（补）、足三里穴（补）、阳陵泉穴（泻）、膈俞穴（补），每穴平揉、压放各100次。

轻重标准度：应用轻度。

快慢标准度：应用快度而有间歇。

平揉圆圈大小度：应用大度。

（3）取穴：内关穴（补）、大渊穴（补）、合谷穴（泻）、曲池穴（补）、三阴交穴（补）、血海穴（补）、足三里穴（补）、膻中穴（补）、巨阙穴（补）、中脘穴（泻）、气海穴（补）、心俞穴（补）、膈俞穴（补）、肝俞穴（补）、脾俞穴（补）、肾俞穴（补），每穴平揉、压放各50~70次。曲池、血海、足三里穴，另加点打法50~70次。

轻重、快慢及揉圈大小标准度：均用中度。

方义解释：治疗皮肤病取手阳明大肠经之合谷、曲池穴。曲池穴为治疗皮肤之止痒特效穴。取足阳明胃经之足三里穴，并取脾经之血海穴。这些穴位，不仅可以医治皮肤疾病，也可调理胃肠功能。

第一组配穴：在应用上，如属胃肠功能不佳引起的荨麻疹，则可使用平揉、压放与点打3种手法。假如为过敏性，或受风寒引起的荨麻疹，仅用点打一法，就可取得效果。本组各穴：合谷穴，祛风寒；曲池穴，止痒，且为治疗皮肤病的引经之穴；足三里与血海穴，则可助曲池穴止下肢之痒。重、快手法进行点打，除增加皮肤的抗病功能之外，还可达到脱敏的作用。

第二组配穴：应用于风热之瘾疹，仍以第一组配穴为基础，另加风池与阳陵泉穴的配合，以祛皮肤之风。补膈俞穴活血，活血则可增强散风之作用。手法轻，以应皮肤。揉圈间歇，则解热，快可散风。穴位与手法相结合，以除风热。

第三组配穴：应用于瘾疹病情较久者，取内关、太渊、合谷、巨阙等穴，以安神。取曲池、血海穴止皮肤之痒。其余各穴具有补肾，补气血，调脾胃等作用。诸穴相互结合和相互促进以达治疗皮肤病之效果。

小结： 临证常见的瘾疹（荨麻疹）多数和过敏及受风所致有关。点穴对此治疗，1 次即可收效，数次可以治愈。时间较久者，则需点穴 10次左右而治愈。平时要注意防止受风，否则易于反复。此外，应坚持体育锻炼，增强人体抵抗力。这样可免此病的反复。

中国医用点穴学

验案例证：

（1）患者张某，男，41 岁。住西安市。1958 年 6 月 7 日初诊。

主诉：全身发痒，不时就想用手搔。经皮肤科诊断为潮湿性荨麻疹。

处理：点打合谷、曲池、足三里、血海、肝俞穴。

复诊（8 日）：经上次点穴后，症状已减退，瘙痒已大减。唯入夜仍觉发痒。

处理：继续点打合谷、阳溪、曲池、血海、足三里。

三诊（11 日）：皮肤已经不发痒了，能够安睡。

处理：为巩固疗效，仍照前法。

结果：此病虽重，但治疗 3 次即痊愈。

（2）患者苗某，女，26 岁。汽车修配厂工人。1977 年 9 月 6 日会诊。

主诉：患荨麻疹已经 7 年之久，这次犯病在住院治疗后有好转。荨麻疹经常发作，见风就犯。这两天风疙瘩显著，发痒，服西药见效不大。以往犯病，经省医院给服中药汤剂，见效不大。现在头沉痛，身上皮肤痒，不想吃，肚子疼，全身无力。

检查：舌苔薄白，脉弦。大便隐血。

处理：按瘾疹及脾胃虚弱进行治疗，取穴太渊（补）、曲池（补）、合谷（泻）、隐白（补）、三阴交（补）、血海（补）、足三里（补）、膻中（补）、巨阙（补）、中脘（泻）、气海（补），心俞、膈俞、肝俞、脾俞、肾俞穴，皆用补法。每穴平揉、压放各 70 次。曲池、血海穴，另加点打法 70 次。

复诊（7 日）：点穴后，肚子疼好多了，其他无变化。

处理：同前。

三诊（8 日）：昨日点穴后很好，下午住院部给予中药汤剂，入夜肚子又疼，荨麻疹出得更多了。

处理：同前。

四诊（10 日）：星期六点穴后，感到症状减轻。昨日服中药后，入夜肚子又疼，今早荨麻疹出得还是多。

处理：同前。

五诊（11 日）：肚子疼好些，荨麻疹也出得少了。

六诊（12 日）：症状逐渐减轻。

处理：按原来的配穴及手法，背部更换为以下穴位：肺俞、膈俞、肝俞、脾俞、肾俞穴，均用补法。

七诊（13 日）：荨麻疹出得很少，患者感到过去从来没有过的现象。

处理：同前。

结果：到 9 月 18 日共点穴 9 次，荨麻疹不出了，停止点穴。到 12 月调查时，病已痊愈。

（3）患者陈某，男，13 岁。住西安市某干部学校。1984 年 6 月 24 日初诊。

主诉：全身出风疙瘩已 4 天，经某医院内科、儿科及皮肤科诊断为荨麻疹。内服及外敷等药物治疗，3 日来没有见效。现在感到皮肤痒甚，常欲用手去搔。食欲不佳，情绪不好，睡眠不安。

检查：前额及两耳后风疙瘩多，背部及四肢都有。

处理：合谷（泻）、曲池（补）、风池（泻）、血海（补）、足三里（补）、阳陵泉（泻）、膈俞穴（补），每穴平揉、压放各 100 次。轻重标准度：应用轻度。快慢标准度：应用快度。平揉圆圈大小度：揉圈应有间歇。

当时点穴之后，患者感觉皮肤发痒已减轻很多，但两胯部还有轻微发痒。考虑患者以往也曾患过此病，这次为急性发作，当即相约下午 6 时再来点 1 次穴。患者按时前来点穴时，风疙瘩已消退很多。

复诊（25 日）：昨日点穴 2 次，一切感觉良好。入夜，下肢受了一点风吹，又有一点痒。但上身感到很好。

处理：前法。

结果：点穴 5 次而痊愈。

第六节　皮肤瘙痒

病因：本病由于脾虚不能胜湿，或坐卧多在潮湿之处，加以遭受风寒，则风湿滞于肌腠。久之，不得排泄而发生皮肤瘙痒。

症状：皮肤作痒，痒甚手搔，搔之更痒，随着在痒处出现小疙瘩。搔则渗出少许液体，或结为脓痂。

辨证施治：皮肤作痒为风，皮肤小疙瘩渗出液为湿，结为脓痂为血热。治此之法，应加强卫气的功能。加强卫气则应取之于肺，按肺之表为手阳明大肠经。在取手阳明的基础上，并结合调理脾胃。

配穴与手法

取穴：内关穴（补）、合谷穴（泻）、曲池穴（补）、阴陵泉穴（泻）、血海穴（补）、足三里穴（补）、天枢穴（补）、中脘穴（泻）、关元穴（补）、肺俞穴（补）、膈俞穴（补）、脾俞穴（补）、肾俞穴（补），每穴平揉、压放各 70~100 次。

手法、轻重快慢标准及平揉圆圈度：均以中等标准。

痒甚者，对合谷、曲池、血海、足三里穴，在压放手法之后，另加点打法。结有脓痂者，另加太溪穴（补）、内庭穴（泻）。

方义解释：内关、合谷、关元等穴，起安神及脱敏作用。内庭、太溪与膈俞穴配合，可解血热。取阴陵泉、足三里、中脘、脾俞等穴，则可健脾胃以利湿。补肺俞穴，泻合谷穴，则加强卫气之功能。补肾俞与太溪穴，能增强先天之气化。从而，也有助于卫气之增强。

小结：点穴治疗皮肤疙瘩症，效果很好。点穴 1 次就可见效。一般 3~5 次可以治愈。对于痒症的预防，平时应注意卫生，宜勤洗衣，勤洗澡，也要注意肠胃的消化功能。此外，遇到气候的冷热变化，要适当地加减衣服，保护人体的正常温度，以防风湿侵袭。

验案例证：

患者张某，女，4岁。住某宾馆家属院。1984年10月5日初诊。

主诉（母代诉）：身上常起瘙痒疙瘩，时轻时重，服药多次未愈。平时消化尚可，近日来则差。

检查：鼻部起一火疙瘩，面部有米粒小红疹，身上的瘙痒疙瘩搔破后结为脓痂。

处理：内关（补）、合谷（泻）、曲池（补）、阴陵泉（泻）、内庭（泻）、太溪（补）、足三里（补）、中脘（泻）、关元（补）、天枢（补）、肺俞（补）、膈俞（补）、脾俞（补）、肾俞穴（补），每穴平揉、压放各70次。

结果：第1次点穴后，即见大效，3次而痊愈。

第七节　肩关节痛（肩周炎）

病因：本病多发生于50岁左右的人，所以有称五十肩者。主要由于操劳，肩关节部活动过多（此部位为活动关节，举重或持物时，肩关节负荷较多），或操劳不慎扭伤肩关节组织，没有及时治愈，久之反复，兼受风寒，而发展为肩关节周围痛。

症状：有肩关节前痛，有肩关节后痛。久之，肩关节周围都痛，甚至牵掣着肘臂皆疼。肩痛一侧者较多，多数为右侧肩关节痛（因为一般习惯于右手臂操作），左肩痛的比较少，也有两肩均痛的。肩痛，甚至手臂活动受限，手不得向前上举，或不能向后伸。因而穿衣系裤带均感困难。所以，此病也叫肩凝症。肩关节周围有压痛，实即肩关节周围发炎，简称肩周炎。

辨证施治：肩关节为活动关节，而50岁者气血将逐渐衰退，操劳过多，则易损伤筋骨。操劳多，则发热；发热，汗泄则喜凉；喜凉，则风寒乘机侵入。肩关节疼痛的部位是：手太阴肺经、手阳明大肠经、手太阳小肠经循行的范围之内。在这三经取穴，施以相应的手法。如属合并风湿者，加四关穴。体弱或久病，难以收效者，则应结合全身性配穴。手臂活动困难者，助以切摇、摇运、循按等各种相适应的手法。

配穴与手法

（1）关节周围穴：云门、肩髃、臑俞穴。每一穴都用五行联用法。

（2）治疗风湿痹痛的四关穴：两合谷穴，两太冲穴，皆用泻法。每穴平揉、压放各100次。轻重、快慢及揉圈大小度：均以中度为准。

（3）结合全身性配穴：内关穴（补）、合谷穴（泻）、太冲穴（泻）、三阴交穴（补）、足三里穴（补）、膻中穴（补）、巨阙穴（补）、中脘穴（泻）、气海穴（补）、肺俞穴（补）、心俞穴（补）、膈俞穴（补）、脾俞穴（补）、肾俞穴（补），每穴平揉、压放各100次。轻重、快慢及揉圈大小度：均以中度为准。

（4）循按部位及手法：用拇指或中指，切、压或按肩胛骨缘的周围，以及肩关节的周围，往返做三四次。

（5）摇运手臂：一手拿患者肘关节处，或压住肩关节的痛点部位（如患者怕触及疼痛部位，则拿肘关节处）；另一手拇指切住患者的少商穴，或是商阳穴。继之，辅助患者向前上举三四次。然后，换压肩后边压痛部位，一手切住少泽穴；另一手辅助患者的手，向后背探伸三四次。

（6）切摇肩关节痛的三个经脉：手太阴肺经的少商与经渠穴；手阳明大肠经的商阳与三间穴；手太阳小肠经的少泽与后溪穴，各穴切摇100次。

方义解释：肩关节痛，久则手臂活动受限，手向前、向上活动，而肩关节亦随之活动，活动范围多为手太阴经与手阳明经。故取该两经循行范围的压痛部位的云门穴及肩髃穴。而肩关节后边疼，手向后伸困难，多属手太阳经。故取该肩后压痛的臑俞穴。以上穴位用五行联用法，以平衡其相互制约关系。病久反复，必兼风湿，故取合谷与太冲穴，以泻其风湿。久治不愈，则营卫气血循行受到阻滞，则取全身配穴，以活气血。活动受限是因肩关节部位气血凝滞，助以摇运、切摇、循按等手法，则可通经络，消肿痛。以上各法，须酌情配合应用。

小结：点穴治疗肩关节痛，新病点穴1次就可见效，5~7次可治愈。如属病久者，1周内点穴3次，即可见效，20次左右可治愈。对肩关节痛手臂活动受限者，除点穴之外，还可让患者每日做上肢上举活动，及向后伸臂活动。但不宜活动过度，应逐步酌情增加其上举及后伸的活动量。这样有助于治疗的效果。

验案例证：

（1）患者吴某，女，53岁。住西安市南关西后地。1977年6月23日初诊。

主诉：右肩关节痛已经9个月，经西安市某医院诊断为肩周炎。在医院电疗1个疗程，没有见效。又针灸数十次，也打过水针等，都没有见效。现在肩臂仍痛，影响睡眠，肩关节活动受到限制。

处理：取云门穴外压痛点，按手太阴肺经行五行联用法。取臑俞穴行五行联用法。

结果：每周点穴3次。点穴14次后，收效显著。点穴第17次之后，疼痛减轻很多，肩臂活动也好多了。到9月1日即痊愈。

（2）患者张某，男，57岁。西安某院教师。1978年11月28日初诊。

主诉：左肩关节痛已经半年，4个月来加重。经西安某附属一院诊断为肩周炎。曾经针灸、电疗、激光等，各种治疗二十四五次之多，见效不显。

检查：左肩关节前压痛重，肩髃穴压痛也重，臑俞穴也压痛。

处理：取云门穴、肩髃穴、臑俞穴，均做五行联用法。并在手阳明大肠经（手腕至肩关节），给予循按手法。

结果：到第3次点穴后，疼痛减轻。每次都按第1次的方法点穴，到1979年1月8日，共点穴15次而痊愈。

第八节　胸背痛

病因：一般为风寒引起，也有肺部有病引起胸背痛的，也有胃病引起胸部或背部疼痛的，也有撞碰引起疼痛的。

症状：风寒胸背疼痛，多与气候变化有关。属于肺病引起的胸背疼，咳嗽、呼吸时都会感到疼痛。如系胃病引起的胸背疼，则随着胃病的加重与减轻而变化。撞碰引起的胸背疼，则疼痛为持续性。

辨证施治：胸背部范围的经脉循行有：手厥阴心包经、手太阴肺经、足太阴脾经与足阳明胃经、足少阴肾经、足太阳膀胱经。根据病痛的不同部位，沿着经脉将远道取穴与局部取穴相结合。上述相互结合取穴，广泛应用于各种胸背疼痛，有标本兼治的作用。先泻其邪，后补其正。

配穴与手法

取穴：内关穴（补）、曲泽穴（泻）、太渊穴（补）、偏历穴（泻）、足三里穴（补）、中脘穴（泻）、气海穴（补）、天枢穴（补）、风门穴（泻）、肺俞穴（补）、委中穴（泻）、承山穴（泻），每穴平揉、压放各 70~100 次。

轻重标准度：应用中度。

快慢标准度：应用中度。

平揉圆圈大小度：应用中度。

方义解释：除风门与肺俞穴为治背疼局部取穴外，其余各穴则为远道取穴。取太渊与偏历穴，为治肺病所引起的胸背疼。取足三里与天枢、中脘穴等，则治胃病所致之胸背疼。内关与曲泽及足三里穴之配合，则对胸疼有通经活血之效。委中配承山穴，则可医治背部疼痛。如为风寒胸背痛者，另外加泻合谷与风池穴。

小结：点穴治疗本病，每日点穴 1 次。或于 1 周内点穴 3 次。一般点穴 2~4 次可见轻，10 次左右可治愈。

验案例证：

患者郭某，男，28 岁。住西安市某公司二工地。1960 年 2 月 27 日初诊。

主诉：在工作中，背部被碰撞了一下，以后就引起胸腔疼，咳嗽、吸气都觉着疼。经过电针治疗 2 次，没有见效。曾服"跌打酒"及"小金丹"等药，也未见效。

处理：泻曲泽、内关穴，每穴平揉、压放各 100 次。疼的局部，用轻手法平揉 100 次。继用两拇指，往返分推及摩擦。再循按心包经，往返八九次。

结果：治疗 1 次就见轻，2 次就基本不疼了。

中国医用点穴学

308

第九节　胁肋痛（肋间神经痛）

病因：由于拧身活动未曾注意而引起胁肋之间疼痛，或是受风着凉而疼痛，或是生气所致而疼痛。

症状：胁疼肋疼，有时轻，有时重。有时疼，有时止。

辨证施治：胁肋痛，即肋间神经痛。这种疼痛多与情绪及身体转侧活动有关。对此治疗，应用安神活血与疏解肝郁等手法。

配穴与手法

取穴：内关穴（补）、合谷穴（泻）、列缺穴（补）、太溪穴（补）、三阴交穴（补）、足三里穴（补）、中脘穴（泻）、关元穴（补）、期门穴（泻）、肺俞穴（补）、膈俞穴（补）、肝俞穴（补）、肾俞穴（补），每穴平揉、压放各50~100次。

轻重、快慢及揉圈大小度：应用中等度。

方义解释：内关、合谷、列缺、关元穴以安神，并泻期门穴，疏解肝郁。此外，各穴的配合有疏经络，活气血，调理胃肠的功能，以达到抑制胁肋疼痛的作用。

小结：点穴对本病的治疗，每日点穴1次。或1周内点穴3次。一般两三次可见效，10多次可治愈。胁肋痛不管什么原因引起，都应注意侧身活动，保持性情舒畅。否则易于反复。

验案例证：

患者王某，男，25岁。住西安市中国人民解放军某学院。1984年5月6日初诊。

主诉：右胁胀疼已3年，先后住青岛市某医院、西安某医院。经过检查，没有得出确实诊断。在某医院按阑尾炎做过手术。但是，右胁肋仍胀疼。医院检查结果诊断为心律不齐。

检查：面色青黄、微黑。脉弦，寸脉沉。

处理：补心肾，解肝郁。予以配穴：取内关（补）、合谷（泻）、列缺（补）、太溪（补）、三阴交（补）、足三里（补）、期门（泻）、章门（补）、天枢（补）、膻中（补）、中脘（泻）、巨阙（补）、气海（补）、肺俞（补）、膈俞（补）、肝俞（补）、脾俞（补）、肾俞穴（补）。以上各穴，每穴平揉、压放各70次。

复诊（8日）：点穴后，2日来右侧中腹部感觉轻松些，右胁肋仍觉持续性疼胀。

处理：前法。

三诊（10日）：右胁肋疼胀减轻，经常觉着右侧胁腹有如贴着一块东西似地难受。

处理：前法加太冲（泻）、光明（补）、丘墟（泻）、蠡沟穴（补），每穴平揉、压放各70次。

结果：5月22日就不疼了。到24日，共点穴9次，基本痊愈。

第十节　臂　痛

病因：本病多由脱衣受凉，或夜晚睡中臂露被外，以致风湿侵袭，引起臂痛。

症状：有一侧臂痛的，有两臂均痛的，时痛时止，时轻时重。白天疼轻，夜里痛重，阴雨天气则痛甚。

辨证施治：由于臂痛，多属风湿。所以常发生在手阳明大肠经，也有邪入手太阳小肠经的。臂疼范围在小指侧，有的波及胛背部。对臂痛的治疗，根据其臂痛部位所属经脉范围而取穴。

> **配穴与手法**
>
> （1）合谷、列缺、曲池、肩髃、肩井穴。
> （2）后溪、腕骨、通里、臑俞、肩外俞穴，每穴平揉、压放各100~150次。新病开始治疗，用泻法。久病，先泻后补。遇冷痛重者，可另加点打法。一般应有合谷穴（泻）、太冲穴（泻），以除风湿。此外，还可辅助经络循按法。
>
> 轻重、快慢及揉圈大小度：均用中等度，或酌情用重手法。

方义解释：

第一组配穴：针对病痛，在手阳明大肠经取合谷与列缺穴，疏通经络的阴阳表里。配肩髃与曲池穴，则治本经的肩臂疼痛。配肩井穴则引气血循足经下行。

第二组配穴：针对病痛，在手太阳小肠经取腕骨与通里穴，为表里原络配穴，可通经络。配后溪、臑俞及肩外俞穴，可治肩臂后侧及胛背等处疼痛。

上述两组配穴结合起来应用，不仅可以治手阳明大肠经与手太阳小肠经循行范围的臂痛，也可治手臂外侧即手少阳三焦经循行范围的疼痛。因肩井穴为手、足少阳和足阳明经之交会穴，所以能医治肩臂疼痛。主要可引气血下行，有活血止痛之效。

小结：点穴治疗本病，每日点穴 1 次。1 次可见轻，数次可治愈。平时应注意保护身体，防受风寒。否则，易于反复。

验案例证：

（1）患者宋某，男，33 岁。

主诉：最近数日，右臂疼痛，不能上举。自觉受了风寒引起，以往两臂疼痛曾有数年，经检查为风湿痛。

处理：患者为伤寒后正气虚损，因而臂痛，举臂无力。取合谷、曲池、肩髃、肩井等穴，每穴平揉、压放、点打各 100 次，都用补法。

结果：点穴完毕，疼痛大减，举臂自如。连治 2 次而痊愈。

（2）患者王某，女，39 岁。住西安某学院。1978 年 11 月 4 日初诊。

主诉：右臂内侧痛已半年，脱衣不便。阴雨天加重，上举、外展受限。

检查：肘臂内侧痛，即手太阴肺经循行范围的肘内痛，云门穴处压痛。此为手太阴肺经循行范围。诊断为肩关节局部肌腱炎。

处理：取云门穴，用五行联用法。

复诊（6 日）：点穴后，未见效。

处理：仍用前法。

三诊（8 日）：仍然疼痛，睡眠不好。

处理：取云门穴、肩髃穴，均用五行联用法。另取印堂（补）、关元穴（补），以安神。每穴平揉、压放各 100 次。

四诊（10 日）：疼痛减轻。

处理：仍用前法。

五诊（20 日）：本来已经痛轻，但这几日疼痛又加重。

处理：仍用前法，并循按手太阴肺经与手阳明大肠经循行的肩臂范围；切摇少商与经渠穴、商阳与三间穴，各 100 次。

结果：断断续续地治疗到 1979 年 1 月 16 日，总计点穴 23 次而痊愈。

第十一节　手臂麻痹（桡神经麻痹）

病因：一般由于劳动时，使桡关节屈曲的时间较长，局部组织疲劳，加以受凉，或是用冷水洗后所致。

症状：开始，拇、食二指及腕桡关节部有疼痛感觉，逐渐麻木，因麻木失去活动能力。

辨证施治：病发于拇、食二指及腕桡关节部位，其范围为手太阴肺经及手阳明大肠经，即两条经脉循行的路线。除在上述经脉取穴外，还可在手腕部的手厥阴心包络经与手少阳三焦经循行的范围内取穴，并适当地助以循按手法。

配穴与手法

取穴：合谷、列缺、阳溪、大陵、外关、阳池、内关穴，各穴均宜用补法。每穴平揉、压放、点打各 50~100 次。并在以上穴位的经络循行范围，往返循按、捏、揉、点打等 5~10 次左右。

轻重、快慢及揉圈大小度：均用中等度。

方义解释：选取的合谷与列缺穴为手阳明大肠经之原穴，手太阴肺经之络穴，即表里交会配穴，以舒经络。取阳溪穴者，则属麻痹病灶的穴。取大陵与外关穴，阳池与内关穴，这些穴位均属原络交会配穴，可舒通手厥阴心包络经与手少阳三焦经之气血。在各经络部位，助以循按法，以增强活血之作用。

小结：本病点穴，每日点 1 次。3~4 次可见效，10 多次可治愈。在治疗中，应注意防寒防凉，不要用冷水洗浴。即使痊愈之后，也应注意保护自己的身体。

验案例证：

患者王某，男，20 岁。住陕西省某展馆内。1960 年 8 月 31 日初诊。

主诉：左手外侧，因劳动后受了湿气，并且头枕着手腕睡觉，压的时间长而发麻木。此后，就逐渐形成麻痹。手腕内垂，不能伸直，指掌向内，腕关节部成 90 度的角度。曾经在某医院针灸数次，未见效果。

处理：取合谷、列缺、阳池、内关、大陵、外关等穴，每穴平揉、压放、点打各 100 次。辅助以经络循按。

结果：治疗 2 次即见轻，15 次而痊愈。

第十二节　腰　痛

一、风湿腰痛

病因：或是汗出如淋雨，或是住处潮湿，也有弯腰劳动后曾坐卧在潮湿的地方。总之，为风湿所致。

症状：腰部沉痛或沉困，或酸痛，或抽疼。时而疼轻，时而痛重，阴雨时疼痛尤为显著。痛甚卧床后不得仰卧，翻转身子很感困难。

辨证施治：风湿腰痛者，大致包括风、寒、湿。风痛，则游走；湿痛，则重着；寒痛，则痛剧。腰部为人体活动的主要部位，上肢活动或下肢活动都有赖于腰脊的支持。故活动多，则发热，发热则蒸发汗液于体外。在这种情况下，则易遭受风寒。风寒侵入，则与汗液相互结滞于肌肉与腰脊之间，成为风湿痹痛。对此治疗，宜开四关。腰部为足太阳膀胱经的循行范围，并结合循经取穴。新病，可配合理气；久病，则配合补气活血。

配穴与手法

（1）取穴：合谷穴（泻）、列缺穴（补）、内关穴（补）、风池穴（泻）、太冲穴（泻）、足三里穴（补）、阴陵泉穴（泻）、委中穴（补）、肾俞穴（补），每穴平揉、压放各 100 次。

轻重标准度：应用重度。

快慢标准度：应用快度。

平揉圆圈大小度：应用中等度。

（2）取穴：太渊穴（补）、合谷穴（泻）、太冲穴（泻）、阴陵泉穴（泻）、足三里穴（补）、膻中穴（补）、气海穴（补）、膈俞穴（补）、肾俞穴（补）、委中穴（补），每穴平揉、压放各70~100次。

轻重标准度：应用中等度。

快慢标准度：应用快度。

平揉圆圈大小度：应用中等度。

方义解释：

第一组配穴：应用于新感风湿腰痛，合谷配太冲穴，治疗风湿痹痛。治疗腰痛之主穴，即肾俞与委中穴。取阴陵泉与足三里穴，则有利湿作用。泻风池穴，则驱风寒。上述配穴可散风寒、除风湿、疏经络、活血脉。

第二组配穴：应用于风湿腰痛的久病气虚者。以肾俞配委中穴为治腰痛的主穴。并取太渊、膻中、气海穴，以补气。取膈俞穴，以活血。取合谷、太冲、阴陵泉与足三里等穴，以除风湿。

小结：点穴治疗风湿腰痛，如是新病，每日点穴1次。1~2次可见轻，5~6次可治愈。久病，1周内点穴3次。3~4次可见效，10次左右可好转，15次以上可治愈。

腰痛治愈之后，要注意保护，防止受凉。不宜过度地腰部活动及出猛力，应坚持体育锻炼，最好每日早晨打打太极拳。或用两手掌擦肾俞穴100次，擦涌泉穴100次，可增强腰肾之功能，有预防腰痛之作用。

验案例证：

（1）患者石某，男，73岁。住西安市胡家庙。1962年3月27日初诊。

主诉：腰痛1个多月，疼痛难忍，每日需服止痛片，否则痛得不能起床，不能翻身，更不能仰卧，坐起也比较困难，两大腿也痛。

处理：患者年老，气虚，受寒。取足三里、委中、肾俞、志室等穴。每穴平揉、压放各200次，均用补法。当时治疗后，觉得腰部轻快得多。但起身仍困难，两大腿上端还痛。

复诊（29日）：腰痛已大减，两腿上端还疼，但已能仰卧了。

处理：取风市、阴市、足三里、肾俞、志室等穴，均用补法。每穴平揉、压放、点打各 100 次。

三诊（31 日）：各症状均减轻，起坐可以随意。

处理：照前法。

结果：点穴 3 次后疼痛大减。因患者年老路远，停止治疗。

（2）患者党某，女，46 岁。住西安市报恩寺街。1978 年 11 月 6 日初诊。

主诉：腰痛 3 天，不能弯腰，呼吸或咳嗽时，腰痛更甚。

检查：腰骶等处压时（－）。脉象弦紧。

处理：按风湿腰痛点穴，取大肠俞穴，捏提 100 次。膀胱俞穴用五行联用法。

复诊（7 日）：腰痛已减轻，坐下、弯腰均好些。但吸气时还有点疼。

处理：前法加腰眼穴，用五种手法。

结果：点穴 2 次而痊愈。

二、扭伤腰痛

病因：负荷重物不慎或不得力而扭伤。也有因手持物或持重而扭伤的。总之，多数因疲劳或劳动之后，腰间受凉，血脉循行受到一时性的局部障碍。因而，往往在以手探取物品中，突然引起腰痛。所以，扭伤腰痛者大都发生于腰的一侧部位。

症状：扭伤腰痛，一般都很剧烈。因而，卧床不得翻身、转侧，也不得平睡、仰卧。起来或是坐下必须靠他人扶持。走路举步时，由人扶助也感到困难。不敢咳嗽，咳则疼痛加剧。轻扭伤时，坐下、起立也感到较为疼痛，走路侧弯着腰呈倾斜状。

辨证施治：扭伤腰痛属于急性扭伤。因而，多致气滞或气血郁滞。对上述的治法，则应先予通气。因为"痛则不通，通则不痛"，所以通气可使疼痛缓解。通气之法：通督脉，开四末。分推结滞，循推经络。并应循经取穴，用五行联用法，以五行输元气。还可结合平揉、压放等手法。

配穴与手法

（1）取穴：人中穴，通督脉之气。切摇少泽与后溪穴、至阴与束骨穴，以开四末。循推足太阳膀胱经的下肢部。疼痛局部，做上、下分推。疼痛局部轻摩。委中穴（补），平揉、压放各100次。

轻重、快慢及揉圈大小度：均用中度。

（2）取穴：内关穴（补）、太渊穴（补）、复溜穴（补）、章门穴（补）、膻中穴（补）、气海穴（补）、肾俞穴（补）（或用五行联用法），每穴平揉、压放各70~100次。

轻重标准度：应用重度。

快慢标准度：应用慢度。

平揉圆圈大小度：应用中度。

方义解释：

第一组配穴：人中穴，为督脉穴，最为敏感，故有通气之效。切此穴，或做平揉、压放手法，易使患者眼泪流出，出则气通。督脉气通，则诸阳脉之气皆通。开四末者，以手太阳小肠经起于手小指；足太阳膀胱经止于足小趾。故以两手小指与两足小趾为末。在四末部，用切摇法可开通手、足太阳经之气化。也就是促进腰背的气血畅通，有以通止痛之效。分推结滞有分散气滞血凝的作用。循推经络，即疏通经络，以达活血通络的效果。继之，轻摩手法可促使肿胀消散。这一配穴手法，适用于急性腰扭伤。

第二组配穴：应用于体弱者的腰扭伤，取内关穴，强心安神。取太渊、膻中、气海穴，以补气。补复溜穴，即补肾阴。补章门穴，则调理肝脾。因为本穴为足厥阴肝经穴，且为足太阴脾之募穴，所以能调理肝脾。肾俞穴用五行联用法，则起调五腧穴之气化，也就是起到相生相克和相互制约的平衡作用。

小结： 气滞腰扭伤者，或气血郁结性腰扭伤者，点穴1次就可减轻疼痛。气滞者，1~3次可治愈。气血郁结者治5~7次之后，始能治愈。腰扭伤治愈之后，活动如不注意，容易反复扭伤。平时应加强腰部锻炼，久之有预防腰扭伤的作用。即便不慎扭了腰，其疼痛情况也会轻些。

验案例证：

（1）患者肖某，男，47 岁。西安市某剧团干部。1977 年 8 月 3 日初诊。

主诉：扭伤腰痛数日。开始因用手取躺椅时，突然感到腰间裂痛难忍，不自主地趴倒在地，经过二三十分钟后，自己慢慢地爬起来，因腰痛而活动困难。

处理：人中穴，平揉、压放各 100 次。委中穴（双），用五行联用法。深压放配通谷穴，振颤配束骨穴，点打配至阴穴，摩推配昆仑穴，左右揉配委中穴（取京骨穴代替）。至阴、束骨穴，切摇 100 次（切住摇，并兼以抖）。

在患者点穴前，上床费劲。点穴后，下床自如，疼痛消失。当时，让患者做蹲下和站起活动，很自然，欣然而去。

复诊（5 日）：自称腰已不疼了，仅感臀部有些沉。

处理：取膀胱经秩边穴（双侧），用五行联用法。

三诊（6 日）：臀部沉重减轻。

处理：取肾俞穴，用五行联用法。

四诊（8 日）：仅感坐着时，腰有点困。

处理：补太渊与复溜穴，每穴平揉、压放各 100 次。肾俞穴，用五行联用法。

结果：治疗 4 次而痊愈。

（2）患者胡某，女，26 岁。西安市某研究所干部。1979 年 11 月 30 日初诊。

主诉：扭伤腰痛已 2 天，以往也闹过腰扭伤。现在腰痛坐不下，坐下站不起来。所以，坐下或站起，都要别人扶持。

检查：现怀孕 3 个月，腰三、四椎压痛，左侧腰眼穴处压痛。

处理：治此腰扭伤，并要注意保胎。故取以下诸穴：内关、太渊、复溜、章门、膻中、百会、肾俞穴，每穴平揉、压放各 100 次。使用轻、慢手法，皆用补法。取左腰眼穴，顺时针，平揉 100 次；逆时针，平揉 100 次。仍用轻、慢手法。

复诊（12 月 5 日）：当上次点穴回家后，腰痛就轻了许多，手也可以提东西了。现弯腰久，或是坐久了，腰间还感觉有点疼。

处理：仍用前法。

结果：点穴治疗 2 次而痊愈。

第十三节 腰腿痛

一、腰腿痛（腰椎间盘突出症）

病因：多数是由于腰椎间盘突出部分的肌腱松弛，在劳动中侧身，或是弯腰，用力不妥当，使腰椎间盘突出，未能恢复原位置。因而，突出的局部充血、肿胀，影响着足太阳膀胱经脉的气血循行。从而，引起腰痛与腿痛。

症状：本病开始在突出的一侧腰痛、腰骶痛，逐渐大腿及小腿的外后侧部均有疼痛，坐卧也痛，活动时更痛。有明显的压痛点，如跗阳穴附近（即昆仑以上约三寸部位），委阳穴下约一寸之处，环跳穴的里边些。

辨证施治：腰椎间盘突出之后，压迫足太阳膀胱经脉的循行路线，阻碍气血循行。由于足太阳膀胱经脉循行到腰骶部，则与足少阳胆经之环跳穴交会。因而也影响着足少阳胆经脉的血气循行。所以下肢外侧也有疼痛的症状。因此，点穴着重取足太阳膀胱经与足少阳胆经的穴位。

配穴与手法

（1）取穴：取肝俞、脾俞、白环俞、委中、昆仑、环跳、阳陵泉穴，每穴平揉、压放各100次。新病，病灶以上的穴位，用泻法；病灶以下的穴位，用补法。久病，各穴均用补法。

轻重标准度：应用重度。

快慢标准度：应用中度。

平揉圆圈大小度：应用中等度。

（2）取穴：3个压痛点，每处平揉（分左、右揉各半）、压放各100次。

轻重、快慢及揉圈大小度：均用中等度。

（3）腰椎间盘牵引法（见手法部分）。

方义解释：第一组与第二组配穴，相继按次序点穴。由于按经脉用重、慢手法点穴之后，能松弛经脉的循行路线，缓解疼痛的紧张状态。继而使用牵引法的各种手法，不仅使进行此项手法容易，而且在效果上也比较显著。这实际是：先点穴疏经络，活气血；继之牵引而复位。

中国医用点穴学

318

小结：点穴治疗本病，如突出部位肿胀不太厉害时，治疗 3 次可减轻症状；点穴 5~7 次可以治疗痊愈。如突出部位肿胀及疼痛较重时，应先消肿止痛，待肿痛减轻之后再用牵引法。只要坚持治疗，10 次以上可以治愈的。一般 1 周点穴 3 次，如应用牵引法时，则 1 周点穴 2 次。本病治愈之后，对身体应注意保护，不要受凉，不要过多地使腰部劳累。平时应坚持缓慢的体育锻炼，如能打太极拳更好。

验案例证：

（1）患者方某，男，成年。1960 年 9 月 26 日初诊。

主诉：右侧腰腿疼，已经三四个月之久。经某医院给服中西药物、注射、针灸、电疗等治疗，都未见效。

症状：右侧腰痛得厉害，扶杖能勉强走几步，蹲下不能站起来，坐的时候姿势歪斜，睡在床上不能翻身。入夜，疼痛更重，影响睡眠。因此，每夜要服止痛药、打止痛针。内科检查后诊断为腰椎间盘突出症。

处理：补昆仑、委阳、白环俞穴，均为右侧穴，为腰以下压痛穴，用补法。每穴平揉、压放各 100 次。泻肝俞穴，为腰痛以上的穴，平揉、压放各 100 次。用两手拇指循按承扶穴以下的太阳经脉，在腰痛局部的上下部分，按住分绷（见手法部分：腰椎间盘牵引法）100 次，并摩擦腰痛的局部。继之，以左右拇指往两侧分推，在疼痛处的上下部分猛捏住上提数次作响。接着，仍用前法循按，按住分绷 100 次。然后，做牵引法（见手法部分：牵引法）。

复诊（27 日）：疼痛大减，夜间也未服止痛药，走路不扶拐杖，走得很自然。

处理：前法。

三诊（28 日）：疼痛已止，精神健旺，仅觉右外踝微疼，腿微发困。

处理：前法。

结果：患者于本日上午上街理发、洗澡、看电影，一切已如无病之人，29 日出院。本病经点穴 3 次而痊愈。

（2）患者秦某，男，34 岁。西北某厂工人。1976 年 4 月 22 日初诊。

主诉：腰腿痛已半年多。经西安市某医院治疗无效，又经某医院确诊为腰椎间盘突出症。按摩 20 多次，没有效果。1975 年 12 月 22 日，开始在西安某医院用新疗法治疗 30 次左右，疼痛减轻，但是右腿仍是疼、凉、麻木，腰还疼，走路要扶杖。

处理：按腰椎间盘突出症，进行点穴：①肝俞穴（补）、脾俞穴（补）、委中穴（补）、环跳（补）、阳陵泉（补）、丘墟穴（补），每穴平揉、压放各100次。轻重标准度：手法应重而灵活。快慢标准度：用中等度。平揉圆圈大小度：应用中等度。②跗阳穴上下处压痛点，委阳穴下约一寸处压痛点，环跳穴里边些压痛点。在每一压痛点平揉、压放各100次。手法：同上。③压脊法，做10多次。④按住分推100次（③④两法，连续做2遍。见手法部分的牵引法）。⑤举摔法（见手法部分的牵引法）。

复诊（29日）：点穴后疼大减，腿发热，走路不用拐杖（患者1周点穴1次）。

处理：仍按前法。

三诊（5月11日）：症状大为好转，可以骑自行车。

处理：同前。

结果：患者到5月18日，共点穴4次，自己骑车到厂里活动，仅感疲乏一点，准备上班。经过调查，此病再未复发。

（3）患者乔某，女，42岁。河南博爱县人。1987年3月17日初诊。

主诉：腰痛已4个多月。开始由爱人骑自行车带着自己去县城看病，县城离家近40公里。从此之后，逐渐腰腿疼痛。经县医院检查，拍片诊断为腰椎间盘突出症（骶椎部分）、腰椎增生。

曾做过按摩30次，并服中药汤剂多次，均未见效。在没有做上述治疗之前，还可走路，现时只能走几步，腰痛，左腿更痛且麻，膝以下更麻。

检查：腰骶左侧压之发麻，腿也麻，腰脊椎变形弯曲，左腰眼穴处肌肉摸之硬而且痛，但不红。脉象紧。

处理：按风湿及腰椎增生取穴：内关（补）、合谷（泻）、太冲（泻）、三阴交（补）、阴陵泉（泻）、足三里（补）、膻中（补）、巨阙（补）、中脘（泻）、气海（补）、天枢（补）、期门穴（泻），肺俞、心俞、膈俞、脾俞、肾俞穴，均用补法。每穴平揉、压放各70次。大肠俞穴旁压痛点，用五种手法。环跳穴用五行联用法。

复诊（18日）：原来左侧腰骶痛夜里重，昨日点穴之后，夜里感到痛轻。

处理：同前。

结果：患者经点穴3次之后，效果不突出，就让患者到某医院骨科检查，拍片诊断为腰骶椎间盘突出症兼脊柱炎。除仍以前法点穴外，一

中国医用点穴学

周内，另增加腰椎间盘突出牵引法 2 次。到 4 月 7 日，共点穴 16 次，疼痛减轻，已可走路，但不能走远。之后患者来信声称"经过点穴，确已好转。"

二、腰腿痛（坐骨神经痛）

病因：本病由于劳动中操作姿势的不顺，久之，一侧的腰或腿处于疲劳，兼之用力不当，引起腰腿疼痛。也有在疲劳之后，在睡眠中受了风湿，起床活动之后，而一侧的腰腿发生疼痛。

症状：腰腿疼痛多数发生于一侧，疼痛有轻有重，重则走路困难，坐着更觉疼痛。或腰腿疼痛，走不成路。

辨证施治：坐骨神经痛的发生部位主要在腰骶及臀部大腿后侧，为足太阳膀胱经循行路线。因而，小腿与足外踝附近也痛。此病疼痛，牵掣着足少阳经，引起下肢外侧也有疼痛等症状。由于少阳与厥阴相表里，而疼痛传给足厥阴肝经的足大拇趾。按照症状看，重点为足太阳膀胱经。其次，为足少阳胆经及足厥阴肝经。除这三经脉分别主次取穴外，还须配以调肝肾、除风湿及补气补血等穴位。

配穴与手法

（1）取穴：肝俞穴（泻）、肾俞穴（补），每穴平揉、压放各 100 次。秩边穴、环跳穴皆用五行联用法。

轻重标准度：应用重度。

快慢标准度：应用中度。

平揉圆圈大小度：应用中等度。

（2）取穴：内关穴（补）、合谷穴（泻）、列缺穴（补）、太冲穴（泻）、阴陵泉穴（泻）、足三里穴（补）、膻中穴（补）、巨阙穴（补）、中脘穴（泻）、气海穴（补）、肺俞穴（补）、心俞穴（补）、膈俞穴（补）、肝俞穴（补）、肾俞穴（补），每穴平揉、压放各 70 次。秩边穴、环跳穴皆用五行联用法。

轻重标准度：应用中度。

快慢标准度：应用中度。

平揉圆圈大小度：应用小度。

方义解释：

第一组配穴：应用于初患坐骨神经痛者。本病不论新久，其发展情况都侵袭足太阳膀胱经与足少阳胆经。伤害的重点为筋骨，坐卧活动均感疼痛。主筋者肝，主骨者肾。故取肝俞与肾俞穴，二穴用重手法，可缓解疼痛症状。取膀胱经之秩边穴，胆经之环跳穴，均用五行联用法，则可调理两个经脉的相互制约作用，以达活血止痛的效果。

第二组配穴：应用于患坐骨神经痛时间较久者。患此病既久，则易于合并风湿，损伤气血。对此治疗，在第一组配穴的基础上，以合谷配太冲穴，治疗风湿。取膻中、巨阙、内关、肺俞、心俞、膈俞等穴，补气血，安心神。其余的穴，则补肾与健胃。

小结： 点穴治疗坐骨神经痛，如是新病，每日点穴1次，1~2次可见效，5~10次可治愈。久病，1周内点穴3次，3~5次可减轻症状，20~55次可痊愈。平时应注意防止腰部及下肢受风寒，腰腿也不宜做剧烈的活动，以免腰腿痛反复。

验案例证：

患者牟某，男，46岁。住西安市某剧院。1978年10月16日初诊。

主诉：左侧腰腿痛已经半个月，走路跛。经西安市某医院诊断为坐骨神经痛。针灸第1次后感觉更痛，继续针刺3次，见效不明显。

处理：坐骨神经痛给予点穴，取肾俞穴（双侧），循推从承山至肾俞穴，再从肾俞至承山穴，先泻后补（见手法部分）。秩边、环跳穴，均取左侧穴，使用五行联用法（见手法部分）。

复诊（18日）：当时点穴后，即觉疼痛减轻。到晚上9时，又感到有些疼。

处理：前法。

三诊（20日）：大腿疼减轻，小腿已不疼，晚上则疼重。

处理：前法另加左太溪、飞扬穴，每穴平揉、压放各100次。

四诊（23日）：仍疼。

处理：同上。

五诊（26日）：25日，做肌电图检查，诊断为坐骨神经痛，梨状肌综合征。夜里仍疼。

处理：肝俞（泻）、肾俞（补）、通谷穴（补），皆取双侧穴位。每穴平揉、压放各100次。循推左下肢，从承山到承扶穴，为循推范围，以肾俞穴为捏按点。环跳穴和秩边穴均用五行联用法。

结果：点穴6次，症状减轻。到12月8日，共点穴33次，基本痊愈。

第十四节　股内痛

病因：经脉气滞，或被风湿侵入所致。

症状：股内侧疼痛，即大腿内侧与腹股沟间疼痛。有一会轻，有一会重。重则不得行动，起坐困难。摸触腹股沟的筋时，就更觉疼痛。因而，腿膝不敢屈伸。

辨证施治：骨内侧疼，牵掣腹股沟也痛。病属于足厥阴肝经范围，是肝经气滞，则应在肝经取穴，运用手法，予以疏经络活血脉，则气滞自解。如属风湿，则可配合四关等穴位。

配穴与手法

（1）取穴：内关穴（补）、合谷穴（泻）、列缺穴（补）、期门穴（泻）、太冲穴（泻）、光明穴（补）、丘墟穴（泻）、蠡沟穴（补）。阿是穴压痛（泻）配阳陵泉穴（补）、阿是穴压痛（补）配大敦穴（泻）。每穴平揉、压放各70~100次。

轻重标准度：压痛穴，用轻手法。其余各穴，用接近重手法。

快慢标准度：压痛穴，用慢手法。其余各穴，用接近快手法。

平揉圆圈大小度：应用小度。

（2）内关穴（补）、合谷穴（泻）、太冲穴（泻）、三阴交穴（补）、阴陵泉穴（泻）、足三里穴（补），以上均取双侧穴。压痛穴配阳陵泉穴、压痛穴配大敦穴（补泻手法与第一组相同）。膻中穴（补）、巨阙穴（补）、中脘穴（泻）、关元穴（补）、肺俞穴（补）、膈俞穴（补）、肝俞穴（补）、脾俞穴（补）、肾俞穴（补），每穴平揉、压放各70~100次。

轻重标准度：应用重度。

快慢标准度：应用快度。

平揉圆圈大小度：应用中度。

方义解释:

第一组配穴: 应用于气滞足厥阴肝经, 即股内侧至腹股沟之间疼痛。取内关、合谷、列缺、期门等穴, 以理气活血解郁。取太冲配光明穴, 丘墟配蠡沟穴, 则疏通肝经与胆经的阴阳表里。此外, 取阳陵泉及大敦穴, 交换配合压痛穴, 以增强抑制筋痛之效果。

第二组配穴: 应用于股内侧及腹股沟风湿疼痛。取内关配合谷穴, 可安神止痛。合谷与太冲穴, 则除风湿。三阴交与阴陵泉配足三里穴, 健脾胃以利湿。因而, 增强治疗风湿之作用。取大敦与太冲穴, 可起引经之效。取阳陵泉穴, 有治筋痛之效果。取膻中、巨阙、中脘、关元、肺俞、膈俞、肝俞、脾俞、肾俞等穴, 为活气血, 补肝肾, 并增强对本病的治疗效果。

小结: 点穴治疗本病, 每日点穴 1 次。1~2 次可见效, 5~10 次可治愈。愈后, 应注意保护身体, 避免受凉及洗冷水, 更不宜生气。

验案例证:

患者陈某, 男, 23 岁。在宁夏回族自治区银川市某部队工作。1984 年 8 月 15 日初诊。

主诉: 腹股沟疼已 2 年。开始左侧腹股沟痛, 近 1 周则右侧痛。左侧有轻微疼, 右侧则痛甚。因而, 走路跛行。曾经某医院检查, 确诊为风湿关节炎。经过理疗、针灸、服用吡罗昔康片等治疗, 迄今未见效。

检查: 舌淡、苔薄白。脉沉弦滑。

处理: 此为阳气虚, 风湿及气滞足厥阴肝经。取合谷(泻)、太冲(泻)、足三里(补)、丰隆(泻)、膻中(补)、巨阙(补)、中脘(泻)、关元(补)、期门(泻)、阳陵泉(补)、压痛穴(泻)、大敦(泻)、压痛穴(补)、肝俞(补)、脾俞(补)、肾俞穴(补), 每穴平揉、压放各 50 次。太冲与合谷穴, 各 100 次。

复诊(16 日): 点穴后见效, 走路比前见轻。

处理: 仍按前法。

结果: 点穴 5 次, 基本痊愈。

第十五节 膝关节痛

病因：多数为遭受风、寒、湿而引起。但也有由足经所属脏腑的慢性病变，反映在所属经络循行的膝关节处疼痛。或者由关节疏松及骨质增生引起的疼痛。

症状：膝关节疼痛，开始疼痛有肿胀者，日久肿消，仅是关节疼。有时疼轻，有时痛重。疼痛多在膝盖部位，或是膝盖两侧关节疼。阴雨天较为疼痛，痛重时，不能走路，或走路跛行。

辨证施治：膝关节是活动较为频繁的关节。因而，多得之于活动之后。膝关节的活动，则以抬步最为频繁。所以，疼痛多在膝盖及膝眼部位。而此部位属于足阳明胃经，并连及足太阴脾经。抬步，继之为踏步着地。着地时，则由足太阳膀胱经所承受，此又联系着足少阴肾经。此外，抬步与踏步的活动过程，为一伸一屈。这种伸屈，主要为足少阳胆经与足厥阴肝经所支配。根据病痛所属的经脉循行范围，在分别轻重的原则下，选取局部与远道相结合的穴位，并配合除风湿、活血脉、止疼痛等的配穴方法，施以适当手法治疗之。

配穴与手法

（1）足三里穴（补）、阴陵泉穴（泻）、膝眼穴（补）、鹤顶穴（泻），每穴平揉、压放各70~100次。

（2）足三里穴（补）、犊鼻穴（补），各平揉、压放100次。阴市穴用五行联用法。

（3）大杼穴（补）、委中穴（补）、承山穴（泻），每穴平揉、压放各100次。

（4）风市、阴市穴各用五行联用法。

以上各组配穴，根据病情的需要，既可用一组的穴，也可以合并两组的穴位。

轻重标准度：新病，远道穴用重度，局部穴用轻度。久病，局部穴用重度，远道穴用中等度。病者，如属体弱，即用轻手法。

快慢标准度：应用中度。

平揉圆圈大小度：应用中度。

方义解释： 上述局部穴即膝关节部位的穴，如膝眼、鹤顶、犊鼻穴等穴。此外，均属远道穴。新病，远道穴用重手法，以缓解其疼痛的病势。久病，局部穴用重手法，以促进其深层组织功能的恢复。并结合远道穴的中度手法，进而达到舒筋活血及驱邪扶正等作用。

小结： 点穴治疗关节痛，如是新病，应每日点穴 1 次。1~3 次可见轻，10 次左右可治愈。久病，可于 1 周内点穴 3 次。3~5 次可见轻，20 多次可治愈。如果是年迈患者，则须治疗更长时间。治愈之后，还需注意保护身体。否则，易于反复。

老年人多出现骨质疏松或增生，而膝关节又为活动频繁的关节，既不能不活动，又不宜活动过多。所以，稍不注意，就有可能引起膝关节疼痛。对此除了防寒、防劳累外，早晚在膝关节周围及上下部分循按数次，能促进气血畅通，很有好处。

验案例证：

（1）患者张某，女，55 岁。住中国人民解放军某部队家属院。1978 年 1 月 17 日初诊。

主诉：右关节痛七八天，经某医院诊断，怀疑为痛风，治疗未见效果。现仍痛，走路跛。

检查：右膝关节内外肿胀，有压痛，屈伸困难，为风湿所致。

处理：阴包穴用五行联用法。压放配曲泉穴，振颤配大敦穴，点打配中封穴，摩推配行间穴，左右揉配太冲穴。内膝眼穴用五行联用法（按脾经选配穴位）。压放配阴陵泉穴，振颤配隐白穴，点打配商丘穴，摩推配大都穴，左右揉配太白穴。足三里、阳陵泉穴均做五种手法（见手法部分）。

复诊（19 日）：当日回去很疼，昨、今 2 日则轻多了，走路已不跛了。

处理：仍用前法。

结果：治疗 4 次而痊愈。

（2）患者张某，男，63 岁。西安市某厂退休工人。1982 年 9 月 13 日初诊。

主诉：右关节痛已久，时疼时轻。近 2 个月逐渐加重。上周经西安市某医院骨科检查，拍片诊断为骨质增生。服药未效。

检查：膝关节周围，不红不肿。屈伸小腿，则觉疼，蹲不下。脉象滑。

处理：风湿关节疼点穴，取委中（补）、承山（泻）、犊鼻穴（补），每穴平揉、压放各 100 次。阴市穴用五行联用法。

复诊（14 日）：点穴后，感到轻松。今天腿能蹲下，关节痛大为减轻。

处理：同前。

三诊（15 日）：现在右膝既可蹲下，又可立起，只是还有一点疼。

处理：同前。

四诊（16 日）：只感到腿窝筋有点疼。

处理：前法加至阴、束骨穴，切摇 100 次。

结果：共点穴 17 次而痊愈。

下篇

小儿脑病特辑

小儿脑病多为脑功能受损，而影响语言、神经、运动功能，或影响智力。所以，点穴治疗小儿脑病，即脑瘫，主要是通过培补先天功能和后天功能，促进脑功能的恢复。

小儿脑病（脑瘫）

第一节 对脑病患儿心理活动的认识

点穴治疗小儿脑病，主要是通过补肾健脑，醒脑开窍，舒经通络，活气血，安心神，加强和影响脏腑之间的相互关系，以达对整体功能的调节与改善的目的，促进脑功能的恢复。所以，在点穴治疗小儿脑病的过程中，不仅要对小儿脑病的致病原因、临床症状要有足够的认识，而且要对不同程度、不同类型脑病患儿的心理更要有足够的了解，临床中才能更好地辨证施治，发挥点穴的治疗作用。通过十几年的临床点穴治疗小儿脑瘫，取得了一定的治疗效果。也认识到了一些治疗与患儿心理教育、功能训练、能力、行为、意识等方面的教育相结合的必要性，以及患儿家长为患儿营造一个和谐、快乐的家庭氛围对患儿心理健康成长的重要性。通过这样的结合，临床治疗的效果更显著，轻症不仅见效快，而且可以治愈。在此基础上重症则可以得到不断的改善和进步，长期坚持对疾病的治疗有很大的帮助。因此，自身健康的恢复会不断增强。

我们在后面的验案例证中，将分别介绍不同的病案病例，而这些病案病例都是在以往的点穴临床中，根据不同脑病的特点、以及特殊的病因、症状、治疗效果，整理出来的具有一定代表性的病例。这些病案病例在点穴临床实践的过程中，充分体现了许多点穴治疗与患儿进行功能训练辅助相结合取得的成效，同时阐述了因家庭教育不够重视，功能训练过度，患儿心理障碍等原因而影响治疗效果的相关问题，希望能够引起医者及患儿家庭的重视。

在点穴临床实践中，无论患儿智力正常与否，心理健康正常与否，作为医生及患儿家长都要正确对待，以积极认真的态度为患儿进行治疗与配合治疗。在这里就有必要将家庭在配合治疗中的要求做一些说明，在过去点穴临床治疗中，家长对患儿的治疗持积极的态度，而且非常重视，这是非常必要的。而患儿的教育、功能训练问题，并没有引起大部分家长足够的重视，有的家长认为孩子患脑瘫，吃、喝、拉、撒都很困难，或者不能自理。更严重者，听、说、行都不能，甚至能力、行为、意识都有所丧失，谈何教育和心理辅导。故而在能力、行为、意识等方面不做过多的要求和努力，放松或放弃对孩子的教育。而患脑瘫的孩子，在智力上有障碍，或无障碍，但在心理上都有一定的障碍，势必使有类似病症的患儿产生依赖心理，事事都由家长包办。而就这一点来讲，放松或放弃对孩子的教育是不可取的，不是一个积极的态度。我们在以往的临床治疗中，也经常遇到类似的情况，患脑瘫的孩子大多心理不正常，心理承受能力差，自尊心较强，有自卑感，怯弱，有惰性，爱面子，易激动，但也易紧张，羞怯，或在公共场所爱掩饰自己，或不好意思等较明显的心理障碍。有的则由于家长心情不好，过激的教育或惩罚，使之易惊、胆怯，或者狂躁不安。这些在治疗中往往是影响治疗效果的一种因素。因而，家庭在患儿能力方面的培养，行为、意识方面的教育，心理等方面的关爱是非常必要的。

患脑病的孩子，其疾病的轻重各不相同，症状也各有差异，有运动功能障碍的，有语言、听力功能障碍的，也有行为、意识、智力各项兼之障碍的。但在治疗中都要结合对患儿的心理、行为、意识、能力、运动功能等方面的教育和训练。无论是在治疗期间，还是停止了对患儿的治疗，都不能放松或放弃对孩子的教育和功能训练。教育和训练是围绕着治疗的一种辅助手段，只有通过有效的治疗，才能达到恢复健康的最终目的。对此，医者与家长应注意以下几个方面。

一、心理方面的了解与引导教育

在患脑瘫的孩子当中，一般智力是基本正常的，有思维、有意识的患儿，个性都较强。但也有部分比较自卑，看到别的正常孩子玩耍、跑步、跳跃、上学、做体育活动非常羡慕，或者感觉自身条件有限，无法参与各项体育活动，或者由于疾病造成的性格变异，则喜独居，或自闭。有的孩子则属于共济失调症，经常不愿去公共场所，较爱面子，不愿将自己的不足暴露。例如：不善言谈、羞涩，或遇到生人时，尽量将自己的不足背向生人，或者用手遮掩住自己面部的不足。总之，想尽各种不同的方法掩饰自己的不足。在这种心理活动和潜意识下，就形成了一种无论在什么环境下，都刻意掩饰自己的不足，久而久之就形成了一种不良习惯，遇到生人，或在公共场所就紧张、不自然。在这样的心理因素或缺陷的长期干扰下，对患儿的纠正校型和治疗效果都有一定的影响，也对孩子的心理健康造成极大的伤害。

患脑瘫的孩子大部分胆怯、易惊，这也是心理和生理，以及病理状态的一种表现。按中医理论的认识，惊生风，风主动。脑瘫患儿大部分是由于脑缺氧窒息，脑功能受损，脑发育受到影响，而致易惊。胆怯、易惊也就是心理、生理、病理因素造成的。作为家长更应在孩子的心理方面予以更多的注意，帮助和引导孩子克服心理障碍，树立自信，结合有效的治疗方法是完全可以使心理更加健康，更加有利于对疾病的治疗。易激动也是患儿临床中表现较突出的一个方面，情绪起伏大，激动时狂呼乱叫，甚至有暴力行为。在治疗中有抵触情绪，多动不安。反之，目光呆滞，木然，自闭。在此情况下，家长应避免患儿受到刺激，对不良行为进行正确引导和教育，既不娇惯又不溺爱，既不恫吓又不打骂。要细心观察和了解孩子的内心变化，以高度的责任心、耐心的引导教育孩子，倾注爱心关怀和照顾孩子，使孩子的心理教育、行为规范教育循序而渐进。

二、能力方面的训练与教育

人的能力大小各不相同，更何况患脑瘫的孩子。虽然，家长应该给予更多的关怀、照顾，但不能使孩子养成依赖的习惯，应该培养孩子在能力允许的范围内多动手，多动脑。例如：穿衣、穿鞋、洗手、吃饭、手工劳动、拼图、游戏等，以及站立、行走。能力不仅仅是四肢的活动，它也包括行为、意识、语言表述在大脑的支配下的智力表现。所以，家长在这方面不仅要求孩子多动手，而且还要训练孩子多动脑，完成大脑支配肢体活动的统一性，这样孩子才会通过不断的努力，以及家长自身行为的影响和教育，使之自强不息，树立自信，更有利于对疾病的治疗，促进身体功能的恢复。

三、功能训练与恢复性训练

脑瘫是要通过有效的治疗，才能得到改善。但必要的科学性功能训练与恢复性训练的相结合是围绕治疗达到恢复的最终目的。那么，在给患儿治疗的同时，进行一些辅助性的功能训练与恢复性训练，也是要根据患儿病症的需要，针对性地进行这方面的训练。例如：四肢、躯干的翻、爬、起、坐、站、蹲、行等运动，但是运动量不能过大，应该避免过度疲劳，疲劳则会影响治疗的效果。有的家长为了使患儿能够更好地、更快地得到恢复，也采取了一些必要的功能训练。但求愈心切，事与愿违，而不注意运动量大小，使孩子过度疲劳，体力消耗过大，出汗过多，造成身体过虚，易受凉感冒，使免疫功能下降，治疗受到很大程度的影响。运动量适度，循序渐进，才能发挥治疗与恢复训练相结合的目的。还有语言和听力，即五官的运动。例如：吹气、吸气、听力反射、耳保健、视觉反射、明目保健、舌体运动的伸与缩，都是要根据患儿病症的特点，逐步进行功能训练，发挥治疗的主导作用，达到医治与训练的目的。

我不是心理医生，也不是教育家，并且对功能训练也没有专门的研究，而是根据临床对患儿疾病，及临证的表现，依据点穴的理论为指导，结合经络与经穴，四肢与脏腑，以及五脏与五官等的相互关系，针对性地对患儿进行了这方面的点穴治疗，并且在语言、听力、增智、功能训练等方面的探索，取得了一定的疗效，有不尽之处，还望广大医患提出批评和指正。

第二节　小儿脑病点穴临床辨析

小儿脑病，临床中常见的为脑性瘫。多数由于难产造成脑缺氧，引起窒息所致。也有因早产，或其他因素而致脑发育不良，以及多动抽动症、孤独症、脑中毒后遗症、脑萎缩、脑胼胝体发育不良、智力低下等。临床上无论是缺氧性脑瘫后遗症，还是脑发育不良或是脑萎缩，及脑胼胝体发育不良等；无论是功能性的脑病，还是器质性的脑病，虽然临床症状有所不同，但致病的共性特点却基本相同。它们都是因为脑功能受到不同程度的损伤，而影响患儿的正常生长发育，致使肢体运动功能、语言表述功能、听力辨别功能、视觉反射功能、智力、智商等出现不同程度的障碍。故而，我们在点穴临床治疗上将其统称为小儿脑病。

病因：小儿脑病有得之于先天，也有得之于后天。先天性者多由生母在怀孕期服用不利于胎儿生长发育的药物；或是生母孕期摔跤受惊吓；或是酒后及年龄较大而受孕，影响了胎儿的正常生长发育；或是由于生父母遗传的体质；或是不足月而早产；或是临产时难产，婴儿的头脑受到压迫及其他因素的损伤。后天性者多数由持续高热，引发肺炎；或是产后脐带感染，使脑功能受到损伤；或是脑外伤，使脑部受到震荡所致。

症状：头项动摇无力，上肢活动不灵便；或下肢走路不稳；或上下肢强直；或痿软无力，口流涎、目斜视；或目光呆滞、神情呆，智力不正常，说话不清楚。重症者不仅智力发育不好，且不会走路，不知大小便，生活不能自理。

辨证施治：小儿脑病均为脑功能受到了损伤，故而影响全身肢体的活动功能，以及语言、智力。脑属肾，肾为先天之本。因此，治疗脑病，则应在补肾、安神与活气血的同时，还需健脾胃与舒经络并进。在上述治疗的基础上，再按症状的重点酌情增选穴位，施以相适应的手法。这样可以收到应有的治疗效果。

配穴与手法

1. 配穴与手法

取穴：内关穴（补）、合谷穴（泻）、列缺穴（补）、后溪穴（补）、太冲穴（泻）、太溪穴（补）、复溜穴（补）、三阴交穴（补）、阴陵泉穴（泻）、足三里穴（补）、膻中穴（补）、巨阙穴（补）、中脘穴（泻）、关元穴（补）、天枢穴（补）、期门穴（泻）、带脉穴（补）、太阳穴（补）、风池穴（补）、本神穴（补）、神庭穴（补）、百会穴（补）、肺俞穴（补）、心俞穴（补）、神道穴（补）、膈俞穴（补）、脾俞穴（补）、肾俞穴（补）、命门穴（补），以上配穴为小儿脑病的基础配穴，每穴平揉、压放各50次。

轻重标准度：应用轻手法，以应心。

快慢标准度：应用中度，以应脾胃。

平揉圆圈大小度：应用小度，以应肾。

小儿脑病临床上各有不同的症状和特征，故而在点穴治疗中，根据其不同的症状和特征，在小儿脑病基础配穴的原则上，针对性地施以辅助配穴和其他手法，以达到主辅相结合的治疗效果。

2. 辅助配穴与手法

（1）视觉反射功能障碍（目斜视、目光呆滞）：阳白穴（泻）、四白穴（补）、攒竹穴（补）、丝竹空穴（补），每穴平揉、压放各50次。

（2）听力辨别能力障碍：听宫穴（补）、耳门穴（补）、听会穴（补），每穴平揉、压放各50次。

（3）语言功能障碍及口流涎：承浆穴（补）、廉泉穴（补）、风府穴（泻）、哑门穴（补），每穴平揉、压放各50次。

中国医用点穴学

备用穴：翳风穴、天容穴、颊车穴、下关穴、大迎穴，压穴法各50次。

（4）肢体运动功能障碍：

上肢反张（即向后背，或前举困难）：云门穴、臑俞穴用五行联用法。

上肢侧举困难：肩髃穴用五行联用法。

手指蜷曲（即手指伸屈困难）：切手指指关节及十二井穴各5次。

下肢站立不稳，抬步困难：髀关穴用五行联用法。

足腕僵硬不灵活（脚跟不能着地）：髀关穴、鹤顶穴、解溪穴、申脉穴、照海穴，各做穴位点弹法5~10次，足掌展筋法5~10次。

足内翻：阴包穴用五行联用法。环跳穴、阳陵泉穴、绝骨穴，各做穴位点弹法5~10次。

下蹲困难，腰脊无力（弯曲，平衡能力差）：筋缩穴、腰俞穴做五种手法。承扶穴用五行联用法。承扶穴、委中穴、昆仑穴，做穴位点弹法5~10次。

方义解释：本处方配穴，取太溪穴、复溜穴、关元穴、肾俞穴、命门穴等，以补肾健脑。肺俞穴、心俞穴、神道穴、膈俞穴、膻中穴等，以活气血。三阴交穴、阴陵泉穴、足三里穴及天枢穴、中脘穴、脾俞穴，以健脾胃。神门穴、合谷穴、列缺穴、后溪穴及配合鸠尾穴、太阳穴、风池穴、本神穴、神庭穴、百会穴等，以通脑安神、醒脑、抑痉挛。太冲穴、期门穴、带脉穴，以疏肝、通经络、镇肝风。辅助配穴则分别针对语言障碍、视觉反射障碍、听力辨别障碍以及肢体运动功能障碍对症应用。总之，必须根据临证，综合全方，灵活应用，则可使脑功能逐渐好转。

小结：小儿脑病，有轻症，也有重症。点穴对此治疗，轻症收效快，坚持治疗就可以治愈。重症则收效慢，治愈也就比较困难。但是，如果坚持治疗，并结合科学性的训练方法，对促进脑功能恢复有很大的帮助，而且会有不同程度的效果。小儿脑病不论轻重都属于慢性疾病。有的1周内点穴治疗5~6次可见效。轻症治愈需要3~5个月，或更长的时间。那么重症究竟是指什么样的脑病？在点穴的临床治疗中又是如何认识的？在这里有必要将点穴临床治疗的认识做以下介绍：

小儿脑病的重症，是指智力低下，不会行走，以及其他方面功能障碍较重的。从现代医学检查的结果和临床的表现来看有脑胼胝体发育不良，或脑智力发育不全等。临床上可分为轻、中、重型智力障碍，及其他功能障碍。而智力障碍及其他功能障碍较重的患儿是我们在点穴治疗中经常见到的。智力障碍者没有意识，没有思维，并对外界的信息、声音、指令没有辨别执行的能力，以及行走、二便的能力丧失。

　　智力障碍者有运动功能障碍的，也有无运动功能障碍的。无运动功能障碍者，无语言功能障碍者，有简单思维意识者，会说、会吃、会行走，接收信息指令者，也有知二便者，为轻度智力障碍。中度智力障碍者，易躁不安、多动，不能够接受指令，背其道而行之，辨别能力较差。重度智力障碍者大小便失禁，有轻微意识或无意识。有的狂躁不安，有的易惊多动，有的无语言表述能力，有的则语无伦次，有的可以正常行走，有的则坐、立、行均不能，有的勉强会吃，有的则不知饥饱，目光呆滞、面无神情、哭笑无常。总之，毫无生活的能力。

　　在点穴临床治疗智力障碍患儿的过程中，首先应该通过补肾，即开发先天功能，达到健脑的作用。因为肾为先天之本，肾主骨，骨生髓，髓为脑海。所以补肾能健脑增智。肾开窍于耳，智力障碍患儿无法辨别声音信息的传达，那么对指令就无法接受。信息传达接收者首先要通过听，才能反馈到大脑。"听"是接收信息，反馈到大脑，进行交流的第一要素。故而，在点穴治疗智力障碍患儿时，不仅需要补肾安神，而且还要开肾之窍"耳"，并结合语言口型模仿的诱导训练方法，才能逐步开窍。所以，取听宫穴、耳门穴、听会穴等，结合诱导训练方法，确实有使患儿接收信息指令的效果。

　　智力障碍者并非是先天聋哑人或是盲人，智力障碍者只是行为意识不受大脑支配者，有目可视，而"盲目"；有耳可听，而无辨别；有口可说，而不会说，或者会说，则指东道西。在治疗智力障碍型儿童时，除以加强先天功能肾和后天功能脾胃的配穴为主外，更要通过开五官之七窍，肝开窍于目，智力障碍者目光呆滞、迟钝。故而取肝经及眼周围穴位，以明目、增强视觉反射功能。那么，这也就说明"视"是观察事物的变化，反馈到大脑进行交流的第二要素。眼睛为心灵的窗户，所以通过补肝肾，活气血，强其心肝肾，才能达到明目的目的，才能开启心灵的窗户。目光呆滞，神情呆，则神不藏，目怎能有神。故应补其心，心藏神；肝藏血，补其肝而养目。肝属木，木生火，心属火。补肝木而生心火，心藏神，则目可以明也。即肝藏血，心藏神，心血足则目明。肾藏精，精成而脑髓生。所以，在治疗中开肾之窍"耳"与肝之窍"目"的相互结合，才能达到耳聪目明。

患儿在接受点穴治疗与诱导训练相结合的过程中，目光与治疗者或诱导训练者能够相视交流时，视觉的反射才能产生，才能够接收信息指令，而逐渐有意识，并且注意力能够达到集中，而产生模仿能力。舌为心之苗，口为脾之窍。患儿通过模仿医者口型而做应答，则是口、舌、目、耳、脑统一的表现。那么，"说"就是完成"听"与"视"的最终要素。进一步者而发声，乃至单音字、双音字。总之，只有通过坚持长期的治疗，和有效的功能训练方法相结合，才会达到满意的效果。

在治疗智力障碍者时，应该以听力，即听声音、辨声音；视力，即视觉反射能力与眼神；语言，即语言口型的模仿能力，发声与说话为治疗重点；以及舌体的伸缩运动能力为开窍的重点，而开脑之窍则为重中之重点。故点穴治疗智力障碍者年龄不能大于 14 岁，因患儿年龄小，尚处于生长发育期，是长身体的时候，而这个时期是最好的治疗年龄段。通过培补先天功能肾和后天功能脾胃，活气血，通经络，使先天与后天有机地结合，才能达到醒脑开窍、补脑健脑的目的，并且可以促进和加强新陈代谢，而使脑功能不断地得到修复和加强。

第十六章

小儿脑病点穴临床治疗案例

脑瘫皆以脑功能受损为基本特点。治则均以培补先天功能和后天功能为根本，开五官七窍为先导，醒其脑，益智；明其目，视察；顺其耳，反馈；张其口，交流。先天之不足，则神不安，易惊、恐惧，则多动。有甚者四肢偏软，或四肢强直，翻、爬、坐、行则不能。故而，则应补肾壮骨，健脾健胃，安神镇静，促进其先天与后天功能的生长发育，使脑功能逐渐地得到恢复。

第一节 缺氧性脑瘫

案例 1

患者柳某，女，3 岁 6 个月。住北京房山。1987 年 9 月 28 日初诊。

主诉（代）：从出生后 2 个来月，患了一次败血病。今年 4 月份，发现小儿右臂肘屈曲、右腿走路不得力。为此，先后经北京多家医院、等检查，认为属于脑瘫，经过某中医研究院 3 个月的治疗，见效不太显著。

检查：面色黄，智力尚可，口流涎，说 3 个字的话不太清楚，食欲不好，右肢体活动不得力，多坐不爱走动，左足跟也不着地。

处理：内关穴（补）、合谷穴（泻）、列缺穴（补），双侧穴位；曲池穴（补）、肩井穴（补），右侧穴位。右上臂肘内侧：肘窝至横纹端，用拇指揉筋移动性地往返做 3~5 次循揉。太溪穴（补）、复溜穴（补）、三阴交穴（补）、阴陵泉穴（泻）、足三里穴（补）、膻中穴（补）、巨阙穴（补）、中脘穴（泻）、关元穴（补）、天枢穴（补）、太阳穴（补）、风池穴（补）、百会穴（补）、廉泉穴（补）、承浆穴（补）、哑门穴（补）。上列各穴，每穴平揉、压放各 50 次。翳风、颊车穴，各压放 50 次。

结果：隔日点穴 1 次。点穴 4 次之后，走路有点见好，到第 6 次点穴时，口流涎减少。在第 11 次点穴时，右臂肘能伸直。但小儿食欲仍差，左下肢外瞥。在原来的治疗基础上，点两下肢穴；另取左阴包穴用五行联用法，然后，在点背部俞穴之前，做背部循推补泻法。点背部俞穴之后，取双侧环跳穴，用五行联用法。治疗到 1 个月之后，小儿食欲大为增加；原来是为了吃东西，家长千方百计地哄着吃，经过点穴，由于食量增加，家长又控制着吃。到 12 月 14 日，共点穴 37 次，患儿面容红润，口不流涎，说话清楚，走路可以，跑步则差，基本痊愈。

案例 2

患者郭某，男，7 岁。住北京市某园小区西里 6 号楼。2000 年 11 月 15 日初诊。

主诉（母代诉）：胎育期间曾摔过跤，孩子出生时难产，后行剖宫产术。患儿脐带绕颈，有短暂脑缺氧，但未发现异常。以后由于孩子感冒发热，引起抽风，经过治疗痊愈后，即发现孩子身体较软或无力，或肢体痉挛、强直。曾在北京某医院检查，认为属脑性瘫。以后又经中西医各方治疗效果不显，又曾做过肢体功能的专门训练，但易疲劳，出虚汗，使身体体质日渐虚弱，而且效果不大。

目前，孩子的站、走能力都不行，易惊、睡眠不安。上下肢易痉挛，下肢较重。手拿物时不听使唤，拇食指易张，其余三指伸张能力差。坐时身体佝偻，摇晃不稳，控制能力差。说话语言不清楚，饮食一般，吃饭、喝水易呛。小便多，自理能力不行，智力尚可。

检查：面色黄白，较瘦，体弱。站立时上身紧张，不能挺直，且只能站1~2分钟，双足根本不能着地，搀扶行走时，下肢紧张，双足易交叉，呈"O"形。左足强直下垂，右足尖向内勾90度。

处理：该患儿由于体质较差，易感冒发热，并经常由于发热而引发抽风。故而以镇静、祛风、活气血、舒经络、补肾、健脑、健脾胃，增强体质的恢复为配穴依据，取神门穴（补）、太渊穴（补）、合谷穴（泻）、列缺穴（补）、后溪穴（补）。切两手五指关节及十二井穴各5次。太冲穴（泻）、太溪穴（补）、复溜穴（补）、三阴交穴（补）、足三里穴（补）。双侧髀关、鹤顶、解溪穴，施用穴位点弹法各10次。左髀关穴施用五行联用法。双侧阴包穴施用五行联用法，而后，双足施用足掌展筋法10次。太阳穴（补）、风池穴（泻）、本神穴（补）、神庭穴（补）、百会穴（补）、耳门穴（泻）、听会穴（补）、翳风穴（泻）、膻中穴（补）、鸠尾穴（补）、中脘穴（泻）、关元穴（补）、天枢穴（补）、风府穴（泻）、哑门穴（补）、肺俞穴（补）、心俞穴（补）、神道穴（补）、膈俞穴（补）、脾俞穴（补）、肾俞穴（补），以上各配穴每穴平揉、压放各50次。筋缩穴、腰俞穴同时施用五种手法。环跳、承扶、阳陵泉、委中、阳辅、昆仑等穴，施用穴位点弹法各10次。右侧环跳穴施以五行联用法。左侧承扶穴施以五行联用法。

二诊（12月18日）：经治疗1次后，效果较明显。患儿痉挛有所缓解，腰脊力量比前加强，站立时腰可挺直，坐着时平衡能力能够得到控制。

处理：仍按前法点穴。

结果：本病到2001年1月15日共点穴治疗19次。患儿尿多减少，右足内翻明显好转，只有轻微内翻，大约呈 15 度内勾，左足强直下垂得到改善，站立腰可挺直，其他各症状仍同前。患儿由于进行肢体的功能训练过频，易疲劳易出汗，使之体质较弱，反复感冒发热，并且引发抽风多次。虽经点穴治疗后感冒、发热、抽风得到痊愈，但患儿体质较弱，脑病症状减轻的效果，均由于患儿频繁发热抽风得不到恢复和巩固，使点穴的治疗在很大程度上受到了一定限制和影响。春节将至，我自己将返回西安，故而停止治疗。

第二节　脑中毒后遗症

患者佟某，男，6 岁。住新疆维吾尔族自治区某县老干部管理局家属院。1992 年 11 月 3 日初诊。

主诉（代）：患儿出生后发育、肢体活动、语言、智力均正常。在 2 岁时由于煤气中毒，致使在站立、行走、智力等方面不同程度地受到侵害。经新疆某中医院检查，诊断为脑中毒后遗症。至今已 4 年有余，曾经服中药、针灸治疗 4 个月，能站立，但步态不稳颠跛，智力有所恢复。

检查：面微黄，食欲差，易惊。说话吐字不清，记忆力差，智力尚可。站立呈斜八字姿势，两腿抬不高，行走时腰弯曲，斜倾于左侧，右足外翻，足尖着地，足掌、跟不能踏实。下蹲困难，蹲下即后翻或前扑。左侧上下肢无力，左臂上举至胸，左手掌指伸屈困难，掌指活动范围较小。俯卧时左腿不会屈伸。

处理：内关穴（补）、合谷穴（泻）、列缺穴（补）、后溪穴（补）、太冲穴（泻）、太溪穴（补）、复溜穴（补）、三阴交穴（补）、足三里穴（补），每穴平揉、压放各 50 次，压放时压下略带振动。髋关穴、鹤顶穴、解溪穴各点弹 10 次。膻中穴（补）、巨阙穴（补）、中脘穴（泻）、关元穴（补）、天枢穴（补）、太阳穴（补）、风池穴（补）、本神穴（补）、神庭穴（补）、百会穴（补）、肺俞穴（补）、心俞穴（补）、膈俞穴（补）、脾俞穴（补）、肾俞穴（补），每穴平揉、压放各 50 次，压放法操作在压下时略带振动。环跳穴、阳陵泉穴、悬钟穴（绝骨）、承扶穴、委中穴、昆仑穴，每穴各点弹 10 次。

本病每日点穴 1 次。点穴 3 次以后，走路右足掌、跟能踏平，俯卧时左腿屈伸自如。11月12日第9次治疗时，患儿站立、行走腰脊略可挺直，但不能持久。左手臂弯曲上举可至肩，下蹲时仍前后扑倒，两膝部、腰部力量仍差，平衡能力仍不好，行走时摇晃不稳。

处理：在原配穴的基础上，另加右侧阴包穴、环跳穴，用五行联用法。筋缩穴、腰俞穴同时做五种手法。

1993年3月21日第27次点穴时，患儿下蹲虽一手扶地，但比较平稳，起立自如。左手臂基本能伸直，上举可过耳。左手掌指已能自如伸展和蜷曲。腰部及背部在站立、行走时都可挺直。左肩内扣向左下侧斜倾症状已消除。唯独坐姿略差。

结果：第31次点穴时，患儿弯腰拾物，腰部控制能力、平衡能力明显增强。到4月21日共点穴49次，食欲佳，面色红润，口齿清楚伶俐，记忆力增强，头脑清楚。总体观察治疗效果：①行走：可单独行走100~200米。可以扶楼梯上下楼。②下蹲：平稳有力，蹲下时脚后跟距地面约0.5厘米。③腰部：腰脊控制、平衡能力提高，仰、俯、左右旋转自如。④左手臂：伸屈活动正常，上举已超过头部。⑤智力、记忆力、语言能力：明显提高，并得到加强，基本痊愈。

第三节 脑功能发育不全

案例 1

患者杨某，女，8岁。住陕西省某厅。1993年9月16日初诊。

主诉（代）：患儿不由自主地发笑2年有余，多动不安。曾在西安某儿童医院做CT检查，诊断为脑功能发育不全。经服药治疗无效。

检查：多动，手足不停，神呆。不由自主地发笑，间隔数分钟笑1次，智力不好。

处理：神门穴（补）、合谷穴（泻）、列缺穴（补）、后溪穴（补）、太冲穴（泻）、太溪穴（补）、复溜穴（补）、三阴交穴（补）、阴陵泉穴（泻）、足三里穴（补）、膻中穴（补）、鸠尾穴（补）、中脘穴（泻）、关元穴（补）、天枢穴（补）、带脉穴（补）、太阳穴（补）、风池穴（补）、本神穴（补）、神庭穴（补）、百会穴（补）、肺俞穴（补）、心俞穴（补）、神道穴（补）、膈俞穴（补）、脾俞穴（补）、肾俞穴（补），每穴平揉、压放各50次。

三诊（9月18日）：患儿较前安静，能被动性地配合治疗，治疗中不由自主地发笑1次。

处理：仍按原配穴治疗。

结果：本病至9月29日共点穴治疗12次，患儿眼有神，面部神情自然，注意力集中，可以安静地看电视、学习、回答问题，基本没有出现过不由自主地发笑，因而停止治疗。

案例 2

患者王某，男，10岁6个月。住西安某家属院。1998年5月8日初诊。

主诉（代）：小孩出生8个月后，发现与同龄儿童相比能力较差，易惊，爱哭闹，口流涎，双足内勾。后经医院检查认为：脑功能发育不全，怀疑可能由于患儿母亲孕期摔跌，致使孩子在胎育期间生长发育受到影响有关。以后曾经多方面治疗，没有效果。随着孩子逐渐长大，发现智力差，记忆力差，语言能力差，简单话会说。就是不懂事，不听话。而且生活自理能力差，经常将鞋子、衣服穿反，不会系鞋带，不会扣扣子。教数数字不能按顺序数，颠三倒四。

检查：目光呆滞，神情也呆，反应迟钝，多动不安，口流涎。听力正常，注意力不集中，能说简单语句，行走正常。吃饭时多时少，二便能够自理。

处理：该患儿脑功能发育不全，智力受到了一定的影响，应以补肾补脑，安神增智为根本，并应健脾胃，活气血，舒经络，以达整体治疗的目的。神门穴（补）、合谷穴（泻）、列缺穴（补）、后溪穴（补）、太溪穴（补）、复溜穴（补）、三阴交穴（补）、阴陵泉穴（泻）、足三里穴（补）、太阳穴（补）、风池穴（补）、听宫穴（补）、耳门穴（补）、听会穴（补）、地仓穴（补）、承浆穴（补）、本神穴（补）、神庭穴（补）、百会穴（补）、膻中穴（补）、巨阙穴（补）、中脘穴（泻）、关元穴（补）、天枢穴（补）、期门穴（泻）、肺俞穴（补）、心俞穴（补）、膈俞穴（补）、脾俞穴（补）、肾俞穴（补），每穴平揉、压放各50次。

5月18日第9次点穴治疗时，发现患儿比以前听话，基本能按指令行动。口流涎减少，眼睛比前有神，多动不安缓解。5月26日第16次点穴治疗时，家长说："患儿现在生活能力有提高，会系鞋带、会穿衣服，只是将扣子对门扣错，还模仿家长干活，洗碗筷，确实有效果。"

结果：本病每日点穴1次，到6月4日共点穴治疗23次，口已不流涎，眼睛较有神，神情呆好转，意识增强，模仿能力提高，说话、数数都有提高，记忆力也比以前好。该患儿住得较远，其爷爷年龄较大，由于劳累，身体欠佳，以致力不从心，因此不能陪同患儿来诊。故此，停止治疗。

第四节　双额叶脑发育不良

患者陶某，女，2岁5个月。住西安市某机械厂家属区。1993年10月6日初诊。

主诉（代）：小儿不会说话，有听觉，现在能走路，但不稳定。这还是因为服中药近2年才比以前好些。曾经西安医科大学某医院检查，诊断为双额叶脑发育不良。

检查：口流涎，不会说话，反应慢，右侧上下肢活动不灵活，右手伸屈、握拳较差，遗尿。

处理：神门穴（补）、太渊穴（补）、合谷穴（泻）、列缺穴（补）、太冲穴（泻）、太溪穴（补）、复溜穴（补）、三阴交穴（补）、足三里穴（补）、太阳穴（补）、风池穴（补）、神庭穴（补）、百会穴（补）、天枢穴（补）、中脘穴（泻）、关元穴（补）、肺俞穴（补）、心俞穴（补）、膈俞穴（补）、脾俞穴（补）、肾俞穴（补），每穴平揉、压放各70次。

本病点穴治疗预约12次，10月14日第5次点穴治疗时，尿床已痊愈，仍口流涎。

处理：在原配穴的基础上，另加哑门穴（补）、翳风穴（泻）、下关穴（补）、颊车穴（补）、承浆穴（补）、廉泉穴（补），每穴平揉、压放各70次。

结果：11月12日第7次点穴治疗时，患儿右侧上下肢活动灵活，行走基本平稳，反应灵敏，神情愉快，不流涎，并喃喃学语。至11月13日共点穴治疗8次，效果显著。

第五节 脑发育不良

患者马某，男，6 岁。住西安市西关。1994 年 6 月 17 日初诊。

主诉（代）：智力差，不会说话至今已经 6 年。患儿临产时其母摔跌，而致早产。曾在 1 岁时做过 CT 检查，诊断为脑发育不良。后经服中西药物、针灸等治疗，效果不显。

检查：目斜视，上翻，有时嬉笑，或狂躁不安，及面部表情呆滞。有时摇头，或不由自主地用头撞墙。语言能力差，只能叫"妈""奶"，走路不稳，两腿分叉行走。不知大小便，不知善恶。

处理：神门穴（补）、合谷穴（泻）、列缺穴（补）、后溪穴（补）、太冲穴（泻）、太溪穴（补）、复溜穴（补）、三阴交穴（补）、阴陵泉穴（泻）、足三里穴（补）、太阳穴（补）、风池穴（补）、本神穴（补）、神庭穴（补）、百会穴（补）、膻中穴（补）、鸠尾穴（补）、中脘穴（泻）、关元穴（补）、天枢穴（补）、带脉穴（补）、肺俞穴（补）、心俞穴（补）、神道穴（补）、膈俞穴（补）、脾俞穴（补）、肾俞穴（补），每穴平揉、压放各 50 次。

开始治疗时每日点穴 1 次，到 8 月 29 日已经治疗 24 次，该患儿眼睛比以前有神，面部表情较前自然。行走、跑步比前灵活，而且步履较稳，双腿有力。目仍斜视，在原配穴的基础上，另加阳白穴（泻）、四白穴（补）、攒竹穴（补）、丝竹空穴（补），每穴平揉、压放各 50 次。此后本病隔日点穴 1 次。

1995 年 1 月 6 日第 57 次治疗时，该患儿由于受惊，摇头次数增多，有时不停地傻笑。除前法配穴外，另加通里穴（补）继续安神、镇静、补脑、祛风。手法轻重度略比中度手法重些，以应肾。揉圈应有间歇，收敛以安神。

结果：1995 年 11 月 13 日该患儿共点穴治疗 101 次，目已不斜视，眼有神，基本已不摇头。比以前能安静，烦躁多动明显减少，智力方面比以前有明显进步，能自知大小便，能辨好恶，能用手势表示数字。语言也比以前丰富，能讲 3 字以内的话。本病治疗效果较明显。

第六节　多动抽动症

患者王某，男，8岁。住西安某中学家属院。1993年8月11日初诊。

主诉（代）：患儿出生时难产，助产钳助产出生后没有哭。3个月后经检查，各项反应都很正常。6个月后发现小儿左侧肢体软，头项支撑不起，有时因发热而抽风。后经西安医科大学某医院、儿童医院等检查，诊断为脑瘫及多动抽动症。曾经气功、中药、针灸等治疗，效果不能持续，并且没有明显的变化。

检查：说话不清，随着说话口面紧张而抽动。走路不稳，左足腕活动不灵活，跟腱较硬，行走时足内翻，扶物下蹲起立时较困难，行走时上身向右歪斜，臀部歪向左侧。左手上举尚可，但左手指伸屈用力时抽搐。纳差，睡眠差，易惊，不安。

处理：神门穴（补）、合谷穴（泻）、列缺穴（补）、后溪穴（补）、太冲穴（泻）、太溪穴（补）、复溜穴（补）、三阴交穴（补）、阴陵泉穴（泻）、足三里穴（补），每穴平揉、压放各50次。左阴包穴、髀关穴五行联用法，足腕展筋法做10次。膻中穴（补）、鸠尾穴（补）、中脘穴（泻）、关元穴（补）、天枢穴（补）、带脉穴（补）、太阳穴（补）、风池穴（补）、本神穴（补）、神庭穴（补）、百会穴（补）、肺俞穴（补）、心俞穴（补）、神道穴（补）、膈俞穴（补）、脾俞穴（补）、肾俞穴（补）、命门穴（补），每穴平揉、压放各50次。

8月24日第8次点穴时，左足内翻好些，左手用力时抽搐减轻。

处理：仍按前法点穴。

9月18日第24次点穴，说话较前清晰可辨，口面抽动缓解，神态较前自然，走路较前稳健些，平衡能力有所增强，协调性好多了。上身、臀部歪斜也有所好转。但腰脊控制能力的时间较短，下蹲、起立仍困难，足跟不能踏平。

处理：在原配穴的基础上，为增强腰脊力量，另加筋缩穴、腰俞穴做五种手法。

结果：本病到10月16日共点穴治疗42次，在治疗过程中该患者由于感冒、发热引起抽风，精神较差，乏力、体弱，使治疗效果受到一定程度的影响。但点穴治疗的效果，总体上是明显的，行走比以前有力、平稳。左足在行走时，偶尔有轻微上提内翻，上身及臀部基本端正，腰脊有力。说话基本清楚，口、面、手抽动症状基本痊愈。下蹲虽不用扶物，但起立时仍较费力。

第七节　左侧枕顶叶局限性脑萎缩

患者杜某，男，2岁。住陕西省蓝田县某公司家属院。1993年11月3日初诊。

主诉（代）：患儿出生时难产，由肺炎引起脑缺氧，曾在西安某儿童医院检查治疗，效果不明显。又经陕西省公路局某医院检查，CT报告为左侧枕顶叶局限性脑萎缩。

检查：右眼轻度斜视，右侧上下肢活动差，右足微外翻，走路颠跛不稳，右手上举只能到肩，不会说话，智力尚可。面色微黄，食欲一般。

处理：按小儿脑瘫配穴，神门穴（补）、合谷穴（泻）、列缺穴（补）、后溪穴（补）、太冲穴（泻）、太溪穴（补）、复溜穴（补）、三阴交穴（补）、阴陵泉穴（泻）、足三里穴（补）、膻中穴（补）、巨阙穴（补）、中脘穴（泻）、关元穴（补）、天枢穴（补）、右攒竹穴（补）、丝竹空穴（泻）、太阳穴（补）、风池穴（补）、神庭穴（补）、百会穴（补）、风府穴（泻）、哑门穴（补）、肺俞穴（补）、心俞穴（补）、膈俞穴（补）、脾俞穴（补）、肾俞穴（补），每穴平揉、压放各50次。

结果：本病预约点穴治疗6次，结果只点穴治疗了5次，11月5日第3次点穴治疗时，家长称"经过点穴治疗孩子眼睛有神，已看不出斜视，并且走路稍见有效"。11月11日第5次治疗时，该患儿右手伸曲活动自如，上举超过头顶，行走步履稳健，右侧上下肢的活动功能完全正常，但说话未见明显改善。

第八节　颅脑透明隔囊肿

患者张某，男，5岁。住陕西省扶风县某镇。1995年3月7日初诊。

主诉（代）：不会坐、站、行走已经5年，四肢活动受限，左侧上下肢症状较重于右侧。左足内翻，下肢软弱无力。易紧张，用力时强直。患儿出生时为顺产，因年龄小未发现异常，从 8 个月时才发现不太正常。在陕西省某县医院检查，诊断为脑瘫，经治疗没有效果。后经陕西省宝鸡市某医院检查，认为仍是脑瘫，为了确诊又经西安某儿童医院 CT 检查，颅脑 CT 检查，透明隔囊肿，仍认为是脑瘫。

检查：身体蜷曲，不能坐，坐即歪倒。不能站立，站即双足交叉。不会走路，左足内翻，双足跟筋腱强直，触摸比较硬。股内侧大筋腱发硬。双手指伸曲尚可，上肢抬举较为困难，用力或紧张时手脚反张。摇头，说话不太清楚，智力尚可。

本病为脑瘫，也就是临床中经常见到的痉挛性瘫痪。多因脑功能受损，造成中枢神经紊乱，由紧张引起四肢强直，或颅脑透明隔囊肿压迫神经，而易惊或痉挛。对此，则应补先天肾，加强脑功能，以达安神、镇静的作用。因为惊生风，风主动，所以应祛风抑制痉挛，并结合调理胃肠功能，培土生金，以达金克木之相生相克的平衡作用。

处理：神门穴（补）、合谷穴（泻）、列缺穴（补）、后溪穴（补）、太冲穴（泻）、太溪穴（补）、复溜穴（补）、三阴交穴（补）、阴陵泉穴（泻）、足三里穴（补），每穴平揉、压放各 50 次。髀关穴、鹤顶穴、解溪穴（双侧穴），做穴位点弹法各 10 次。足掌展筋法（双侧），各做 10 次。左侧阴包穴，做五行联用法。继之，点膻中穴（补）、鸠尾穴（补）、中脘穴（泻）、气海穴（补）、带脉穴（补）、天枢穴（补）、太阳穴（补）、风池穴（补）、神庭穴（补）、百会穴（补）、肺俞穴（补）、心俞穴（补）、膈俞穴（补）、肝俞穴（补）、脾俞穴（补）、肾俞穴（补），每穴平揉、压放各 50 次。承扶穴、委中穴、昆仑穴、环跳穴、阳陵泉穴、绝骨穴（双侧穴），各做穴位点弹法 10 次。

本病每日点穴治疗 1 次，点穴 3 次以后，患儿腰脊比以前能挺直，腰脊的控制能力有所加强。3 月 11 日五诊时，该患儿被搀扶站立双足交叉症状减轻。在第 13 次点穴时，患儿已经会坐，坐的时间也较长。而且能爬行，并能爬着直起腰身跪着，但仍不能单独站立。在原来配穴治疗的基础上，取髀关穴做五行联用法。第 27 次点穴时，患儿已开始练习站立，不用扶物可靠墙站立 2~3 分钟，不依赖任何物体外力单独站立仅 5~10 秒钟。

结果：患儿在治疗阶段曾出现过反复，其原因为受惊、感冒所致，并由于消化不良、积食、精神欠佳、乏力，肢体支配能力下降引起本病。到 5 月 29 日共点穴治疗了 65 次，患儿爬、跪、坐、站的效果较为显著。四肢易痉挛、摇头等症状明显得到缓解，并且能够通过搀扶迈步行走，总体效果比较明显。

第九节　缺氧性脑瘫后遗症

案例 1（重症）

患者刘某，男，2 岁 6 个月。住江苏省宿迁市某医院家属院。1995 年 3 月 21 日初诊。

主诉（代）：小孩出生时难产，缺氧窒息，致使脑性瘫。10 个月后，感冒发热引起肺炎。以后身体发软，双手向后背，不能坐卧，抱着、摇着睡觉至今已 1 年多。易惊、不安、爱哭闹，不会说话。小便次数多而量少，色白浊。经江苏省徐州市某人民医院检查，确诊为重症脑瘫。以后经本地区医院针灸治疗，没有效果。后经注射脑活素有些效果，但不能持续显效。

检查：口流涎，口张不大，不会伸舌，咀嚼能力差。双手蜷曲，不会拿握，并且上肢外翻向后背。双足内翻，呈剪刀步。身体软而不能站立，搀扶站立只能足尖踏地，而且双腿收缩，足跟不能着地。不能坐，坐时身体前倾，依靠头部支撑趴在床上，并且还需要家长搂住腰部。仰卧时患儿即哭闹不休，脖子软，左右歪斜，向前或低垂。腰脊无力，佝偻，无法挺直。左侧上下肢体症状重于右侧，睡觉只能抱着睡，易惊、尿频，语言障碍，有听觉，智力尚可。

处理：根据以上病因及各症状，该患儿的脑功能受到了严重损伤，则应以安神、补肾、补脑，加强先天功能的恢复为根本，先天功能的恢复又要依赖后天营养的供给。因而，应健脾健胃加强后天功能，使先天功能不断地得到补偿；并应活气血，舒经络。

配穴与手法：神门穴（补）、合谷穴（泻）、列缺穴（补）、后溪穴（补），每穴平揉、压放各 50 次。切双手指指节及十二井穴各 5 次。太冲穴（泻）、太溪穴（补）、复溜穴（补）、三阴交穴（补）、阴陵泉穴（泻）、足三里穴（补），每穴平揉、压放各 50 次。点弹双侧髀关穴、鹤顶穴、解溪穴、照海穴、申脉穴各 10 次，足掌展筋法各做 10 次。左侧阴包穴做五行联用法。补膻中穴（补）、巨阙穴（补）、中脘穴（泻）、关元穴（补）、带脉穴（补）、天枢穴（补）、太阳穴（补）、风池穴（补）、本神穴（补）、神庭穴（补）、百会穴（补）、地仓穴（补）、承浆穴（补）、廉泉穴（补）、风府穴（泻）、哑门穴（补）、肺俞穴（补）、心俞穴（补）、神道穴（补）、膈俞穴（补）、脾俞穴（补）、肾俞穴（补）、命门穴（补），每穴平揉、压放各 50 次。筋缩穴、腰俞穴做五种手法，身柱穴、命门穴做五种手法，双侧承扶穴做五行联用法。点弹双侧委中穴、昆仑穴、环跳穴、阳陵泉穴、悬钟穴各 10 次。

七诊（3 月 28 日）：经前几次的治疗，该患儿腰能挺起，腰脊力量有所加强，脖子的支撑比前有力。左手伸曲功能明显恢复，以前从没拿过任何东西，现在可以拿握茶杯，而且持续时间较长。扶着站立、双足交叉的症状基本消失，并能坐 1 分钟左右。口能张大，偶尔会伸舌。语言方面，在意识指导下会叫"爸、妈、外婆、二姑"等。小便正常，能卧床睡觉而且很安稳。

处理：按前法点穴。

十四诊（4 月 5 日）：口流涎减少，讲话较前又有进步。但患儿由于受惊，引起急性呕吐。

处理：按急则治其标，缓则治其本的原则。故应先治呕吐，调理肠胃。

配穴：内关穴（补）、合谷穴（泻）、公孙穴（泻）、三阴交穴（补）、阴陵泉穴（泻）、足三里穴（补）、中脘穴（泻）、气海穴（补）、天枢穴（补），每穴平揉、压放各 50 次，再做背部循压法 4 次。

十五诊（4 月 6 日）：呕吐已痊愈，咀嚼能力加强，食欲大增。

处理：仍按脑病配穴继续治疗。

1996 年 4 月 25 日复诊：该患儿发育良好，个子长高，气色红润，腰脊基本能挺直。但站立、行走仍不行。

四十九诊（6 月 13 日）：语言能力比前提高，学说"二姑、外婆"等，发音、吐字清楚、准确。自我活动能力也较前加强，但上肢外翻、

中国医用点穴学

后背时有反复，受惊吓则外翻、向后背明显。而且该患儿如遇批评，或者表扬别的患儿时易激动，情绪差，治疗就有抵触情绪，不能很好地配合治疗。

患有脑病智力基本正常的孩子，其心理障碍都比较相同，自卑、爱面子、自尊心较强，而且依赖性也较强。怯弱、易惊、紧张、有惰性、爱激动。因此，在临床治疗中，对待患儿要细心，有耐心，有爱心和责任心，并且要了解孩子的内心。并嘱咐家长以这"五心"为指导配合治疗，对患儿进行心理辅导教育，行为规范教育，以及五官的器官、肢体、语言进行功能性训练的配合，这样才能使患儿的疾病得到有效的治疗和改善。

处理：在原配穴的基础上，另加双云门穴、肩髃穴，做五行联用法，并且将原手法稍做调整。平揉时，揉圈仍为小圈，但要有间歇，以加强收敛的作用。压放时，压下时稍停，即以静制动，增强镇惊的作用，达到安神的目的。

本病到11月25日点穴治疗100次，上肢外翻向后背，手指伸曲基本正常。易惊减少，腰脊、颈项有力，坐的时间比较长，站立需扶着。不流涎，可说3~5个字的单音语句。由于该患儿家处南方，来诊已历时9个月，加之西安地处北方，冬季较寒冷，其家人不适应北方冬季的气候，故而准备返回故里来年再治。

结果：在历时近2年期间，先后共点穴治疗175次，上肢的功能基本恢复正常，能坐、会站，足有轻微内翻，足跟不能踏实，行走迈步需要搀扶，协调性较差，易紧张，较易用力。语言能力明显提高，基本达到问答协调一致，语言丰富，只是个别字句吐字含糊不清。

该患儿祖母的职业是其当地中医院医务人员，且一直陪同患儿治疗近2年的时间，对于点穴也有了一定的认识。有鉴于此，故将点穴治疗该患儿脑瘫其力所能及的方法进行学习，希望能够给患儿继续治疗。虽然本病没有完全治愈，但效果显著。患儿坐、卧、站、说基本正常，颈项、腰脊也已正常。唯独行走及全身的协调性还需继续治疗，并结合肢体运动进行功能训练，达到生活自理应该为期不远。

案例 2

患者高某，女，6 岁 1 个月。住陕西省某厂。1996 年 6 月 26 日初诊。

主诉（代）：患儿属于早产，系双胞胎。小时候翻身较晚，学走路不如孪生妹妹，并且发现双足内翻，下蹲时双膝并拢难以下蹲。后经医院检查：脑电图、肌张力测试，认为属于脑性瘫。曾经西安市长安县等医院针灸、服中西药物等的治疗，效果不显。

检查：左眼斜视，左手用力时左肘屈曲，不能伸直。双足内翻，左足重于右足，走路时足跟不着地，身体前倾。下蹲双膝并拢，只能半蹲。智力、语言均正常，食欲尚可。

处理：按脑瘫肢体功能障碍配穴：内关穴（补）、合谷穴（泻）、列缺穴（补）、太溪穴（补）、复溜穴（补）、三阴交穴（补）、阴陵泉穴（泻）、足三里穴（补），每穴平揉、压放各 50 次。双侧阴包穴施以五行联用法。膻中穴（补）、巨阙穴（补）、中脘穴（泻）、关元穴（补）、天枢穴（补）、太阳穴（补）、风池穴（补）、百会穴（补）、左侧攒竹穴（补）、丝竹空穴（泻）、肺俞穴（补）、心俞穴（补）、膈俞穴（补）、脾俞穴（补）、肾俞穴（补），每穴平揉、压放各 50 次。筋缩穴、腰俞穴做五种手法。双侧环跳穴做五行联用法。

五诊（7 月 3 日）：走路时足跟着地较前有所改善。

处理：按前法点穴。

二十八诊（8 月 16 日）：站立、下蹲都明显好转。行走即停的控制能力，手足运动的协调性，及平衡能力都明显增强，但是足尖还有些向内勾。

处理：原配穴手法不变。

本病到 9 月 27 日点穴治疗 60 次，下蹲、行走及身体动作的协调性，平衡能力均有显著效果，只是左足尖稍微向内勾，跑步差些。

1997 年 6 月 21 日复诊：平衡能力稍差，站立、行走比以前又有进步。

处理：原配穴及手法不变。

结果：该患儿又继续点穴治疗到 7 月 17 日共 12 次，先后点穴治疗累计 72 次，各症状均消除，基本痊愈。

案例 3（脑沟略宽）

患者张某，男，6 岁。住西安市某机械厂家属区。1996 年 8 月 26 日初诊。

主诉（代）：该患儿属于大体重婴儿，剖宫产。当时住婴儿室卫生差，引起脐带感染，而发热。经注射消炎及退热针剂，第 4 天出院。回家以后不吃不喝，高热不退，复又前往医院，经 CT 检查，诊断为脑缺氧。6 个月时经常腹泻，不会坐。西安某儿童医院检查后认为缺钙。10 个月时才会翻身，又经西安医科大学某医院检查：脑沟略宽，确诊为脑瘫。曾在西安某儿童医院针灸治疗，在北京某儿童医院经针灸、按摩、导频、经络注射等的治疗，效果都不太明显。后又经陕西省长安县某诊所给予针灸等 6 项方法的治疗，效果仍不太显著。

检查：患儿下肢呈剪刀步，四肢强直，尚能站立。稍能行走 1~10 步，但有时则不行。脊柱侧弯向后，不会下蹲，双腿稍微有些肌肉萎缩，盘腿坐尚可。手腕翻转困难，易紧张，舌根发硬，说话含混不清，面微黄，食欲差，智力尚可。

处理：内关穴（补）、合谷穴（泻）、列缺穴（补）、后溪穴（补）、太溪穴（补）、复溜穴（补）、三阴交穴（补）、阴陵泉穴（泻）、足三里穴（补），每穴平揉、压放各 50 次。双侧阴包穴用五行联用法，双侧髀关穴用五行联用法。膻中穴（补）、巨阙穴（补）、中脘穴（泻）、关元穴（补）、天枢穴（补）、太阳穴（补）、风池穴（补）、本神穴（补）、神庭穴（补）、百会穴（补）、风府穴（泻）、哑门穴（补）、肺俞穴（补）、心俞穴（补）、膈俞穴（补）、脾俞穴（补）、肾俞穴（补），每穴平揉、压放各 50 次。筋缩穴、腰俞穴做五种手法，双侧环跳穴用五行联用法。

本病到 9 月 2 日共点穴治疗 6 次，患儿精神差，略显疲劳。但起立比以前有进步，两腿能自然分开，两足基本可以踏平，腰脊仍显无力。

处理：在原配穴及手法的基础上，减掉髀关穴五行联用法，另加双侧承扶穴做五行联用法。9 月 12 日点穴第 13 次，该患儿双手臂比前松弛、柔软，手腕的翻转也较前容易。

结果：本病到 11 月 1 日共点穴治疗 34 次，患儿精神好，面色红润，食欲佳，说话清楚，走路可以，下蹲差些，大腿肌肉丰满，腰脊有力，翻身灵活，基本痊愈。

案例 4

患者王某，女，4 岁。住西安市某银行家属院。1997 年 6 月 17 日初诊。

主诉（代）：孩子出生时难产，造成脑缺氧。不到 1 岁时才发现小孩活动不太好，逐渐进行检查治疗，认为属于脑瘫。经过针灸、中药、按摩等的治疗，有促进作用，但不是很理想。现行走时双足尖向内勾，呈剪刀步。尤其右侧上下肢的功能差于左侧，行走时上身前倾，臀部向后撅，上身不能挺直，颈项左右歪斜软而无力，双腿力量差，说话吐字稍有含糊不清，智力稍差。

检查：口流涎，走路不稳，不会跑步、跳跃，抬腿迈步差，右腿更差。

处理：神门穴（补）、合谷穴（泻）、列缺穴（补）、后溪穴（补）、太溪穴（补）、复溜穴（补）、三阴交穴（补）、阴陵泉穴（泻）、足三里穴（补），每穴平揉、压放各 50 次。点弹髀关穴、鹤顶穴、解溪穴各 10 次，足掌展筋法各做 10 次。膻中穴（补）、巨阙穴（补）、中脘穴（泻）、关元穴（补）、天枢穴（补）、带脉穴（补）、太阳穴（补）、风池穴（补）、本神穴（补）、神庭穴（补）、百会穴（补）、听会穴（补），每穴平揉、压放各 50 次。切压翳风穴、颊车穴、大迎穴各 50 次。承浆穴（补）、廉泉穴（补）、风府穴（泻）、哑门穴（补）、肺俞穴（补）、心俞穴（补）、神道穴（补）、膈俞穴（补）、脾俞穴（补）、肾俞穴（补），每穴平揉、压放各 50 次。双侧环跳穴做五行联用法，筋缩穴、腰俞穴做五种手法。

结果：该患儿每日点穴 1 次，6 月 28 日点穴治疗第 11 次时，两腿力量加强，口不流涎了。到 7 月 19 日共点穴治疗 24 次，行走较稳，腰脊较有力，会蹦、会跳，颈项有力基本不歪斜，说话较前清楚，效果明显。

第十节　脑前额闭合不全

患者白某，女，9 岁。住陕西省某局家属院。1995 年 10 月 21 日初诊。

主诉（代）：患儿出生时不足 8 个月，系早产。在学走路以前，即

11个月的时候，从床上摔下受到惊吓，2岁8个月时才学会走路。走路时东摇西晃，总是走不稳，原地站立尚可。在此期间经过针灸、按摩、服西药等的治疗，没有明显效果。以后曾在西安某军医大学医院、西安医科大学某医院CT检查，诊断为脑前额闭合不全。又经北京某儿童医院检查治疗，未见效果。

处理：惊生风，风主动，故患儿多动。脑前额闭合不全，则因早产，脑功能发育受到影响，而致步态不稳，足内翻。治则祛风制动，安神补脑，补先天肾和后天脾胃，促进脑功能的发育。配穴：内关穴（补）、合谷穴（泻）、列缺穴（补）、后溪穴（补）、太溪穴（补）、复溜穴（补）、三阴交穴（补）、阴陵泉穴（泻）、足三里穴（补），每穴平揉、压放各50次。右侧阴包穴，施以五行联用法。髀关穴、鹤顶穴、解溪穴各点弹10次，足掌展筋法各做10次（双侧）。膻中穴（补）、巨阙穴（补）、中脘穴（泻）、关元穴（补）、天枢穴（补）、太阳穴（补）、风池穴（补）、本神穴（补）、神庭穴（补）、百会穴（补）、肺俞穴（补）、心俞穴（补）、膈俞穴（补）、脾俞穴（补）、肾俞穴（补），每穴平揉、压放各50次。右侧环跳穴用五行联用法。筋缩穴、腰俞穴用五种手法。

二诊（10月23日）：右足内翻稍有效果，走路摇晃幅度略小些。

处理：按原配穴点穴。

11月22日第12次点穴时，患儿行走时右膝略能打弯，到12月30日第23次点穴时，走路比前稳多了，基本已不摇晃，多动也减轻。

1996年1月25日复诊：稍有点反复，走路有时有些摇晃。仍按前法点穴。到2月12日该患儿继续点穴13次，因春节假期及其他原因，该患儿休息1个多月，于3月30日来诊，治疗到1996年12月28日，休息数日。又于1997年1月4日继续点穴治疗到4月5日。

结果：该患儿先后共计点穴治疗133次，走路稳健，双膝能打弯，不摇晃，会单双足跳跃，下蹲自如，多动痊愈。只是跑步时，用足后掌着地跑，足尖不能着地，本病基本痊愈。

第十一节　先天发育不良

患者程某，男，6岁。住山东省海洋县某村。1996年9月2日初诊。

主诉（代）：出生时难产，致脑缺氧。3 岁时学会走路，不稳颠簸，自己蹲不了。4 岁时才会叫"爸"，逐渐单音字的"妈、哥、姐"才会叫。其他语言能力较差，或说不清楚。有时候由于生气，或上火容易钻牛角尖。情绪不好时，口唇发青，眼上翻，憋气，心跳加快，每分钟 160 次。抵抗力差，易感冒、发热，伴心跳间歇。吃东西时吞咽发出声响较大。曾在山东省青岛市、烟台市等多家医院检查，认为先天发育不良，经治疗无效。又经西安某儿童医院诊治，认为没有什么办法。

检查：面色青黄，纳差，精神也差，神情呆，听觉反应慢。说 1 个字的话尚可，智力略差。步态不稳、摇晃，身体轻微前倾、歪斜。

处理：神门穴（补）、合谷穴（泻）、列缺穴（补）、后溪穴（补）、太溪穴（补）、复溜穴（补）、三阴交穴（补）、阴陵泉穴（泻）、足三里穴（补）、膻中穴（补）、巨阙穴（补）、中脘穴（泻）、关元穴（补）、天枢穴（补）、带脉穴（补）、太阳穴（补）、风池穴（补）、本神穴（补）、神庭穴（补）、百会穴（补）、风府穴（泻）、哑门穴（补）、肺俞穴（补）、心俞穴（补）、膈俞穴（补）、脾俞穴（补）、肾俞穴（补），每穴平揉、压放各 50 次。筋缩穴、腰俞穴做五种手法。

四诊（9 月 5 日）：经治疗患儿语言能力有提高，双音字的"爷爷、爸爸"叫得很清楚。

处理：仍按前法点穴。

结果：本病到 10 月 22 日点穴治疗 40 次时，患儿语言表述广泛，听觉的辨别能力明显提高，说 4~6 个字的话清楚、准确。该患儿每日点穴 1 次，到 11 月 8 日共点穴治疗 56 次，气色正常，精神佳，神情自然，说话清楚。下蹲、行走正常，跑步尚可，基本痊愈。

第十二节　孤独症

患者张某，男，7 岁 1 个月。住西安市友谊新村。1996 年 6 月 1 日初诊。

主诉（代）：多动，行为孤僻，有时喜独自一人坐在一边，不言语，双手不停地玩弄一件固定不变的物品，长达几十分钟或半小时以上。语言含糊不清，智力较差，至今已经 4~5 年。曾经过西安某军医大学医院、西安某儿童医院等 CT、核磁共振检查，脑功能正常，脑神经不正常，临床上也有认为属于孤独症的。经服镇静药效果不显，镇静药剂量加大后服用，反而症状更加严重。

检查：多动，基本没有行为约束能力，每时每刻都喜动。烦躁、不安，激动时狂呼乱叫，并且有暴力行为。睡眠较少，有时两手抽搐、外翻，走路摇晃。喜自言自语，说话不太清楚，智力差。

处理：神门穴（补）、合谷穴（泻）、列缺穴（补）、后溪穴（补）、太冲穴（泻）、太溪穴（补）、复溜穴（补）、三阴交穴（补）、阴陵泉穴（泻）、足三里穴（补）、太阳穴（补）、风池穴（补）、本神穴（补）、神庭穴（补）、百会穴（补）、膻中穴（补）、鸠尾穴（补）、中脘穴（泻）、关元穴（补）、天枢穴（补）、期门穴（泻）、带脉穴（补）、肺俞穴（补）、心俞穴（补）、神道穴（补）、膈俞穴（补）、肝俞穴（补）、脾俞穴（补）、肾俞穴（补）、命门穴（补），每穴平揉、压放各 50 次。手法轻重标准度：轻手法，以应心；快慢标准度：慢手法，以静制动；揉圈大小度：小度，以应肾，安神收敛。筋缩穴、腰俞穴施以五种手法，以加强腰脊的平衡能力。

三诊（6 月 5 日）：在第 1 次点穴治疗时，该患儿易动、狂躁不安，不能配合治疗，由其父母两人协助控制该患儿才完成点穴治疗。二诊点穴治疗时，患儿多动减少，情绪较稳定，较能够配合接受治疗。

处理：仍按前法点穴。

十二诊（6 月 26 日）：患儿来诊时，两眼上翻，双手外翻。询问家长了解到患儿过度游戏，玩耍蹦蹦床时间较长，回家后较亢奋，不能安静，夜晚也无法入睡。究其原因，是由于兴奋过度，大脑受刺激所致。故而嘱咐其家长在治疗中，应避免人为的刺激，尤其是刺激性的娱乐活动，以及应减少或禁止观看紧张、激烈、打斗、恐怖的电影、电视。

处理：原配穴不变，手法操作不仅要轻、慢、小，而且在平揉一圈时，略有间歇，以加强收敛之效。压放时，压下略停，沉而静以制动，再放，以达安神、抑制亢奋的作用。

10 月 9 日第 39 次点穴时，患儿眼上翻，双手外翻症状消除。提问回答的意识较前提高，说话吐字清晰，逻辑性提高，眼睛较前有神，能够很好地配合治疗。

结果：本病隔日点穴治疗 1 次，到 1997 年 2 月 5 日共点穴治疗 80 次，历时 8 个多月。该患儿在智力、语言、识别能力，以及多动、不安等方面都有明显改善和提高。分辨事物、是非的能力很明显地不同于治疗前。例如：回答问题、反驳、争辩、行为意识，以及双手抽搐、行走都趋于正常。说话都比之前清晰、准确，对指令的服从，限制其好动的命令，均能认真接受。本病基本痊愈，停止治疗。

第十三节　脑萎缩

案例 1（病毒性脑炎）

患者李某，女，2 岁 4 个月。住西安市太乙路某厂北家属院。1996 年 8 月 16 日初诊。

主诉（代）：小孩于 1996 年 1 月 17 日凌晨，由于发热 38.4℃，突然惊叫，引起抽风。当时测体温为 39.6℃，立即前往西安某儿童医院抢救治疗，抽风止。但是呕吐、腹泻不止。经检查，确诊为病毒性脑炎。住院治疗 2 个月余，呕吐、腹泻才痊愈。但患儿全身发软，颈项软而无力，无语言能力。吃饭受影响，不会坐，行走不会抬步。以后经西安某军医大学医院、西安市某医院针灸、口服中西药物等的治疗，能坐会站，但走路需搀扶，其他各症状无改善。西安某军医大学医院 CT 检查结果显示为脑萎缩。

症状：右手向后背，走路不稳，容易摔跌，站立时不由自主地原地转圈。多动，烦躁不安。舌体活动不灵活，说话有障碍，只能说 1 个字的话，且含糊不清。气色一般，食欲不好，睡眠差，易惊易醒。大便 2~3 日一解，大小便时不会示意，智力轻度受到影响。

处理：本病由于病毒性脑炎致脑萎缩，使先天功能受到了损伤，故应以补先天肾和后天脾胃为主，以达补脑安神之效。据此，活气血，舒经络，镇静祛风。取穴：神门穴（补）、合谷穴（泻）、列缺穴（补）、后溪穴（补）、太溪穴（补）、复溜穴（补）、三阴交穴（补）、阴陵泉穴（泻）、足三里穴（补）、膻中穴（补）、巨阙穴（补）、中脘穴（泻）、关元穴（补）、天枢穴（补）、太阳穴（补）、风池穴（补）、本神穴（补）、神庭穴（补）、百会穴（补）、风府穴（泻）、哑门穴（补）、肺俞穴（补）、心俞穴（补）、膈俞穴（补）、脾俞穴（补）、肾俞穴（补），每穴平揉、压放各 50 次。筋缩穴、腰俞穴同时做五种手法。

二诊（8 月 17 日）：经治疗大便通畅，不用润便剂，即可每日解大便 1 次。

处理：按原配穴点穴治疗。

九诊（8 月 26 日）：患儿站立原地转圈次数减少，现走路时家长轻轻单手引领，能走公交车的一站路程，并且步履清楚，较前稳健。多动有所缓解，右手后背症状消除，大小便时也能有意识地下蹲或向家长示意。

处理：仍按前法点穴治疗

三十七诊（10 月 15 日）：该患儿在 9 月 20 日，由于感冒、咳嗽、低热，引起肺炎，经住院治疗痊愈。出院后于 10 月 3 日又继续点穴治疗。通过近期的治疗，患儿站立转圈、走路基本正常。烦躁不安等症状消除，睡眠较好，仍只能说单音字"爸、妈"。

处理：除按前法点穴治疗外，另加耳门穴（补）、翳风穴（泻）。在点耳门穴的同时，进行语言、口型的模仿诱导训练。

结果：除曾因患儿肺炎住院停诊 12 天外，每日点穴治疗 1 次，到 1996 年 12 月 13 日共点穴治疗 72 次。现患儿气色正常，走路正常，消化吸收、二便均正常。智力意识明显提高，说话字句比以前增多。

病例 2（缺氧性脑瘫后遗症）

患者张某，女，5 岁。住山西省运城地区某东路北二巷。1996 年 6 月 8 日初诊。

主诉（代）：患儿出生时为难产，脑缺氧而窒息。4 个月时发现双腿软，1 岁左右经地区医院以及山西、西安等多地医院检查，诊断为轻微度脑萎缩。经注射、口服脑活素效果不显。以后服中草药略有效果，但未能起到根本性的变化。患儿已经 5 岁了，仍不会说话，思维意识不清，双腿僵直，手、眼、口轻度抽搐。没有手拿握的意识，经常搓手、吸气、咬牙。没有咀嚼功能，吃流食，不知大小便，不会站立、行走。

检查：目光呆滞，神情也呆，有听觉但无意识反应。语言、智力障碍，消化功能差。

处理：根据以上各症状，为脑功能受到损伤所致。故应以补肾为主，肾为先天之本，补肾可以促进身体各功能的生长发育，可以促进脑功能得到改善和提高。患儿手、眼、口抽搐，从阴阳动静分辨属风，风主动。则为脑功能损伤内风所扰，故应祛风，镇静，安神制动。并应补脑健脑，以达醒脑的作用，而且还需培补后天之本脾胃，活气血、舒经络并进。

取穴：神门穴（补）、合谷穴（泻）、列缺穴（补）、后溪穴（补）、太冲穴（泻）、太溪穴（补）、复溜穴（补）、三阴交穴（补）、阴陵泉穴（泻）、足三里穴（补），每穴平揉、压放各50次。双髀关穴用五行联用法，太阳穴（补）、风池穴（补）、本神穴（补）、神庭穴（补）、百会穴（补）、听宫穴（补）、耳门穴（补）、听会穴（补）、膻中穴（补）、巨阙穴（补）、中脘穴（泻）、关元穴（补）、天枢穴（补）、带脉穴（补）、风府穴（泻）、哑门穴（补）、肺俞穴（补）、心俞穴（补）、神道穴（补）、膈俞穴（补）、脾俞穴（补）、肾俞穴（补）、命门穴（补），每穴平揉、压放各50次。

三诊（6月11日）：患儿搓手、吸气症状有所缓解。

处理：仍按前配穴治疗。

八诊（6月17日）：患儿在家人的搀扶下，练习走路较前省劲了，抬腿迈步的意识有所加强。

7月10日第25次治疗时，患儿被搀扶行走时，可以有意识地抬腿迈步，屈曲打弯，并且抬步距地面2~3厘米。眼睛的反应也较前灵活和有神，并且能闻声观察周围的动静。

本病到9月4日第73次治疗时，患儿接受指令的意识有了反应，因而在治疗中运用开耳窍的点穴方法，诱导训练语言模仿能力。11月7日第118次点穴治疗时，通过语言模仿能力的诱导训练与点穴治疗相结合，教给患儿应答"哎"，初见效果；并且随着治疗、诱导，能够连续应答"哎"。而且通过语言示意，能将应答声音提高，语言模仿均达到了满意的效果。

结果：本病除周末外，每日点穴 1 次，一共点穴治疗 127 次。患儿走路仍需搀扶，但能有意识地迈步行走，自行站立 1~2 分钟。手、眼、口抽搐，搓手、吸气、咬牙各症状均消除。眼有神，神情较自然，咀嚼能力得到改善和提高，食欲、消化基本正常，二便能有意识地示意。虽然模仿说话只是单字，模仿会说的话也不多，但已经是很有成效了。

本病只要坚持长期有效的治疗，以及与科学有效的训练方法相结合，是会逐步得到改善和提高的。

第十四节　脑胼胝体发育不良

患者雷某，男，6 岁。住西安市文艺路某研究院家属院。1996 年 8 月 27 日初诊。

主诉（代）：患儿 2 岁 8 个月以前没有发现异常，只是不会说话，经西安医科大学某医院 CT 检查，诊断为胼胝体发育不良。经服用西药，没有效果。以后又在西安某大学附属医院、西安某军医大学医院、西安某儿童医院，服用中西药物，仍没有效果。又经陕西省某研究院附属医院针灸治疗了 3 个月，以及注射脑活素，仍无效果。为了给孩子治病，其家长四处求医，先后在解放军某医院注射脑细胞活旋素，在北京多家医院进行治疗，仍无效果或效果不明显。曾做核磁共振检查，结果仍为胼胝体发育不良。后又经桂林市解放军某医院做胎脑移植手术，眼睛的对视比前好转。

检查：不会说话，烦躁不安，多动。眼睛稍有斜视，神情呆，喜哭闹，有时随意大小便。不会伸舌、吹气。有经常看手的习惯，智力较差，有听觉，食欲一般。

处理：神门穴（补）、合谷穴（泻）、列缺穴（补）、后溪穴（补）、太溪穴（补）、复溜穴（补）、三阴交穴（补）、阴陵泉穴（泻）、足三里穴（补）、膻中穴（补）、巨阙穴（补）、中脘穴（泻）、关元穴（补）、天枢穴（补）、太阳穴（补）、风池穴（补）、本神穴（补）、神庭穴（补）、百会穴（补）、风府穴（泻）、哑门穴（补）、肺俞穴（补）、心俞穴（补）、膈俞穴（补）、脾俞穴（补）、肾俞穴（补），每穴平揉、压放各 50 次。

三诊（8 月 31 日）：经前 2 次的点穴治疗，患儿已经学会说话。按其家长所言，南京医学院专家对本病及不会说话的认识是："如果患儿会吹气，语言功能的恢复就有希望。"家长抱着这样的希望，专门为孩子聘请了一位老师，对患儿进行功能训练。该患儿在点穴治疗第1次后，由老师教吹气的练习，患儿就比较容易地学会了。但是，患儿没来点穴之前，老师教吹气练习，怎么教患儿也学不会。现在患儿不仅学会了吹气，经老师教吹口琴，现也已会吹。而且，在吹口琴时，也有辨别口琴反正的意识。

二十七诊（10月19日）：患儿在此之间由于高热愈后，行走时家长发现孩子右足内勾，非常紧张。即前往陕西省某医院检查，未发现异常。认为是由发热后，引起右足内勾，但也并不能确诊，而且也没有什么治疗办法。

该患儿属于脑功能及脑中枢神经疾患，由于高热使脑中枢神经受到了影响，而致右足内勾。所以，在原配穴的基础上，另加右侧阴包穴、环跳穴，施以五行联用法。

二十八诊（10月22日）：经昨天治疗后，患儿行走右足内勾的现象在当日回家后就缓解了，下午就基本正常了。今天来诊已经完全正常，通过点穴治疗和功能训练，患儿伸舌基本自如，并且是由意识指导而进行伸舌的舌体运动。眼睛对视基本正常，眼有神，并有视觉的交流。但语言功能效果不显著。

处理：在前法及配穴的基础上，减去阴包、环跳穴五行联用法，另加听宫穴（补）、耳门穴（补）、听会穴（补），每穴平揉、压放各50次。并在点此三穴时，进行语言口型的模仿诱导训练。

本病开始点穴治疗时，每日点穴1次，到第4疗程（11月16日）共点穴治疗37次，改为隔日点穴1次。该患儿多动减少，能较安静地配合治疗。在点听宫、耳门、听会穴时，仍采用语言、口型、发音模仿的诱导训练，患儿注意力集中，叫患儿的名字时，其能张口表示，并模仿"哎"的口型，但未能发出声音。该患儿意识反应比以前明显提高，经常看手的习惯基本消失。在以后的治疗中，患儿模仿医者的口型，有时能发出"哎"的声音，偶尔能叫"妈妈"，或无意识地说2~3个字的话。

结果：本病到1997年2月5日共点穴治疗6个疗程，共计72次。虽然本病没有痊愈，但患儿的多个症状得到了消除和改善，多项功能得到了提高。点穴的治疗效果是明显的，是非常有效的。经 2002 年年初了解到，患儿说话基本没有问题，例如：打招呼、问好等语言均由意识指导。在此期间再也没有经过任何治疗，继续进行语言功能的训练。

第十五节　语言功能障碍

患者刘某，男，6 岁 6 个月。住西安某设计院家属院综合楼。1997年 1 月 18 日初诊。

主诉（代）：孩子出生是正常分娩，没有发现异常。从 1 岁 7 个月的时候开始发音，2 岁左右发现语言没有进步，到 4 岁时语言方面比以前有进步。曾在北京某康复中心检查认为不属于孤独症，语言障碍原因不明。在此期间其父母教孩子练习说话，发音时，有时注意力不集中，但能模仿发音。

检查：单音字可以说，但含糊不清。注意力不集中，反应迟缓。虽多动，但性格较内向，不活泼，智力尚可。有听觉，但语言记忆，辨别能力差，出现幻听。

处理：本病仍由于脑功能受到影响所致，进而使语言功能出现障碍。所以，在治疗上仍应补肾健脑，健脾胃，开五官之七窍，加强语言功能的恢复。神门穴（补）、合谷穴（泻）、列缺穴（补）、后溪穴（补）、太溪穴（补）、复溜穴（补）、三阴交穴（补）、阴陵泉穴（泻）、足三里穴（补）、膻中穴（补）、巨阙穴（补）、中脘穴（泻）、关元穴（补）、天枢穴（补）、太阳穴（补）、风池穴（补）、本神穴（补）、神庭穴（补）、百会穴（补）、耳门穴（补）、翳风穴（泻）、风府穴（泻）、哑门穴（补）、脑空穴（补）、肺俞穴（补）、心俞穴（补）、神道穴（补）、膈俞穴（补）、脾俞穴（补）、肾俞穴（补），每穴平揉、压放各 50 次。

结果：本病每日点穴 1 次，1 月 23 日四诊时，家长感觉患儿的模仿能力有了提高，教学绘画比以前认真，而且画得也有很大的进步。2 月17 日第 13 次治疗时，患儿的反应比前灵敏，多动减少了。到 5 月 1 日共点穴 45 次，患儿虽然进行语言的学习和训练是被动性的，但还是能够接受语言的学习训练，发音、吐字都较前清晰，能说 3~6 个字的语句。性格也较前开朗活泼，意识反应较前好转，注意力集中，幻听消失，记忆力增强，效果明显。

第十六节　智力低下

患者张者，男，12 岁。住西安某学院家属院 15 号楼。1998 年 12 月 13 日初诊。

主诉（代）：孩子 4 岁时，发现与同龄儿童相比，在语言、智力、运动能力等方面差距很大。以后经西安某军医大学医院检查：认为属中度－轻度弱智。经过服用中草药的治疗，有些方面稍见有效，孩子能力未见改善和提高，注意力仍然不集中，反应迟钝，多动，狂躁，有时大呼小叫，自理能力差，记忆力不好。模仿能力、动作协调能力、语言能力、智力都很差。食欲不好，吸收也差，二便基本正常。近期由于感冒发热，患有心肌炎，心跳 94 次 / 分，经治疗心肌炎基本痊愈，但心跳仍快，感冒症状减轻。

检查：面色黄，身体消瘦，目无神，呆滞，行为控制能力差，不辨善恶。意识、反应均差，智力低下。喜自言自语，说话时舌体不灵活、发硬，行走正常。

处理：该患儿属狂躁型智力低下，故应在补肾健脾胃的基础上，补脑、健脑、醒脑开窍，安神，镇静，活气血，舒经络，疏肝风，以达增智益脑的作用。神门穴（补）、合谷穴（泻）、列缺穴（补）、后溪穴（补）、通里穴（补）、太冲穴（泻）、太溪穴（补）、复溜穴（补）、三阴交穴（补）、阴陵泉穴（泻）、足三里穴（补）、太阳穴（补）、风池穴（补）、本神穴（补）、神庭穴（补）、百会穴（补）、听宫穴（补）、耳门穴（补）、听会穴（补）、膻中穴（补）、鸠尾穴（补）、中脘穴（泻）、关元穴（补）、天枢穴（补）、期门穴（泻）、肺俞穴（补）、心俞穴（补）、神道穴（补）、膈俞穴（补）、脾俞穴（补）、肾俞穴（补）、命门穴（补），每穴平揉、压放各 50 次。

四诊（12 月 16 日）：心跳减缓，84 次 / 分，气喘好转，眼睛稍有神。家长说："注意力较能集中，基本能做到听讲时目视对方，其他各症状无明显变化。"

处理：在原配穴的基础上减去通里穴，另加脑户穴（补）、风府穴

（泻）、脑空穴（补），其他均同前法。

九诊（12月22日）：眼睛转动比前灵活，较前有神。但是患儿多动仍无改善，本周上课时，在课堂上有时较狂躁，有摔敲文具盒的暴力行为。原配穴不变，另加申脉穴（泻）、照海穴（补）、带脉穴（补）、大椎穴（泻），加强奇经八脉的约束作用，以达抑阳制动的效果。

到12月26日第13次点穴治疗时，患儿上课较前安静，多动、狂躁缓解。12月28日第14次点穴治疗时，患儿比前安静，能够配合治疗，反应比前快，对事物的认识、分辨、记忆都较前好转，兴趣也较前广泛和有所提高，有关心他人的意识，眼睛有神，神情自然，气色正常，食欲尚可。

结果：本病每日点穴1次，到1999年2月6日共点穴治疗49次，虽然狂躁及自控能力有所改善，但较易反复，狂躁和自控能力时好时坏。究其原因，是由于家庭配合教育不够，并且经常对其不良行为不能正确引导，而是采取恫吓，或者较激进的手段，使患儿容易受到惊吓和刺激，出现紧张不安，或狂躁多动。故而，嘱咐家长应该避免对患儿的刺激，以积极的态度，既不恫吓又不打骂，既不娇惯又不溺爱，正确教育和引导患儿，逐步增强患儿意识，提高患儿认识和区别善恶的能力，达到规范其不良行为的目的。通过家长的积极配合，该患儿对好坏的认识和区别有了明显的提高，行为的自控能力以及狂躁基本达到满意的效果。

第十七节　共济失调（多动抽动症）

患者孟某，男，17岁。住西安市习武园。2002年2月21日初诊。

主诉（父代诉）：出生时羊水早破，属早产儿。以后随着孩子日渐长大，在学习翻身、爬行、走路的过程中逐渐发现孩子右侧上下肢不太灵活，并且力量较差，走路不稳，说话不清楚，而且面部经常性抽动，面部表情由于抽动而异常。曾经西医检查治疗，认为属共济失调，或多动抽动症。以后曾经中西药物、针灸等的治疗，行走基本正常，其他各症状效果不明显。

检查：口角、眼、面、肩部不由自主地间歇性地抽动，说话时嘴歪斜，口鼓气腮部无力，腮部鼓不起来，吹气差，舌体伸缩困难，说话含糊不清，气色黑青，食欲差。肢体活动基本正常，行走正常。右拇指活动略差，右手力量稍差。

处理：根据其出生时早产，有脑缺氧的因素，故使先天功能受损，而致肢体活动不灵活，力量差，面部、肩部等抽动。按中医理论：惊生风，风主动。惊恐则伤肾，肾通于脑，故其面部异常抽动，皆因先天功能发育不全，受损所致。故应补肾健脑，安神镇静，以静制动。配穴：神门穴（补）、合谷穴（泻）、列缺穴（补）、后溪穴（补）、太冲穴（泻）、太溪穴（补）、复溜穴（补）、三阴交穴（补）、足三里穴（补）、太阳穴（补）、风池穴（补）、神庭穴（补）、百会穴（补）、本神穴（补）、下关穴（补）、颊车穴（补）、大迎穴（补）、膻中穴（补）、鸠尾穴（补）、中脘穴（泻）、关元穴（补）、期门穴（泻）、带脉穴（补）、天枢穴（补）、肺俞穴（补）、心俞穴（补）、神道穴（补）、膈俞穴（补）、脾俞穴（补）、肾俞穴（补）、命门穴（补），每穴平揉、压放各50次。手法操作标准：揉圈小，速度慢，手法轻，有间歇，而且具有收敛性。

十二诊（2002年3月9日）：经过1个疗程的治疗，患儿面部、肩部小的抽动次数减少。

处理：仍按前法点穴治疗。

复诊（4月6日）：由于我出差北京，故停诊近1个月，该患儿症状有所反复。

处理：在前法配穴的基础上，另加申脉穴补，以抑制白天口、面、肩部的抽动。另加哑门穴（补）、风府穴（泻）加强语言功能的恢复。

二十四诊（5月2日）：肩部基本已不抽动，面部抽动减轻，说话较前清楚。但心情紧张或急躁时，则面部容易抽搐。食欲有所加强，气色较前好转。

结果：本病到7月27日先后共点穴治疗60次，从临床治疗观察治疗效果，左口角如在说话慢时，歪斜能够好些，肩部及肢体的抽动基本消失。自我控制能力有所加强，如在说话较快的状态下，口角歪斜较明显。这也和长期歪斜形成习惯有关，以及与年龄大于14岁治疗校型较困难分不开。当然，通过点穴治疗、恢复校型和训练校型，以及习惯性校型相结合，效果还是明显的。

第十八节　脑积液

患者尚某，男，1 岁 4 个月。住河南省郑州市某区国际路。2010 年 5 月 14 日初诊。

主诉（代）：孩子 7 个月大的时候，由于感冒去医院治疗，在医生的建议下，做了脑功能检查，诊断为脑功能严重损伤、脑积液。立即住院治疗，经过穴位注射、药浴、捏脊、电疗、蜡疗等的治疗有一定的效果。

检查：目测头比正常儿童大（医院检查结果大 2 厘米），囟门闭合不全，不由自主摇头，吐舌，易惊，目呆，神情也呆，注意力不集中，睡觉不安稳。咀嚼能力差，吃即漏饭。不会吹气，不会说话，脑支配能力差，反应、意识差。双手屈曲紧张，不会抓拿，双足外翻呈八字形，右足较明显。不会站立，搀扶站立身体略向右侧歪斜，腰脊力量不足，不会抬腿迈步。不靠物体坐下，身体偏软，摇晃不稳，小便不顺畅。

处理：神门穴（补）、合谷穴（泻）、列缺穴（补）、后溪穴（补）、太阳穴（补）、风池穴（补）、百会穴（补）、神庭穴（补）、本神穴（补）、耳门穴（补）、膻中穴（补）、巨阙穴（补）、中脘穴（泻）、关元穴（补）、天枢穴（补）、太冲穴（泻）、太溪穴（补）、复溜穴（补）、三阴交穴（补）、阴陵泉穴（泻）、足三里穴（补），足掌展筋法，环跳穴用五行联用法。肺俞穴（补）、心俞穴（补）、神道穴（补）、膈俞穴（补）、脾俞穴（补）、肾俞穴（补）、筋缩穴、腰俞穴用五种手法，其他配穴每穴平揉、压放各 50 次。

二诊（5 月 15 日）：经点穴治疗以后，患儿双手屈曲紧张缓解，能稳稳坐着吃完一顿饭，基本不漏饭，睡眠大为改善，睡得很踏实。点穴治疗 4 次后反应、活动、意识有明显改善。坐姿比以前硬实，站姿仍偏软站不住。头基本不摇动了，左手抓东西较前灵活。

结果：本病点穴治疗到 2010 年 12 月 17 日，一共点穴 115 次。在治疗的过程中除家里有事返乡，有时间隔 10 余天，有时间隔 20 余天外，每日点穴 1 次，在此期间患儿也有因感冒、受惊出现过反复，通过点穴调整促进了身体功能的恢复，抵抗力的提高，使各症状又明显改善，效果较为突出。如：之前对声响比较敏感，时常因声响而惊悸，逐渐不以为然。做游戏、双手拍桌、抱瓶喝水动手能力，双手屈曲基本正常。患儿由两手抓门沿站立约 3~5 分钟，到不扶物站立 1~5 秒，直至搀扶行走脚端正、不外翻、不撇脚，抬脚自如、有力。口吹气，咿呀学语，"妈妈、爸爸"发音吐字清楚。眼睛对视交流、反应、意识明显提高。精神好，眼有神，注意力集中。

第十九节　嗜睡症

患者梁某，男，7 岁 6 个月。住西安市含光门某街。2010 年 10 月 26 日初诊。

主诉（代）：2 个月前放学与同学结伴回家途中，该同学家长管教自己孩子时过于暴力。该同学受到家长训斥、打骂并没受到刺激引发不良后果，我自己的孩子却受到了惊吓。之后，孩子出现紧张惶恐，恐惧黑暗，喜怒无常，兴奋大笑后脖颈发软、歪斜、支撑不住。脾气变得暴躁且不安，激动时腿发软跪地，全身无力，眼皮沉重，眼睛睁不开，叹息，说话气不足，有时不清楚。白天容易瞌睡，上课中经常趴在课桌上睡觉，面部抽动，叫醒没多久又瞌睡。经常做噩梦、易惊、梦话，睡觉四肢抽搐抖动，有时遗尿。胃肠功能失调，饭量大增，体重增加。西安某军医大学医院曾检查，诊断为嗜睡症。经服镇静药及中草药汤剂稍有好转。

检查：坐卧不宁，易兴奋激动。胆怯恐惧，目光迟缓，上眼皮微肿，感觉沉重，瞬间即睡。夜晚睡眠做噩梦，面部、四肢抽动，尿床。体虚型胖，精神差，反应较慢，喜唉声叹气，不善言语，说话吐字不清晰，智力正常。

处理：惊生风，风主动。恐伤肾，肾通于脑。惊恐使患儿脑功能受损，造成了心理障碍，而产生对外界事物现象的屏蔽。因此，由心理活动支配的反应，促使脑功能容易处于休眠的保护状态，而致嗜睡。所以，点穴治疗应以补肾、安神、镇静、醒脑、祛风、抑躁制动、舒肝解郁为指导。神门穴（补）、合谷穴（泻）、列缺穴（补）、后溪穴（补）、太阳穴（补）、风池穴（补）、本神穴（补）、神庭穴（补）、百会穴（补）、阳白穴（泻）、攒竹穴（泻）、丝竹空穴（泻）、四白穴（补）、目外眦（压穴法）、目内眦（压穴法）、太冲穴（泻）、太溪穴（补）、复溜穴（补）、三阴交穴（补）、足三里穴（补）、膻中穴（补）、巨阙穴（补）、中脘穴（补）、关元穴（补）、天枢穴（补）、期门穴（泻）、带脉穴（补）、肺俞穴（补）、心俞穴（补）、神道穴（补）、膈俞穴（补）、脾俞穴（补）、肾俞穴（补）、命门穴（补），每穴平揉、压放各50次。手法操作标准：揉圈小，轻重略轻，速度慢，以静制动，祛风安神，以达醒脑。

二诊（10月29日）：经过前次点穴治疗，晚上睡眠较安稳，瞌睡稍有好转。患儿自受惊吓以后，稍微劳累夜里就会尿床。

处理：在原配穴的基础上，另加太渊穴（补）、中极穴（泻）。

结果：本病要基本保证每周点穴3次。2010年11月16日点穴10次时，患儿精神比之前有所好转，气色红润，面貌自然、轻松。在此期间只尿床过1次，各症状均有减轻。唯有易躁、易怒的症状时好时坏。2011年3月12日第36次点穴治疗时，患儿精力充沛，上课不打瞌睡，坐车不会睡着，学习上课、玩耍、游戏、体育运动均如生病前一样正常。说话语速快，吐字清楚，心情稳定舒畅，愉悦时唱歌说笑，只有笑得前俯后仰时的大笑，会感觉到双腿有点发软，其他均正常，可以说近于痊愈。此后，在家长的强烈要求下又预约了6次，点穴给予加强、巩固、提高的调理。本病前后共点穴治疗了39次，患者一切正常，痊愈。